新冠病毒感染临床实践指导

——预防、控制、诊断、治疗及康复

主　编　李　宁

组织编写　中国医院协会传染病医院分会
　　　　　北京医师协会
　　　　　北京预防医学会
　　　　　中国康养医学协同创新联合体
　　　　　北京融和医学发展基金会

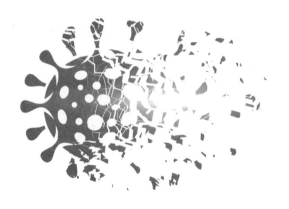

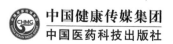
中国健康传媒集团
中国医药科技出版社

内 容 提 要

本书由中国医院协会传染病医院分会联合北京医师协会、北京预防医学会、中国康养医学协同创新联合体、北京融和医学发展基金会组织编写。

本书针对新冠病毒感染性疾病防治过程中常见基础与临床相关问题，为全国各类各级临床医师提供简明实用的预防、控制、诊断、治疗及康复过程中的专科知识、诊断标准和治疗规范。本书可作为临床医师的临床指导手册和培训教材。

图书在版编目（CIP）数据

新冠病毒感染临床实践指导——预防、控制、诊断、治疗及康复 / 李宁主编 . — 北京：中国医药科技出版社，2023.8
ISBN 978-7-5214-3793-5

Ⅰ . ①新… Ⅱ . ①李… Ⅲ . ①新型冠状病毒－病毒病－预防（卫生）②新型冠状病毒－病毒病－诊疗 ③新型冠状病毒－病毒病－康复 Ⅳ . ① R512.93

中国国家版本馆 CIP 数据核字（2023）第 034949 号

美术编辑 陈君杞
版式设计 也 在

出版 **中国健康传媒集团** | 中国医药科技出版社
地址 北京市海淀区文慧园北路甲 22 号
邮编 100082
电话 发行：010-62227427 邮购：010-62236938
网址 www.cmstp.com
规格 710×1000mm $^{1}/_{16}$
印张 17 $^{1}/_{2}$
字数 263 千字
版次 2023 年 8 月第 1 版
印次 2023 年 8 月第 1 次印刷
印刷 三河市万龙印装有限公司
经销 全国各地新华书店
书号 ISBN 978-7-5214-3793-5
定价 **45.00 元**

获取新书信息、投稿、为图书纠错，请扫码联系我们。

编 委 会

刘馨雁　中国中医科学院广安门医院

许文波　中国疾病预防控制中心病毒病预防控制所

许姗姗　首都医科大学附属北京佑安医院

孙力波　首都医科大学附属北京佑安医院

杜继臣　航天中心医院

杨新春　首都医科大学附属北京朝阳医院

李　宁　首都医科大学附属北京佑安医院

李　冰　首都医科大学附属北京地坛医院

李六亿　北京大学第一医院

李文雄　首都医科大学附属北京朝阳医院

李秀惠　首都医科大学附属北京佑安医院

李宏军　首都医科大学附属北京佑安医院

李桂梅　呼和浩特市第二医院

李晓梅　北京市疾病预防控制中心免疫预防所

吴　昊　首都医科大学附属北京佑安医院

邱宝安　中国人民解放军总医院第六医学中心

谷　野　沈阳市第六人民医院

宋　洋　中国疾病预防控制中心病毒病预防控制所

张　驰　北京大学第一医院

张　彤　首都医科大学附属北京佑安医院

张　勇　大连市公共卫生临床中心

张　晶　首都医科大学附属北京佑安医院

张会会　首都医科大学附属北京佑安医院

陈　哲　首都医科大学附属北京朝阳医院

陈志海　首都医科大学附属北京地坛医院

陈牧雷　首都医科大学附属北京朝阳医院

单　晶　首都医科大学附属北京佑安医院

孟庆华　首都医科大学附属北京佑安医院

胡中杰　首都医科大学附属北京佑安医院

查理·赵　国家公众营养改善项目办公室

间　军　首都医科大学附属北京佑安医院

聂　广　深圳市第三人民医院

栗光明　首都医科大学附属北京佑安医院

徐　援　首都医科大学附属北京朝阳医院

徐晓桐　首都医科大学附属北京佑安医院

郭树彬　首都医科大学附属北京朝阳医院

郭海清　首都医科大学附属北京佑安医院

唐贤俊　西南科技大学

梁　岩　中国医学科学院阜外医院

蒋荣猛　首都医科大学附属北京地坛医院

曾义岚　成都市公共卫生临床医疗中心

蔡　超　首都医科大学附属北京佑安医院

潘　阳　北京市疾病预防控制中心传染病地方病控制所

潘国凤　首都医科大学附属北京世纪坛医院

前　言

由冠状病毒变异产生的新型冠状病毒继 SARS 冠状病毒感染人类十余年之后，再次引起人急性呼吸道传染病（新冠病毒感染），肆虐全球，对人类的生命健康、政治经济环境及生存条件均造成了严重的破坏和长期影响。探索新冠病毒感染的发生、发展及转归病理机制，总结预防、控制、诊断、治疗及康复的实践经验，创新完善突发公共卫生事件及传染病防控体系，对临床医师进行全面、系统的专业培训，已成为摆在我们面前的当务之急。

本书为北京融和医学发展基金会设立的中国传染病医院精准帮扶工程之《新冠病毒感染临床实践指导——预防、控制、诊断、治疗及康复》专病系列培训重大公益项目，由中国医院协会传染病医院分会联合北京医师协会、北京预防医学会、中国康养医学协同创新联合体组织全国传染病及相关领域知名专家教授编写，面向全国传染病医院及基层医疗卫生机构各级各类临床医师，以临床实际问题和临床医师在工作中所需了解掌握的基础与临床知识、技能为导向，遵循国际、国内公认标准，借鉴临床专家实践经验，力图编写一部紧密结合临床实际、简明扼要、易学易懂、规范实用的临床手册，并配套相应的视频课件，作为临床医师专病培训教材，使临床医师能够在短时间内全面学习、掌握新冠病毒感染防治过程中的专科知识、诊断标准、治疗规范以及新技术、新药物和新方法的临床应用，同时也为应对和诊治其他传染病提供可借鉴的临床诊疗思路及方法。

本书的编辑出版得到了中国医院协会、北京医师协会、北京预防医学会、中国康养医学协同创新联合体、北京融和医学发展基金会及传染病防治相关领域的知名专家教授的大力支持和无私奉献，在此表示崇高的敬意和衷心的感谢。之后我们还将陆续组织编写、出版其他传染病防治临床实践指导，面向全国传染病医院和基层临床医师进行规范化专病系列培训，进一步提升临床医师传染病防控、诊治的能力和水平，为促进我国医疗卫生系统高质量发展作出贡献。

编　者

2023 年 7 月

目录

01 新冠病毒感染发生、发展及转归的分子病毒学基础

前言

病毒作为一类生物群体独立存在于自然界，在某些特定的条件下感染人体，引起人类感染或传染性疾病。显微镜的发明使人看到了肉眼看不到的生命物质，其中包括病毒，生物学的开创又进一步让我们了解到病毒的结构和功能。随着分子生物学的发展，对病毒的研究也从整体特征发展到分子水平，揭开了分子病毒学研究的序幕。随着 DNA、RNA 病毒的繁殖机制、基因组序列的测定、蛋白分子结构及与功能的关系不断被揭示，作为临床医生，学习了解一些分子病毒学的知识可为我们对病毒及病毒感染的本质、病毒的分子结构和功能、病毒感染与免疫的分子机制、抗病毒多肽物质的研制机制以及病毒性疾病的预防、控制、诊断、治疗及康复的临床认知水平和实践能力打下坚实的理论基础，并使临床实践能力得到进一步提高。

一、病毒的定义

病毒是一种介于生命和非生命之间的物质形式，是一种结构原始、具有生命特征、能自我复制及在专性细胞内寄生的非细胞生物。

二、病毒的特征

1. 分子量极小、结构简单，一般由基因组（DNA 或 RNA）和蛋白质外壳构成，呈螺旋状或球形颗粒，广泛存在于自然界。

2. 病毒颗粒由前体物质装配而成，其基因组只包含一类核酸（DNA 或 RNA），缺少能量代谢与蛋白合成所必需的元件（如线粒体、核糖体）和遗传信息。在细胞之外没有复制能力，不表现出任何生命特征，只是一种有机物存在的形式。

3. 必须感染进入活的宿主细胞，并利用宿主细胞的生命合成机制合成病毒复制所需的前体物质，进而装配成子代病毒颗粒。因此，病毒是一种感染性细胞内专性寄生生物（不通过生长和分裂进行繁殖）。

4. 病毒以最少的基因组合产生最大的多样性和异质性。

三、病毒的进化机制

1. 基因突变：病毒的基因突变包括转换、插入、缺失、颠换、重组、重配等形式，高频率的基因突变是病毒进化的基本特点。多数 RNA 病毒复制错配率为 $1/10^5 \sim 1/10^4$，比宿主细胞高出 100 万倍。每复制一次就会产生一个基因突变，这也是病毒多样性的基础，而病毒的多样性是其生存与进化的首要条件。

2. 遗传信息的交换：病毒之间、病毒与宿主细胞之间通过基因组片段的重组或重配相互交换遗传信息，这是病毒在自然选择过程中能够继续生存所必需的基本条件。

3. 自然选择：病毒能够完整地生存繁衍有赖于自然环境对病毒的适应性选择，即所谓适者生存。病毒通过快速突变和产生大量子代病毒以供自然选择，从而得以继续生存。

四、病毒进化的特点

1. 病毒的进化比一般生物快得多：病毒基因突变的频率比其他生物快 10^n 倍，病毒的复制速度也是以 10^n 倍的速度进行，两者之和形成了病毒的异质性特征。所以，病毒是以准种特征存在的群居微生物。

2. 每一种病毒都是从另一种宿主的病毒演化而来的，每一个新病毒都是从旧病毒宿主细胞内释放出来的，具有原病毒的基本遗传信息和特征，又能适应新的自然环境继续生存进化。

3. 新病毒继续在新的宿主细胞内重复着它在原宿主细胞内的变异复制过程，以此得以生存繁衍。

4. 病毒在宿主细胞内达到稳定状态时，病毒的毒力多处于中等水平，这是因为毒力大的会使宿主细胞灭亡，毒力小的不利于病毒复制和多样性增长，而中等毒力的病毒会兼顾二者产生选择优势。

5. 病毒的进化既有一定的随机性，又受自然选择压力的影响，呈现一定的方向性和稳定性。这是病毒随机变异、病毒的毒力以及病毒与宿主细胞相互联系和作用的选择结果。

6. 病毒的各个基因以及基因的各个部分也具有不同的进化特征，如流感病毒外壳蛋白基因进化快，内部蛋白基因进化慢。

五、新冠病毒的结构

1. S 蛋白（刺突蛋白）：是一种膜糖蛋白，能刺激机体产生中和抗体和细胞毒反应，并与宿主细胞膜受体结合，促使病毒侵入细胞内。

2. N 蛋白（核衣壳蛋白）是一种磷酸化蛋白，与 RNA 结合形成核衣壳，与 M 蛋白相互作用构成病毒的核心，在病毒的复制、亚基因组转录及翻译中起重要作用。

3. M 蛋白（膜蛋白）：是一种基质蛋白，在病毒包膜的组装、病毒核心的形成过程中发挥重要作用。

4. E 蛋白（包膜蛋白）：是最小的结构蛋白，其功能与病毒包膜的形成和核衣壳的组装有关。

六、新冠病毒感染、增殖及变异的主要机制

1. 病毒外膜上的 S 蛋白与呼吸道敏感细胞外膜上的 ACE2（血管紧张素转换酶Ⅱ）受体结合，通过胞饮内吞方式进入细胞内。

2. 病毒利用细胞内细胞器在病毒基因组 5' 端翻译产出 RNA 多聚酶（是 RNA 病毒复制所需），并制造出全长互补 RNA 负链。

3. 负链 RNA 再通过 RNA 多聚酶转录成正链 RNA 和各亚基因组 mRNAs。

4. 各亚基因组 mRNAs 再经过翻译产生 S 蛋白、M 蛋白、E 蛋白等结构蛋白。

5. 各结构蛋白再通过 RNA 聚合酶和转录因子进行识别选择，在负链 RNA 上转录形成一个 mRNA 的全部结构蛋白和基因组成分，由此产生了一个新的病毒颗粒。

6. 新的病毒颗粒在细胞内质网内包装成充满病毒颗粒的囊泡。

7. 病毒囊泡移入高尔基复合体内，S 蛋白和 M 蛋白经糖基化插入病毒包膜，并与核衣壳蛋白连接。

8. 充满病毒颗粒的囊泡与细胞膜融合，以出芽的形式排出细胞外。

9. 病毒排出细胞外后有三个主要去向，一是经呼吸道分泌物排出体外，这是病毒传播的最主要途径。二是经吞咽随痰进入消化道。三是经微循环细胞间隙进入体内循环系统，包括血液循环、淋巴循环、经络循环，之后经免疫代谢随尿液、粪便及汗液排出体外（图 1-1）。

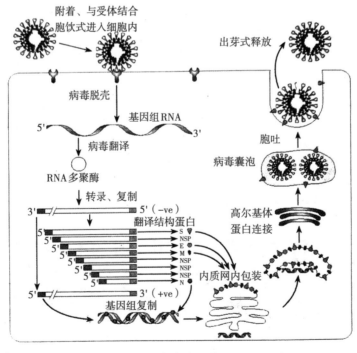

图 1-1　病毒感染、复制、释放过程

10. 进入循环系统的病毒将发挥三个方面的作用。

（1）作为病毒随循环系统到达各组织器官，凡遇到具有病毒敏感受体的细胞时，病毒都可以重复与受体结合的方式进入细胞，再进行复制繁殖，破坏组织器官的结构和功能，产生相应的炎症反应和疾病。

（2）作为毒素诱导体温中枢产生发热反应，以抵抗、抑制病毒的侵害。

（3）作为抗原激活机体免疫系统，包括体液免疫和细胞免疫，产生抗体及细胞毒因子，中和或捕获及消灭病毒。

七、黏膜免疫系统

黏膜免疫屏障：消化道是机体最强大、最完整、最重要的体液免疫系统，是抵御微生物侵害人体的主要组织器官，其防御系统主要由五道屏障组成。

1. 菌膜屏障：是由 500~1000 种微生物菌群构成的，铺在黏膜的最表面，以正常菌群数量的优势阻挡、消杀病原性微生物。

2. 抗体屏障：是黏膜下 B 细胞经病原微生物诱导产生的抗体组成的，主要是 IgA 和 IgG 抗体，起到抵御、中和病毒的作用。

3. 机械屏障：由黏膜细胞和细胞间紧密连接构成，阻挡微生物侵入组织细胞内和细胞外间隙。

4. 黏膜下淋巴屏障：由黏膜下 T、B 淋巴细胞及其产生的细胞毒因子和抗体组成，对病毒进行攻击和捕捉。

5. 肝脏免疫屏障：这是黏膜免疫的最后一道屏障，病毒突破前四道防线后经门静脉入肝。肝脏在细胞和体液免疫两个方面都具有强大的免疫功能。

八、黏膜免疫抗体形成机制

1. 肠道微生物（包括细菌、病毒等）作为抗原，其信号被黏膜下信号传导 T 细胞获取，经循环系统上传至免疫中枢（胸腺和脾脏），免疫中枢再发出指令通过信号传导 T 细胞下传至消化道黏膜下 B 细胞（70%），呼吸道、生殖道黏膜下 B 细胞（30%），产生特异性 IgA 和 IgG 抗体。移至黏膜细胞的表面和循环系统内，构成免疫抗体屏障。

2. 当机体再次遇到相应微生物抗原时，即可产生免疫中和效应，阻挡相应微生物于黏膜细胞之外，这就是为什么益生菌和非致病性微生物（如大肠埃希菌）或条件致病性微生物（如普通感冒病毒）不能入侵机体内部的免疫耐受现象。

3. 普通感冒病毒是一种条件致病性病毒，正常情况下，受益生菌群的竞争性抑制和特异性抗体的阻挡，不能侵入人体造成疾病。只有在机体免疫力低下或受损害时，才能乘虚而入引发疾病，所造成的炎症反应也往往局限在上呼吸道局部，不会引起多系统组织器官功能的损害。而新冠病毒是人类以前没有遇到过的新病毒，免疫系统不认识它，对其没有抵抗作用，对人类而言是普遍易感，很快就能突破菌群和抗体屏障进入敏感的靶细胞内进行复制繁殖，并释放进入循环系统，进而造成多器官组织细胞损伤。而免疫系统对新病毒的识别、攻击往往会延迟发生。所以新冠病毒感染与普通感冒不是一种或类似的疾病，不能相提并论，否则容易产生误解，引起不良后果。

九、自体抗病毒蛋白的免疫效应

人体在受到病毒侵害时，免疫细胞和部分体细胞会产生释放干扰素，并诱导细胞合成抗病毒蛋白（AVP）发挥抗病毒效应，其中，干扰素诱导的跨膜蛋白（IFITM）是一种具有独特的保护细胞膜阻止病毒侵入细胞内的抗病毒蛋白。

目前已知三种 IFITM 具有抗病毒活性：IFITM1、IFITM2、IFITM3。此类具有抗病毒活性的蛋白在体外细胞培养中能阻止多种病毒感染，包括登革热病毒、埃博拉病毒、甲流病毒、SARS 冠状病毒、西尼罗病毒等。

此外，IFITM3 在人群基因分型中有三种类型，即 CC 型、CT 型及 TT 型，携带 CC 基因型人群感染病毒后，细胞产生抗病毒蛋白的效应相对较弱，导致病毒更容易突破细胞膜进入细胞内大量繁殖，临床多表现为病情进展快，重症发生率高；而携带 TT 基因型人群则相反，在受到病毒侵害时，能够快速反应产生、释放抗病毒蛋白，将病毒阻挡在穿过细胞膜之前，使其不能进入细胞内进行复制繁殖，临床多表现为无症状感染者，转变成重症的比率仅为 CC 基因型的 1/10。我国汉族人口中，携带 CC 基因型的比例约占 1/4。

佑安团队前期研究发现 H1N1/2009 流感大流行时，在具有肺炎、呼吸或肾脏衰竭等严重并发症的患者中，69% 的人携带 *IFITM3-rs12252-CC* 基因型，而病症轻微的患者中，只有 25% 的人携带这一遗传突变。在 2020 年新冠流行期间，佑安医院住院患者中 50% 的重症患者为 *IFITM3-rs12252-CC* 基因型。统计分析显示：*IFITM3-rs12252-CC* 基因型在 H1N1 和新冠病毒感染发生重症的风险是 *CT/TT* 基因型的 6 倍。上述研究均提示携带 *IFITM3-rs12252-CC* 基因型人群在发生病毒性感染时，重症发生的比率显著提高，提示在临床上对 *CC* 基因型人群应加强疾病监测和治疗，避免其转为重症。

十、分子病毒学基础对临床实践的启示

1. 新冠病毒的原始病毒存在于动物体内，受环境和动物体内免疫双重压力的影响发生基因突变，经自然选择产生一种可以使人致病又可以人传人的传染性疾病，不是普通的感冒，两者不能相提并论。

2. 病毒的进化特征提示，随着病毒变异代数的增加，病毒的传染性可能逐代增加，而毒力将逐代减弱。

3. 呼吸道是新冠病毒感染并进入人体的门户，但不是最终的目的地。人体内几乎所有的组织器官细胞都存在与新冠病毒 S 蛋白等结合的敏感受体。呼吸道感染或（和）肺炎是新冠病毒感染早期主要的临床表现，但不是疾病全部的表现，新冠病毒在呼吸道复制、释放进入循环系统后，还会进一步侵入带有敏感受体的组织细胞，造成多系统组织器官结构和功能的损害。因此，新冠病毒感染是一种全身系统性感染及炎症反应综合征，而不是一个简单的肺炎。

4. 患者是最主要的传染源。急性期患者体内病毒复制量大、含量高，呼吸道分泌物多，病毒随患者咳出的飞沫排出体外，此时传染性最强，潜

伏期传染性较低，康复期患者基本无传染性。因此，防控的重点是要早期发现患者予以隔离以及控制患者内外环境，包括体内抗病毒和激活机体免疫功能的治疗以及对患者所处周围环境包括空气和物体表面的消毒，使病毒在患者的体内、体外消除或者减轻其毒力，从而阻断病毒的传播途径。所有确诊患者均须隔离，患者所停留之处要进行物体表面清洁和空气消毒，电梯要排风，房间要消毒后再开窗通风。

5. 新冠病毒感染所造成的病理及病理生理学改变及临床需关注和解决的主要问题如下。

（1）组织细胞结构的破坏：由于病毒侵入宿主细胞内大量复制及释放，导致组织细胞形态的破坏。

（2）组织器官生理功能的损害：器官组织细胞因其结构的损坏和营养成分的消耗，导致相应器官生理功能的减退、缺失或紊乱。

（3）脏腑系统平衡失调：新冠病毒感染造成各脏腑系统之间相互作用、相互依存的关联关系和强度发生改变及失衡。

（4）炎症代谢产物积滞：由于炎症免疫反应所致大量氧化活性物质、乳酸等代谢产物在体内积滞，引起一系列毒性反应，如肌肉痛、酸中毒、肾功能不全等。

（5）营养成分消耗：炎症及免疫反应导致大量营养成分的消耗，包括碳水化合物、脂肪、蛋白、肽、酶、维生素、微量元素及水的消耗或（和）难以补充吸收。

6. 长期新冠病毒感染后遗症（长新冠）的分子病理学基础是新冠病毒感染后遗留的慢性炎症反应，其核心问题是：自身免疫和自愈修复功能尚不能彻底清除和修复新冠感染急性期组织细胞的结构破坏和功能损伤。其主要表现为：①组织细胞炎症反应仍然存在；②免疫修复功能薄弱；③免疫调节功能不足；④自愈修复能力较弱。导致组织器官正常生理功能受到影响，恢复期可在 2~3 个月至 2~3 年不等，少数后遗症可能长期存在。

7. 携带 *IFITM3-rs12252-CC* 基因型人群是新冠病毒感染后易转为重症的高危人群，在临床预防和诊疗方面应加强监测和治疗，以防其转为重症。

李宁　首都医科大学附属北京佑安医院

02
题目 2

新冠病毒感染发生、发展及转归的病理学基础

▊ 一、概述

新型冠状病毒感染（Corona Virus Disease 2019, COVID-19），曾用名：新型冠状病毒肺炎，世界卫生组织命名为"2019 冠状病毒病"，是指 2019 新型冠状病毒感染导致的肺炎。2022 年 12 月 26 日，我国国家卫生健康委员会发布公告，将新型冠状病毒肺炎更名为新型冠状病毒感染。

自 2019 年 12 月以来，COVID-19 在全球暴发流行。冠状病毒曾于 2003 年在我国导致严重急性呼吸系统综合征（severe acute respiratory syndrome，SARS ）以及 2012 年在沙特阿拉伯引发中东呼吸综合征（middle east respiratory syndrome，MERS ）。2019 年底暴发流行的 COVID-19，已被 WHO 列为国际关注的突发公共卫生事件。根据现有病例资料，新型冠状病毒感染以发热、干咳、乏力等为主要表现，少数患者伴有鼻塞、流涕、腹泻等上呼吸道和消化道症状。重症病例多在 1 周后出现呼吸困难，严重者快速进展为急性呼吸窘迫综合征、脓毒症休克、难以纠正的代谢性酸中毒、急性心肌损伤及弥散性血管内凝血（disseminated inravascular coagulation，DIC）等。从目前收治的病例情况看，多数患者预后良好，少数患者病情危重。老年人和有慢性基础疾病者预后较差。儿童病例症状相对较轻。

▊ 二、病因及传播途径

2019 新型冠状病毒(2019-CoV)，在 2020 年 2 月 11 日被国际病毒分类委员会命名为"SARS-CoV-2"(severe acute respiratory syndrome coronavirus 2)。SARS-CoV-2 是已知的第 7 种可以感染人的冠状病毒，其余 6 种分别是

HCoV–229E、HCoV–OC43、HCoV–NL63、HCoV–HKU1、SARS–CoV（引发重症急性呼吸综合征）和 MERS–CoV（引发中东呼吸综合征）。SARS–CoV–2 直径为 60~140nm。

基于目前的流行病学调查和研究结果认为：潜伏期为 1~14 天，大多为 2~4 天；传染源主要是新冠病毒感染者，在潜伏期即有传染性，发病后 3 天内传染性最强。可以确定的新冠感染传播途径主要为直接传播、气溶胶传播和接触传播。直接传播是指患者喷嚏、咳嗽、说话的飞沫，呼出的气体近距离直接吸入导致的感染；气溶胶传播是指飞沫混合在空气中，形成气溶胶，吸入后导致感染；接触传播是指飞沫沉积在物品表面，接触污染手后，再接触口腔、鼻腔、眼睛等黏膜，导致感染。

国内外专家对孕中晚期病例进行分析，发现她们的胎盘、羊水和脐血中都未检测到新型冠状病毒，因此目前还没有足够的证据证明新冠病毒可以通过胎盘传播感染。

三、发病机制

目前流行病学认为，新冠病毒（SARS–CoV–2）对人群普遍易感，主要感染途径为侵入人体呼吸道上皮细胞。

（一）吸附侵入

病毒在上呼吸道吸附到纤毛上皮细胞上，但其表面有一层黏液层及纤毛周围层（PCL）。黏液中有黏蛋白，纤毛（cilia）周围充满了液体与微绒毛（microvill）一起构成一层天然物理屏障，阻隔了病毒与呼吸道纤毛上皮细胞的直接接触。原因是只有直径小于 25nm 的小颗粒物质才能直接通过 PCL，而新冠病毒颗粒直径在 60~140nm 之间，难以直接通过黏液层及 PCL。

纤毛成为入侵问题的关键。

研究得知：纤毛成为病毒吸附到纤毛上皮细胞的阶梯。纤毛上有 2 个酶：即血管紧张素转换酶 2（angiotesin–converting enzyme 2，ACE2）和跨膜丝氨酸蛋白酶 2（transmembrane serine proteinase 2，TMPRSS2）。SARS-CoV-2 利用这两个酶可轻松侵入到上皮细胞内。有两种方式：① ACE2 能够帮助病毒结合吸附到纤毛上，再在 TMPRSS2 的帮助下融合到纤毛上，然后病毒释放 RNA 进入纤毛内部；②病毒与 ACE2 结合后在纤毛动力蛋白的推动下向下移动到纤毛底部，与 TMPRSS2 结合融合进入细胞内。

（二）增殖装配——复制方式与其他病毒无异

新冠病毒向上皮细胞内释放 RNA，其利用宿主细胞器和能源合成增殖装配，加速复制更多病毒。

复制出的大量病毒只有释放到细胞外，才能加速传播和扩散。病毒要逃出纤毛上皮细胞还要通过黏液层及 PCL。病毒入侵的时候利用了纤毛上 2 个酶，顺利侵入纤毛细胞内复制出了大量病毒。对于病毒来说逃逸又是一个新的任务和挑战。

（三）逃逸和释放

病毒利用微绒毛（microvilli）打造了一条排毒专用通道。新冠病毒经过长期磨炼变异具备了一种特殊的本领，即能激活调控细胞骨架重组的 p21 活化激酶 1/4（PAK1/PAK4），让上皮细胞上原本正常的微绒毛迅速生长，成为又粗又长的巨型微绒毛。借助于这些巨大的微绒毛，新冠病毒成功穿越 PCL，进入了呼吸道并迅速释放扩散。

打造这条排毒通道花费了大约 1~2 天的时间，再加上前期吸附侵入复制的时间（1~2 天），2~4 天的时间正好是最常见的潜伏时间。

（四）扩散和进展——利用 ACE2 向全身扩散

新冠病毒通过可能的管道、腔隙和血液，利用 ACE2 向着消化道、肝脏、肾脏、大脑和心血管等扩散。研究表明：许多不同组织器官细胞表达 ACE2 受体，比如嗅觉细胞表达 ACE2；大约 40% 的肾小管上皮细胞表达 ACE2；胃肠道以及毛细血管内皮细胞中都高表达 ACE2。

ACE2 表达的组织或者器官都可能成为新冠病毒侵袭的对象。

（五）细胞因子风暴

急重症肺炎产生的原因往往并非是病毒本身，而是感染诱发机体产生过度的免疫反应，失衡的细胞因子造成急性肺损伤。

细胞因子风暴，又称细胞因子瀑布级联或细胞因子释放综合征。它是宿主对细菌、病毒、移植物或其他外界刺激所产生的一种过度免疫应答，表现为炎症因子不受控制地释放。细胞因子风暴是一种潜在的致命性免疫相关的疾病，其特征在于免疫细胞的高水平激活以及大量炎性细胞因子和化学介质的过度产生。

细胞因子（cytokines）和炎症趋化因子（chemokines）在病毒感染疾病的免疫应答及免疫病理损伤中有非常重要的作用。当病毒入侵机体后，通过上呼吸道进入支气管和肺泡，机体在受到病毒感染后会激发自身免疫应答，巨噬细胞会产生细胞因子和炎症趋化因子到病毒入侵部位，诱导淋巴细胞、中性粒细胞等活化，从而吞噬和隔离病毒，这个过程在病毒感染的炎症早期是十分必要的，其对于控制病毒感染有积极的意义。失调、过度的免疫反应会引起免疫激化，从而引起患者体内炎症因子过度表达而出现细胞因子风暴。

（六）发病机制简述

新冠病毒进入呼吸道之后，立即与上皮细胞纤毛上的ACE2结合，顺着纤毛穿过正常情况下它们难以逾越的纤毛周围层（PCL），实现对纤毛上皮细胞的感染。病毒在细胞内完成复制之后，新冠病毒会让纤毛上皮细胞上原本短小的微绒毛变粗变长，穿过PCL层，成功完成"排毒"，以感染更多的细胞。

四、病理形态变化

新冠病毒感染作为一种全身性病变，首先且主要累及呼吸系统，也会影响到人体多个系统和器官，如消化系统、心血管、泌尿和神经系统等，个别病例会以非呼吸系统表现为主。

（一）呼吸系统

综合国内外近3年来系列病例和单个病例报告研究发现，SARS-CoV-2与另外两种冠状病毒（MERS-CoV 和 SARS-CoV）感染的病理学改变有一定共性，特别是 SARS-CoV-2 与 SARS-CoV 这两种病毒感染的临床表现相似，有相同的传播途径（主要通过呼吸道飞沫传播）以及需要借助相同的受体 ACE2 侵入上皮细胞，并且在下呼吸道样本中都鉴定出了最高的病毒载量。尽管它们有相似之处，但是 SARS-CoV 感染所致病情较重，下呼吸道感染多见，死亡率高，因而暴发流行受到限制；而 SARS-CoV-2 感染病情相对较轻，下呼吸道感染者少，死亡率较低，可造成流行大暴发。

呼吸系统病变根据临床表现可分为三期：感染初期、进展期和终末期（恢复期），根据病理改变分为渗出期、增生期和纤维化期。

1. 大体检查

（1）鼻腔及气管黏膜：①感染初期，主要表现出轻度红肿，渗出物少量而稀薄；②进展期可出现局灶轻度糜烂，随着进展黏膜出现明显红肿、严重者可出现溃疡；③恢复期则呈灰红色，红肿减轻或者逐渐消退，糜烂或者溃疡修复，溃疡较深大者可见陈旧肉芽组织。

（2）肺脏肉眼检查：多数情况下肺脏膨胀，重量增加，质地韧而缺乏弹性；往往是正常大小的3~5倍，外观呈暗红色或者灰黄色。①感染初期，有水肿、充血和出血性坏死的迹象。少数病例肉眼可见血栓栓塞、胸腔积液。②进展期，呈灰黄、灰红色，肺质地韧，有的呈橡皮样、含气量少。③恢复期，表面显粗糙、鹅卵石样，切面苍白，局灶可见小的不规则纤维瘢痕区。

2. 镜下改变

基本病变是急性弥漫性肺泡损伤的改变，以渗出性改变、巨噬细胞和淋巴细胞渗出为主的炎症细胞浸润、肺泡上皮损伤和肺泡间隔增宽为主要特征。病变形态常呈多样化、轻重不一，这与病毒感染发病所处阶段、病毒亚型、毒力大小、病毒数量以及宿主免疫状态密切相关。

（1）感染初期：肺泡腔内少量纤维素渗出，并见少量巨噬细胞及多核巨细胞浸润等；有的可见到病毒包涵体，但透明膜形成一般不明显；肺泡间隔轻度增厚，间质中可见淋巴细胞、中性粒细胞为主的炎性细胞浸润，微血管内有散在的透明血栓；局灶轻度肺水肿或者水肿不明显。应用 IHC 染色和电子显微镜发现肺中残留有 SARS-CoV-2（病毒颗粒和核衣壳）。

（2）进展期：肺部主要表现出肺水肿、明显的肺泡损伤，肺泡腔内见大量纤维素及炎性渗出物（图 2-1），严重者充满肺泡、肺实变；局部可见早期机化，肺泡间隔增厚、中性粒细胞及淋巴细胞浸润；可见肺泡上皮细胞脱落、肺透明膜形成；肺毛细血管扩张及微血栓形成。

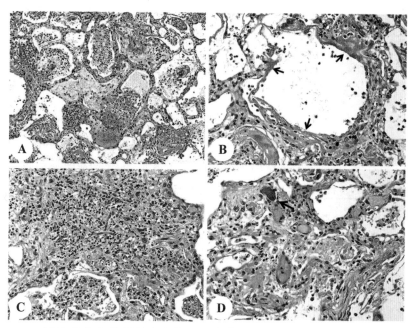

图 2-1　A.肺泡腔内大量炎性渗出物及纤维素；B.箭头所示为透明膜形成，附在肺泡壁内侧，均质粉染；C.充满肺泡、肺实变，局部可见间质细胞增生早期机化；D.肺毛细血管扩张及微血栓形成

进展期还可见到肺泡Ⅱ型上皮细胞增生，肺泡间隔增厚，腔内侧见上皮细胞及多核细胞，免疫组化染色，TTF-1 证实为Ⅱ型上皮细胞（图 2-2）。

（3）恢复期或者终末期。

（4）恢复期改变表现：为渗出液减少或消失，可见少量炎细胞浸润；一些肺泡壁Ⅱ型肺泡上皮细胞增生，局部轻度纤维化，肺水肿减轻。

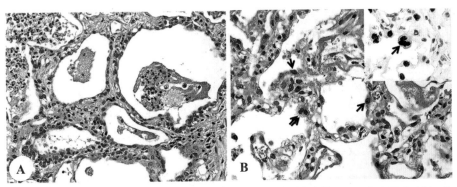

图 2-2　A.腔内有大量纤维素及炎性渗出物，呈栓样结构；B.肺泡壁内侧细胞再生，免疫组化染色（TTF-1，右上角放大图）证明是Ⅱ型肺泡上皮细胞（箭）

3.辅助检查

应用抗体进行免疫组织化学、原位杂交、免疫荧光原位杂交（FISH）检测新冠病毒均具有较高的灵敏度和特异性；逆转录聚合酶链式反应（RT-PCR）病毒核酸检测也是常用手段。另外使用电子显微镜（透镜和扫描电镜）检查，对病毒行超微研究，发现并证实为新冠"病毒样颗粒"。

4.鉴别诊断

（1）急性间质性肺炎：形态上以弥漫性肺泡损伤为主，临床上如果找不到病因，在排除了各种致病因子之后才能诊断急性间质性肺炎。

（2）放射性肺炎：组织学以弥漫性肺损伤和机化为主，很少出现渗出现象，另外组织学会发现不典型肺泡上皮细胞。需要密切结合临床和放射治疗病史情况。

（3）甲流等各种流感：主要依靠流行病史及病原体检测进行鉴别。

（三）心血管

据报道，SARS-CoV-2 对心脏有显著影响，可造成急性心肌损伤。尸检表明，绝大多数病例的死亡主因是先前存在的心脏原发病，特别是高血压性心脏病。病理变化常见心血管内皮炎以及心肌淋巴细胞浸润（图 2-3）。

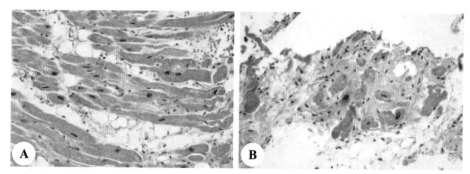

图 2-3　A.心肌间可见脂肪组织，少量炎细胞浸润；B.可见以淋巴细胞为主的
炎细胞浸润

（四）肾脏

COVID-19 死亡患者的尸检结果显示有肾损伤。免疫系统对 SARS-CoV-2 的反应和病毒直接细胞效应是新冠感染出现急性肾损伤（acute kidney injury，AKI）的原因。新冠病毒触发的过度免疫反应和炎症反应是导致细胞因子风暴、造成急性肾衰重要原因。

（五）消化系统

新冠患者死后尸检发现了胃肠道炎性细胞浸润、血管炎以及脾脏水肿、中性粒细胞数量增加，肠系膜淋巴结显示出淤血和出血。

临床上一些新冠患者的肝酶如 ALT、AST 水平升高，表明这些患者存在肝损伤。尸检显示，肝脏汇管区及肝小叶有轻度活动性炎症，还可见到明显的肝细胞脂肪变性。

（六）神经系统

许多研究报告证实新冠感染对神经系统有影响。神经系统表现往往都很轻微，一些病例发现大脑皮质下出血、水肿。一般认为新冠病毒是经过血源性传播和逆行轴突运输的方式侵入神经的。

五、新冠病毒感染转归

1. 痊愈：病变吸收消散，大多数患者痊愈。

2. 好转：病灶较大难以完全吸收，或者纤维化替代，部分患者出现功能障碍。

3. 死亡：少数患者伴有基础病或者出现细胞因子风暴导致肺部重度损伤，导致多器官衰竭或者呼吸衰竭而死亡。

吕福东　首都医科大学附属北京佑安医院

03
新冠病毒感染发生、发展及转归的病理生理学基础

新型冠状病毒（SARS-CoV-2）可通过各种途径，导致各个系统的损伤。下面对新冠病毒感染造成损害的相关病理生理学进行阐述。

一、病毒直接侵犯组织

S 蛋白位于病毒最外层，与传染能力密切相关。血管紧张素转换酶 2（angiotensin-converting enzyme 2,ACE2）为一种跨膜蛋白，ACE2 在鼻部上皮细胞、肺泡 II 型上皮细胞、支气管分支、角膜、食管、回肠、结肠、胆囊和胆总管等组织细胞以及血小板中均有表达，尤以 II 型肺泡上皮细胞中表达最丰富，发挥着抗炎、抗增生、抗纤维化、抗细胞凋亡和舒张血管等作用。S 蛋白通过 ACE2 与宿主细胞膜受体融合后进入宿主细胞后触发一系列细胞反应，调节信号转导级联反应并可诱导细胞凋亡，引起相应组织的损伤。

二、ACE2 功能紊乱

与 ACE2 蛋白结合是病毒感染的关键。ACE2 可水解血管紧张素 I（angiotensin I，Ang I）进而被 ACE 或者其他肽酶水解生成血管扩张肽 I-7（angiotensin I-7，Ang I-7）。Ang I-7 可发挥扩血管、抗增殖、抗氧化应激等作用，是肾素-血管紧张素-醛固酮系统（renin aniotension aldosterone system，RAAS）的强力负调节因子，发挥保护作用。新冠病毒感染后，靶细胞 ACE2 表达下降，ACE2 功能下降，ACE2 功能紊乱也是重症患者出现心肺血管功能恶化的原因之一。另外，ACE2 的紊乱引起 RAAS 失衡并伴随细胞因子释放综合征，这是新冠病毒感染早期的重要特征，因

RAAS 激活具有免疫作用，并控制着电解质（液体）平衡、血压和血管通透性等基本的动态平衡，它的不适当激活会加剧肺（肾）脏和血管损伤及内皮炎症。

三、炎症反应失衡、细胞因子风暴

细胞因子风暴是一种潜在的致命性免疫相关的疾病，其特征在于免疫细胞的高水平激活以及大量炎性细胞因子和化学介质的过度产生。新冠病毒感染死亡患者的解剖结果可发现其存在肺细胞脱屑和透明膜形成等病理特征，提示患者发生了急性呼吸窘迫综合征（acute respiratory distress syndrome，ARDS），其原因与细胞因子风暴密不可分。大部分新冠患者疾病早期其实并不凶险，但相当一部分患者后期会加重，患者迅速进入多器官功能衰竭状态，也考虑与细胞因子风暴有关。

在感染期间，机体免疫系统产生的促炎因子可加重疾病的进展，而抗炎因子则可加速病原体清除，调节组织的修复功能，呈现一个复杂的过程。病毒在突破皮肤和口腔、鼻腔黏膜的免疫屏障后，多种免疫细胞将会发挥吸附、吞噬、裂解的功能。病毒一般先被模式识别受体识别，并引发下游的细胞和体液反应，包括 I 型干扰素（interferon I，Type I IFN）释放并诱导下游的先天性免疫细胞（如树突状细胞、巨噬细胞、中性粒细胞和单核细胞）产生抗病毒反应和炎症性细胞因子，随后招募多种免疫细胞（中性粒细胞、单核细胞等），引起大量活性介质和炎症因子的释放入血，包括干扰素（IFN）、白细胞介素（interleukin，IL）、趋化因子（chemokines）、集落刺激因子和肿瘤坏死因子（tumor necrosis factor，TNF）等，并可招募、激活更多免疫细胞。如果在一定时间内病情没有得到有效的控制，机体损伤时所引发的多种细胞因子会导致免疫细胞大量活化，而活化的免疫细胞又释放大量的促炎细胞因子和趋化因子，形成正反馈循环，引起炎症反应。免疫细胞过度活化，使机体中的免疫反应失去控制，这可能是新冠病毒感染患者产生严重免疫损伤的原因。促炎细胞因子可导致凝血异常、过度氧化应激、线粒体通透性转变、重要器官损害、免疫系统衰竭，最终发展为弥散性血管内凝血（disseminated intravascular coagulation，DIC）和多器官衰竭。

在临床中常见的细胞因子（IL-6 和 TNF-α）都能促进炎症细胞浸润、细胞凋亡和加重组织的损伤。IL-6 水平也与新冠病毒感染患者的临床表现严重程度、病毒载量和机械通气需求成正比，它是炎症反应中激活和维持炎症反应的重要因子，能有诸多作用，例如能刺激促炎症细胞分化、发育、趋化，抑制 IFN 的分泌以及信号转导和转录过程，损害 CD8$^+$ 细胞毒性和天然杀伤性 T 细胞的活性，使机体抗病毒机制瘫痪，最终引发严重的肺损伤。

不可忽视的是，细胞因子风暴的发生存在个体差异。存在冠心病、糖尿病、肾功能不全等基础疾病的患者，更容易发生细胞因子风暴，导致病情加速，引发多器官衰竭；此外，相对于老年人和幼儿，青壮年发生细胞因子风暴时的反应往往更剧烈，推测与青壮年群体免疫力强更容易产生过度免疫相关。

Ⅰ 型干扰素反应是哺乳动物中最重要的抗病毒天然免疫机制之一。病毒感染细胞后可被抗原提呈细胞识别，激活 Ⅰ 型干扰素通路，通过激活抗病毒蛋白转录等一系列机制阻止病毒在细胞内的复制。但新冠病毒感染不能或仅能激发较弱的 Ⅰ 型干扰素反应，提示新冠病毒具有较强的拮抗 Ⅰ 型干扰素反应从而免疫逃逸的机制。目前，多种新冠病毒蛋白均被发现具有拮抗 Ⅰ 型干扰素的能力。一方面，新冠病毒的多种蛋白可以导致 Ⅰ 型干扰素诱导的延迟或受限；另一方面，有些蛋白还能干扰 Ⅰ 型干扰素信号通路的正常转导。Ⅰ 型干扰素途径在患者体内起到控制新冠病毒复制与致病的作用，也得到了一些基于临床观察与样本研究的支持。例如，在新冠病毒感染重症患者的血液中检测到针对 Ⅰ 型干扰素的中和性自身抗体，而这些自身抗体在轻症或无症状新冠患者及健康志愿者的血液样本中检测不到。这些临床研究显示，Ⅰ 型干扰素水平与新冠病毒感染严重程度呈负相关，Ⅰ 型干扰素具有在被感染的患者体内抑制新冠病毒复制及致病的功能。此外，在免疫力低下的患者体内，起主要抗病毒效应的 Ⅰ 型干扰素产量也会很低，使得病毒复制不受限制，也会加重后续的免疫失衡。这可能使早期的干扰素信号通路激活延迟或受限，导致新冠病毒继续大量复制而进一步放大后续的炎症反应。

四、凝血功能异常、血栓形成

由于炎症、血管内皮损伤等因素所致凝血系统异常，加上高龄、基础疾病（如高血压、肥胖症等）、卧床、留置深静脉导管、缺氧等高危因素，相互作用，互为因果，使得新冠病毒感染重症患者易出现血栓性并发症。新冠病毒感染凝血功能异常可表现为：①原位形成的静脉血栓栓塞（VTE）、深静脉血栓形成（DVT）、肺栓塞（PE）；②其他全身性血栓形成（血栓栓塞），如脑静脉血栓形成、急性眼动脉闭塞、股动脉血栓形成、急性肠系膜上动脉血栓形成导致急性肠缺血，多发性冠状动脉血栓导致急性心肌梗死以及冠状动脉支架血栓形成；③微血栓形成、弥散性血管内凝血（DIC）：新冠病毒感染的可见弥漫性微血栓形成，常见于肺部，但偶尔也会扩展到其他器官，严重且致命。随着病程进展，并可导致 DIC，进一步导致低血压、休克发生，预后往往极差。新冠病毒感染 DIC 的主要病理机制是高凝与炎症，临床症状与脓毒症 DIC 不相同，患者以微循环障碍、休克和脏器功能衰竭为突出表现，但无明显出血。其发病机制主要是多个脏器（肺、脑、肝脏、心脏）微血管内微血栓形成，伴有血小板与凝血因子消耗。除了血栓形成风险增加外，新冠病毒感染重症患者因血小板减少、高纤溶状态、凝血因子消耗及抗凝治疗等因素也可导致出血风险增加，并可导致致命性出血。凝血系统异常的原因如下。

（一）过度炎症反应

新冠病毒感染凝血功能异常以高水平的促炎细胞因子为特征，其介导过度的免疫反应从而导致严重的组织损伤。促炎细胞因子可诱导组织因子表达，随后启动凝血系统激活以及凝血酶生成，并促进凝血因子合成、增加纤维蛋白原和血小板的生成，起到凝血激动剂的作用。促炎细胞因子也可抑制组织因子途径抑制物（tissue factor pathway inhibitor，TFPI）的活性，促进凝血级联反应；另一方面，促炎细胞因子还使白细胞在血管壁上发生聚集，导致微血管的活性降低，微循环血流动力学也因此受到影响。另外，炎症因子可以激发中性粒细胞形成胞外诱捕网（neutrophil extracellular traps，NETs），NETs 通过其网状结构为血栓的形成提供支架，又能激活凝血因子。以上因素进一步导致血栓形成。

（二）内皮功能损伤

处于正常状态的内皮能够通过多种途径来调节血管张力、细胞黏附、血栓抵抗、平滑肌细胞增殖和血管壁炎症，达到抗血栓的作用。病毒能直接导致血管内皮损伤和细胞凋亡，降低血管内皮的抗栓能力。内皮细胞中释放超大分子量的血管性血友病因子（vWF）多聚体，则会自发地与血小板结合并导致微血栓形成。大量炎症因子也是导致血管内皮损伤的重要机制。此外，血栓形成又会加重微循环障碍，造成组织缺血和内环境紊乱，反过来又加重内皮细胞损伤。

（三）低氧状态

在缺氧状态下，内皮细胞受损并被激活，进而启动凝血系统，触发局部血栓形成。缺氧通过增加组织因子和纤溶酶原激活物抑制剂 –1（PAI–1）的表达、降低组织因子通路抑制剂和蛋白 S 水平以及促进炎症反应和血小板活化来促进高凝状态。缺氧会导致缺氧诱导因子（hypoxia-inducible factor，HIF）的激活，HIF 激活调节血栓形成的多个基因，又加剧了高凝状态，增加了血栓形成的风险，从而损害肺气交换，导致低氧 – 血栓恶性循环。

（四）血小板激活与耗竭

新冠病毒直接结合血小板所表达的 ACE2，增强血小板活化，并增强白细胞 – 血小板聚集，从而促进血栓形成，也可直接诱导血小板中的程序性细胞死亡，最终导致血小板的耗竭。此外，血小板可能被与受损的内皮细胞结合而活化，并释放凝血因子和炎性细胞因子，并与其他免疫细胞相互作用参与细胞因子风暴形成。

（五）血管紧张素系统失衡

病毒与 ACE2 结合后，宿主细胞 ACE2 活性降低，随后导致 ACE2 对

Ang Ⅱ 的灭活减少。另一方面，病毒介导的 ACE2 会激活 RAS，RAS 被激活后，Ang Ⅱ 也相应增加。Ang Ⅱ 刺激血管收缩，血小板出现黏附，高凝状态增强并导致血栓形成。

（六）补体系统激活

补体因子是存在于人血清和组织液中具有酶活性的一组补体蛋白质，具有调理、产生促炎介质和激活膜攻击复合物的作用。虽然补体有助于抵御病毒感染，但是在长时间感染新冠病毒的情况下被无限制激活，也可能会对机体组织、器官造成直接损害。此外，补体系统过度激活导致内皮细胞损伤，从而驱动凝血级联反应的激活。

（七）其他

发热、腹泻是新冠病毒感染患者常见的临床表现，会导致体液丢失，加上患者食欲差，体液补充不足，从而导致血液浓缩。患者由于病情危重长期卧床，活动较少，血流缓慢造成血流动力学改变。此外，卧床制动、机械通气和静脉置管等高风险因素均可导致血栓形成和凝血异常。

五、器官功能受损

新冠病毒通过上述病理生理学机制，对患者周身各个器官（系统）造成损害，且各系统间相互影响，进一步导致更为严重的后果。早期阶段就会出现严重的急性呼吸道感染症状，其中一些患者迅速发展为 ARDS、急性呼吸衰竭和其他严重并发症。

（一）肺部损伤

ARDS 是患者肺功能受损的主要方式。5%~30% 的患者会在短时间内进展为急性 ARDS，早期可出现肺泡内和间质水肿，肺细胞死亡，肺透明膜、微血管血栓形成，毛细血管充血，肺泡 Ⅱ 型细胞增生，导致顽固性低氧血症，并在患者存活后可病理性形成成纤维细胞，损害肺组织再生过程，导致慢性呼吸衰竭。

（二）肾脏损伤

新冠病毒感染具有直接打击作用，新冠病毒与近端肾小管 ACE2 结合可直接造成病毒相关性肾损伤。细胞因子风暴可导致引起肾血管通透性增加，有效循环容量下降，最终导致肾损伤。如出现 ARDS 还会导致肾脏髓质缺氧，加重肾小管损伤。此外，高流量机械通气时腹腔内压力增高，肾血流量减少也会诱发或加重 AKI。如患者出现心肌损伤，出现静脉淤血、低血压、肾脏灌注降低。如容量过负荷、第三间隙体液丢失引起的容量相对不足、低血压、横纹肌溶解、脓毒症等都是潜在的 AKI 病因。

（三）心脏损伤

新冠病毒感染导致心肌损伤可与心肌细胞高表达 ACE2 有关。新冠病毒通过 ACE2 进入并感染细胞，导致心肌细胞直接损伤、缺氧诱导损伤、微血管损伤、内皮细胞脱落、细胞因子（炎症介导）损伤。一方面造成患者心功能异常，导致心排血量降低；另一方面导致外周微循环紊乱，形成外周组织细胞血运血供障碍。另外，严重的呼吸系统损伤引起机体缺氧，加重心脏负荷，并刺激与缺氧相关的细胞因子及炎症因子大量释放，可进一步促进心肌损伤。

（四）肝脏损伤

在肝脏组织中，ACE2 受体仅表达于胆管细胞和肝细胞中，而 Kuffer 细胞、窦内皮细胞均为阴性，胆管细胞高特异性表达 ACE2，而肝细胞则表达很低。这些结果表明，新冠病毒感染患者出现的肝损伤可能是病毒直接与 ACE2 阳性胆管细胞结合导致胆管功能障碍或是治疗药物引起不良反应，而不是病毒直接与肝细胞结合引起。此外，当新冠病毒感染患者出现 ARDS 时，机体处于缺氧状态，这种状态下不仅会激活氧化应激反应，还会促进活性氧的持续释放，活性氧及其过氧化产物又可诱导多种促炎因子释放从而导致肝脏损伤。

（五）胃肠道损伤

大部分患者起病 1~10 天均有出现消化道症状，主要表现为腹泻（22.2%）、恶心（29.4%）、呕吐（15.9%）和腹痛（6.0%），也有食欲不振甚至消化道出血等症状。ACE2 受体在食管上皮和腺细胞以及回肠和结肠的吸收性肠上皮细胞中均表达，表明该病毒可以侵袭消化道肠上皮细胞，因此患者肠道症状可能与此有关。胃肠道症状也可能是新冠病毒感染引起的细胞因子风暴作用的表现之一，过度活化的淋巴细胞分泌大量细胞因子引起炎症反应和胃肠道损害。

（六）神经系统损伤

神经系统损伤可涉及中枢神经系统（头晕、头痛、脑卒中、癫痫发作、感觉异常）、周围神经系统（味觉/嗅觉障碍、神经痛）等。如新冠病毒感染患者出现如头痛、颈强直、抽搐、复视、肢体瘫痪及感觉异常、言语不清、意识障碍、尿便障碍等神经系统症状，均提示新冠病毒感染引起中枢神经系统损伤。新冠病毒具有一定的嗜神经侵袭力。大脑神经元细胞表达 ACE2 受体，受新冠病毒感染后可导致髓鞘脱失，从而导致神经细胞及轴索的损伤，临床症状主要表现为脑膜炎、脑脊髓炎、多发性硬化等。

（七）免疫系统损伤

重症患者外周血 B 细胞、T 细胞和 NK 细胞总数与非重症患者有较大差异，其中 T 细胞差异最显著。CD4$^+$、CD8$^+$ T 细胞均低于正常值下限，重症患者 CD4$^+$ T 细胞产生的 IFN-γ 也低于非重症患者，提示新冠病毒可能主要作用于 T 淋巴细胞，尤其是 CD4$^+$T 淋巴细胞。提示病毒可能破坏免疫细胞引起免疫失调，使病毒清除效率降低并产生大量促炎细胞因子。重症患者可死于由新冠病毒感染后机体免疫系统响应和（或）继发感染引起大量细胞因子释放导致的细胞因子风暴和脓毒症。

王军宇　郭树彬　首都医科大学附属北京朝阳医院

04
新冠病毒感染发生、发展及转归的临床影像学改变

一、检查技术

胸部 X 线、CT 检查可显示新型冠状病毒感染（COVID-19）肺部病变的表现及变化。

1. X 线检查

对 COVID-19 肺炎预后预测有重要价值，有助于重症患者的管理，使用便携式数字 X 线检查设备可以减少交叉感染的机会。

2. CT 检查

对具有典型临床特征的 COVID-19 肺炎患者推荐胸部 CT 检查，采用高分辨率 CT（HRCT）评估病灶，一般采用吸气末胸部 CT 平扫，扫描范围从肺尖到肺底部，患者有咳嗽或呼吸急促时可选用快速扫描方式。对于疑似合并肺动脉栓塞或感染坏死时采用增强 CT，层厚 ≤ 1.5mm 薄层图像评估肺部磨玻璃病灶（ground-glass opacity，GGO）最佳。胸部 CT 一般用于长期随访患者肺损伤的评估，可采用低剂量 CT 检查方案复查。

3. MRI 检查

一般不常用。对避免电离辐射暴露的患者，特别是孕妇和儿童，治疗期间的评估和疗效监测可使用 MRI 检查。随访患者 MRI 检查有助于评估 COVID-19 长期的病理生理学表现。

4. COVID-19 感染人工智能（AI）诊断

基于影像大数据的 AI 诊断具备高效、自动的优势，对 COVID-19 感染诊断有较高灵敏度、特异度和准确率，可用于发热患者早期筛查和肺炎严

重程度自动分级。

二、临床与病理

病变早期可见肺泡腔内浆液、纤维蛋白渗出、透明膜形成，炎细胞以单核细胞和淋巴细胞为主，肺泡隔毛细血管充血。病变进展时，肺泡腔充满大量单核－吞噬细胞和纤维蛋白，Ⅱ型肺泡上皮细胞增生、细胞脱落，见多核巨细胞，偶见红染包涵体。肺内支气管黏膜部分上皮脱落，腔内可见渗出物、黏液、黏液栓形成。肺组织见灶性出血、出血性梗死、细菌和（或）真菌感染。部分肺泡过度充气、肺泡隔断裂或囊腔形成。病程较长时出现肺泡腔渗出物肉质变和肺间质纤维化。

潜伏期 2~4 天，根据临床表现分为轻型、中型、重型和危重型。轻型以上呼吸道感染为主要表现，如咽干、咽痛、咳嗽、发热等，发热多为中、低热，热程多不超过 3 天，可伴有肌肉酸痛、嗅觉味觉减退或丧失、鼻塞、流涕、腹泻、结膜炎等。中型为少数患者持续高热超过 3 天或（和）咳嗽、气促等，但呼吸频率 < 30 次 / 分、静息状态下吸空气时指氧饱和度 > 93%，肺部出现特征性新冠病毒感染肺炎表现。重症患者多在发病 5~7 天后出现呼吸困难和（或）低氧血症，肺部病灶 24~48 小时内明显进展多于 50%。严重者可快速进展为急性呼吸窘迫综合征、脓毒症休克、难以纠正的代谢性酸中毒和出凝血功能障碍及多器官功能衰竭等。儿童感染后高热相对多见，部分表现为呕吐、腹泻等消化道症状或仅表现为反应差、呼吸急促，少数可出现声音嘶哑等急性喉炎或喉气管炎表现或喘息、肺部哮鸣音，极少出现严重呼吸窘迫；少数出现热性惊厥，极少数患儿可出现脑炎、脑膜炎、脑病甚至急性坏死性脑病、急性播散性脑脊髓膜炎、吉兰－巴雷综合征等危及生命的神经系统并发症；也可发生儿童多系统炎症综合征，一旦发生，病情可在短期内急剧恶化。

大多数患者预后良好，病情危重者多见于老年人、有慢性基础疾病者、晚期妊娠和围生期女性、肥胖人群等。部分 COVID-19 患者由于急性感染引起的多器官损害，发病 4 周后仍持续存在 COVID-19 相关症状和并发症称为 COVID-19 后综合征，临床异常可持续 3 个月以上，肺部异常最常表现为持续存在的呼吸困难、运动能力下降和缺氧。

三、影像学表现

典型 COVID-19 肺炎影像学演变可分为早期（图 4-1）、进展期（图 4-2~图 4-4）、重症期（图 4-5~图 4-6）、恢复期（图 4-7~图 4-8）四个阶段，病变可出现反复，某些情况下出现新病变（图 4-8）。疫苗接种后 COVID-19 肺炎影像学可出现单侧或双侧磨玻璃影或斑片影渗出病灶，感染 Omicron 株者肺部病变少见。

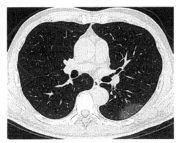

图 4-1　新冠病毒感染肺炎（早期），CT 示左肺下叶胸膜下局限性磨玻璃密度影，内可见扩张小血管

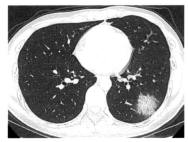

图 4-2　新冠病毒感染肺炎（进展期），CT 示左肺下叶球形磨玻璃密度影伴"铺路石征"

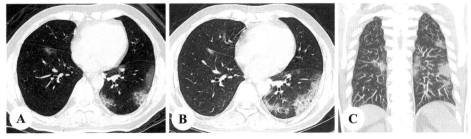

图 4-3　新冠病毒感染肺炎（进展期），CT 示双肺下叶胸膜下多发磨玻璃密度影伴实变影及"铺路石征"，MIP 显示病变清晰（图 3C）

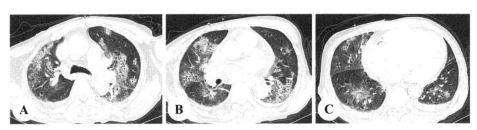

图 4-4　新冠病毒感染肺炎（进展期），CT 示双肺多发磨玻璃密度影及实变影

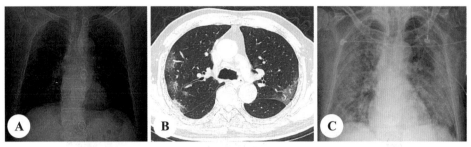

图 4-5　新冠病毒感染进展至重症期，X 线片显示右上肺野斑片影（A），
CT 显示双上肺胸膜下片状磨玻璃影，内可见扩张小血管（B），1 周后
病变进展双肺 X 线片呈"白肺"改变（C）

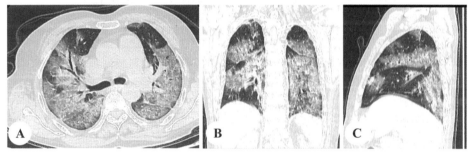

图 4-6　新冠病毒感染肺炎（重症期），CT 示双肺弥漫性分布大片状
磨玻璃密度影及实变影，病变累及范围超过 70%

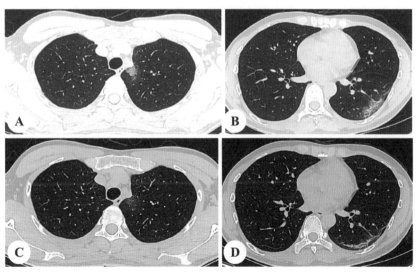

图 4-7　新冠病毒感染肺炎（恢复期），病变部分吸收，左上肺残留
淡薄磨玻璃密度影（C），左下肺残留条索影（D）

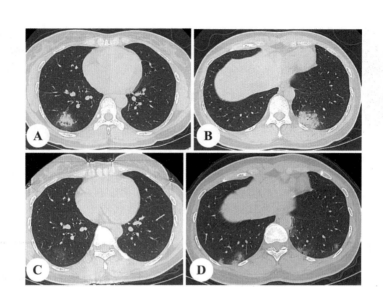

图 4-8　新冠病毒感染（恢复期），CT 示双肺下叶胸膜下实变基本
吸收（C），双肺肺下叶新发片状淡薄磨玻璃密度影（D）

1. 早期

常见双侧肺野多发 GGO 或实变，病变密度不均匀，多局部分布，主要分布在肺外带和下肺野，圆形或椭圆形 GGO、胸膜下及支气管血管束分布较为典型，GGO 区域内可见局部小血管扩张、小叶间隔增粗、小支气管壁增厚等征象。一般无纵隔或肺门淋巴结肿大、胸膜增厚或胸腔积液。

2. 进展期

肺 GGO 融合或扩大，其中一些伴有网状变化，出现"铺路石征"，实变伴空气支气管征。GGO 可出现于实变或其他肺野周围。病变可扩散到多个肺叶，分布不对称。纵隔和肺门淋巴结肿大少见。如病变进展迅速，须考虑急性呼吸窘迫综合征的可能性。

3. 重症期

肺 GGO 密度增加，病变融合进展形成从外围到中心分布的双肺多个大而弥漫性的实变，多从下叶延伸至上叶，部分累及多个肺叶呈"白肺"样改变。实变、空气支气管征和支气管壁增厚常见，可见少量胸腔积液。

4. 恢复期

恢复阶段的影像学变化通常滞后于临床症状的改变，病变密度降低和范围减小，实变消失，部分残留条索影。病变可出现反复，某些情况下出现新病变。大部分非重型患者 3 个月后病变可完全吸收。

5. COVID-19 肺炎后综合征影像

3 个月后肺部可见单肺叶或多肺叶的低密度区，GGO 伴随马赛克征、条索影、网状或蜂窝样改变、牵拉性支气管扩张伴不同部位的结构变形、肺气囊、肺纤维化等。6 个月后部分可见 GGO、小叶间隔增厚、网状或蜂窝状影、条索影、牵拉性支气管扩张、肺纤维化。部分肺纤维化可持续 1 年以上。

6. 影像表现与临床分型关系

临床中型以 GGO 病变为主，可见血管扩张，多以下叶受累为主，重型 / 危重型 GGO 范围增大、实变增多，双肺多叶受累多见。重型 / 危重型网格影、支气管扩张、支气管充气征、血管扩张、胸膜增厚、胸膜牵拉、胸腔积液和纵隔淋巴结肿大等征象显著增多。支气管管壁增厚、铺路石征、双肺受累、间隔增厚与疾病严重程度相关。年龄超过 70 岁、肺部累及 50% 以上，出现急性呼吸窘迫综合征者死亡率较高。

四、诊断与鉴别诊断

1. 甲型流感病毒肺炎

单侧或双侧沿胸膜下或支气管血管束分布的 GGO，可伴实变，常见簇状分布和支气管壁增厚。流感肺炎病变主要位于下叶，而 COVID-19 以外周和非特异性分布多见，大多数病灶表现出对称的肺叶分布，病灶边缘清晰，轮廓缩小，多呈片状或混合 GGO。

2. 禽流感病毒肺炎

单发、多发或弥漫分布 GGO，可伴实变。常见气腔形成，假性空洞，淋巴结肿大，小叶中央结节。疾病进展时可见肺空洞及胸腔积液。

3. 严重急性呼吸综合征

单侧或双侧分布GGO，单侧或双侧实变。GGO中可见小叶间隔增厚及碎路石征。空洞、钙化、结节、淋巴结肿大和胸腔积液少见。病变可快速进展，可出现早期纤维化改变。

4. 中东呼吸综合征

以双肺胸膜下和基底部分布GGO为主要表现，可伴有实变及不同程度胸腔积液。

5. 腺病毒肺炎

双肺多灶性GGO伴有斑片状实变，可出现叶段性分布趋势。儿童可导致肺不张，常见右上肺。

6. 支原体肺炎

儿童常见，可见小叶中心结节、GGO、实变、支气管壁增厚、细支气管树芽征及肺门淋巴结肿大。

7. 隐源性机化性肺炎

典型表现为双侧胸膜下斑片样、大片GGO，内见支气管充气征，部分病变表现为中央GGO、边缘环形或新月形实变呈反晕征，可游走，少数有肺门、纵隔淋巴结肿大及胸腔积液等。

8. 过敏性肺炎

有接触及职业暴露史，双肺见片状或弥漫性GGO、小叶中央结节、马赛克及呼气相气潴留，慢性期见肺细网状影及牵拉性支气管扩张。

上述肺炎与新型冠状病毒感染肺炎的影像学特征存在很大重叠，临床诊断需要结合流行病学史和实验室检查结果。

李宏军　首都医科大学附属北京佑安医院

05 新冠病毒感染的流行病学特征与预防控制

题目 5

2019 年底新型冠状病毒（简称"新冠病毒"）感染迅速传播蔓延，造成全球大流行，据世界卫生组织（World Health Organization，WHO）公布的数据显示，截至 2023 年 3 月全球新冠确诊病例数超过 7.5 亿，死亡病例数超过 680 万，我国新冠病毒感染确诊病例数达到 9000 万，死亡病例数为 11 万。随着疫情的发展及新冠病毒的变异，其传染性越来越强和毒力逐渐减弱，从 2023 年 1 月 8 日起，我国对新冠病毒感染的防控策略进行调整，从"乙类甲管"过渡到"乙类乙管"。实施"乙类乙管"后，我国防控工作将围绕"保健康、防重症"开展。为了更好地实现国家的防控目标，广大的医院管理者和医务人员需要熟知新冠病毒的流行病学特征和基本的预防措施。

一、新冠病毒的流行病学特征

（一）病原学特征

新冠病毒属于 β 属冠状病毒，是单股正链 RNA 病毒，对紫外线和热敏感，75% 乙醇、含氯消毒剂、过氧乙酸和乙醚、三氯甲烷等脂溶剂均可有效灭活病毒。新冠病毒可以直接翻译生成 RNA 聚合酶，进行 RNA 转录、复制以及蛋白质的翻译合成，但由于整个过程并没有校正机制，导致该病毒具有变异快、宿主多以及宿主适应性强等特点，新冠病毒不断"更新迭代"，从初代的 Alpha 毒株变异为 Omicron，变异速度非常之快，但是新冠病毒的毒力则呈现下降趋势。

（二）流行病学特征

新冠病毒感染的流行包括三个关键的环节：传染源、传播途径和易感人群。

传染源：主要是已经确诊的新冠病毒感染病例以及无症状的感染者，在潜伏期即有传染性，发病后 3 天内传染性最强。世界卫生组织（WHO）的监测数据显示，Omicron 变异株是目前国内外流行的优势毒株，其潜伏期较以往其他类型的毒株更短，多为 2~4 天，传播能力更强，传播速度更快，也具有更强的免疫逃逸能力，但是它的致病力在减弱，而且现有疫苗对预防该变异株所致的重症和死亡仍有效。

传播途径：主要的是经呼吸道飞沫和密切接触传播，在相对封闭的环境中也会经过气溶胶传播，接触了被病毒污染的物品后也可能会造成感染。

易感人群：人群普遍易感，但是感染后或者是接种了新冠病毒疫苗后都可获得一定的免疫力。需要注意的是，老年人以及伴有严重基础疾病的患者在感染后的重症率、病死率都高于一般人群，这类人群可以通过接种疫苗的方式降低重症及死亡的风险。因此建议没有禁忌证的适龄人群按照有关要求接种新冠疫苗。

二、新冠病毒感染的预防与控制

（一）新冠病毒感染的防控原则

《新型冠状病毒感染诊疗方案（第十版）》指导原则明确了今后较长一段时间内我们对新冠病毒感染的防控重点——"保健康、防重症"，在最大程度保障人民生命健康的前提下，尽快实现工作和生活的正常化。

为了落实上述指导原则，制定有效的防控措施，就要牢牢把握新冠病毒的流行病学特征，做好隔离传染（感染）源、切断传播（感染）途径和保护易感人群；同时根据新冠病毒的病原学特征，寻找高效的检测和消毒手段，有效切断传播途径。医疗机构防控措施的制定要更加细致、具有可操作性和科学性，因为其"服务对象"以及"服务提供者"分别是患者和医务人员，这两个特殊人群既可能会成为易感人群，同时又可能是疾病的传染源；同时医疗机构人流量较大，呼吸道传染病的防控体系会面临更为严峻的考验。因此医疗机构新冠病毒感染的防控需要格外重视。

（二）新冠病毒感染的防控措施

新冠病毒感染防控的目的是保障患者和医务人员的安全，防控措施的制定主要考虑以下几个方面。

1. 医疗机构新冠病毒感染防控的管理要求

（1）医疗机构应严格落实国家感染管理的相关法规，结合医院的具体情况制定相应的规章制度，明确每个环节的负责人及其职责，以保证相应的防控措施能够有效地落实。

（2）医疗机构应为医务人员提供必要的防护资源和教育资源，防护资源包括口罩、帽子、手套、护目镜、防护面罩、隔离衣等个人防护用品，应方便可及；教育资源包括有关感染防控知识与技能的培训和继续教育如标准预防及其措施的培训等。

（3）医疗机构应为呼吸道传染病防控提供必要的设施设备，包括合理的建筑布局与流程、手卫生设施、消毒隔离设施、必要的空气管理（如通风设施）等。

（4）医务人员如医生和护士应当作为患者感染防控的第一责任人，应遵守医院的感染防控制度，并严格落实到实际工作中，按照要求做好患者的预检分诊、传染病报告、医疗救治、消毒隔离和健康教育等；应积极参加感染防控相关知识的培训；做好自身防护，正确规范地使用防护用品。

2. 预检分诊

医疗机构尤其是大医院每日的诊疗量大，如果没有有效、严格的预检分诊制度，会导致医疗机构人员流动的无序，不仅影响科室正常的诊疗流程，还会增加患者间许多不必要的接触，从而增加了新冠病毒感染等呼吸道传染病传播的风险。因此医疗机构应制定严格的预检分诊制度；优化预检分诊流程；采取有效的预检分诊措施，包括科学设置预约号源，实行分时段精准预约；通过优化预约患者就诊流程、开通咨询平台等方式控制就诊人数，避免聚集。医务人员应有新冠等呼吸道传染病防控的意识和知识，在门急诊诊疗过程中发现有发热、新冠病毒感染相关症状或有新冠感染流行病学史的就诊患者，应及时分诊到发热门诊就诊；对住院有发热、新冠病毒感染相关症状或有新冠感染流行病学史的患者，及时开展核酸或抗原检测；如果发现新冠病毒检测阳性的确诊患者，根据患者病情采取隔离或居家治疗，按照要求做好相应的感染防控和个人防护，并应在 24 小时内进行传染病报告。

3. 患者管理与健康宣教

合理地安置患者对控制疾病的传播至关重要。新冠感染与非感染的患者应分区或分室安置，条件有限时可将多个确诊的新冠感染者安置在同一房间，但都要设置醒目的隔离标识；加强对患者、陪护以及探视者的健康宣教，包括遵守医院的感染防控规定、做好个人防护（如规范佩戴口罩、勤洗手）、遵守咳嗽礼仪和保持环境卫生等；开展患者感染的监测，发现有新发或疑似新发感染患者包括工作人员应及时报告医院的感染管理部门，并协助进行感染的流行病学调查和落实感染防控措施；严格探视管理的制度，原则上对新冠感染患者做到非必要不陪护、不探视；探视者应正确穿戴个人防护用品；应谢绝患有呼吸道感染性疾病的探视者；隔离期间阳性患者应减少与病区其他人员和其他科室的交叉；房门常处关闭状态，定期开窗通风；定期进行环境的清洁与消毒；外出诊疗须事先通知相应科室做好接诊需要的感染防控准备工作；隔离室的物品应专用；隔离室内的废物都应视为医疗废物，按照《医疗废物管理条例》及其配套文件的要求处置；医务人员每次进出隔离室必须按照医院的要求穿戴和摘脱相应防护用品，摘脱后的防护用品按医疗废物处置，严禁穿着隔离室的防护用品离开隔离区域。

4. 危重症患者的感染防控

"降重症，减死亡"也是重要防控主题，医务人员要重点关注新冠病毒感染危重症患者的感染防控。要做好患者相关感染的监测与相关感染指标、病原微生物等的检测，及时采集样本及时送检。要重点预防危重症患者的各类插管相关感染，如呼吸机相关性肺炎（VAP）、中心血管插管相关性血流感染（CLABSI）和导尿管相关尿路感染（CAUTI）。口腔护理、吸痰、无菌操作、床头抬高和翻身拍背等操作可以有效预防 VAP；严格无菌操作流程，注意局部护理可以减少 CLABSI 发生；预防 CAUTI 需要注意尿道口的清洁、尿路的封闭情况以及尿袋的位置等。医务人员也需要重点关注手术部位感染（SSI）和多药耐药菌（MDRO）感染的监测与防控。总之需要结合各自医院和部门的实际情况开展相应感染防控的集束化防控措施。同时当感染发生时要谨慎、合理地使用抗菌药物，尤其是预防性使用抗菌药物。另外做好基础感控工作包括标准预防能有效预防危重症患者感染的发生，标准预防的措施主要有手卫生、咳嗽礼仪、消毒、隔离、个人防护用品的使用和医疗废物处理等，在后面的章节中还会具体介绍。

5. 医务人员的自身防护

在新冠感染防控工作中规范选择、使用防护用品是自身防护的关键。医疗机构应当按需求为医务人员配备足量、合格的防护用品，包括口罩、隔离衣、护目镜/防护面屏、手套、帽子等，且方便可及。医务人员应根据实际需要自觉、正确地做好自身防护，合理、正确地选择防护用品，在诊疗新冠疑似或确诊患者时，应佩戴医用防护口罩、穿隔离衣，进行有喷溅操作时应戴面屏（护目镜），接触患者血液、体液等的操作时应戴手套，结束诊疗操作和（或）离开隔离区域时应及时按照要求规范脱摘相应的防护用品并正确处置。

在各类防护用品中口罩是预防新冠病毒感染这类通过呼吸道传播的疾病最关键的防护用品。在低风险环境中佩戴医用外科口罩，高风险场所则需要佩戴医用防护口罩；口罩的佩戴时间一般为 4~6 小时，使用过程中口罩潮湿或者受到患者血液、体液污染后应及时更换；一次性使用的口罩不得复用；废弃的口罩要当作医疗废物处理。应规范佩戴口罩，正确进行鼻夹的塑型，即用双手的食指或中指由鼻侧向颜面部的两边延展按压，保障口罩与面部紧密贴合，如佩戴医用防护口罩应每次进行密合性检查，不应用一只手进行口罩鼻夹塑型；应注意在戴摘口罩前后进行手卫生；不要佩戴耳带式的医用防护口罩；不要用手接触口罩的正面。

6. 做好标准预防，夯实基础感控

标准预防是医院的基础感控，是世界卫生组织向全球推广的感染防控基础措施并得到一致认可。标准预防的理念认为患者的血液、体液、排泄物和分泌物均具有感染性，需进行隔离，不论是否有明显的血迹、污渍、是否接触非完整的皮肤与黏膜，接触上述物质者，必须采取相应的预防措施；强调患者和医务人员的双向防护。标准预防是一组预防措施，包括规范的手卫生、注意呼吸道卫生（咳嗽）礼仪、根据可能的暴露情况选择个人防护用品、注意职业安全、合理安置患者、患者使用后器械或设备的消毒、环境以及物表的清洁、织物与被服的规范处理以及安全注射。在诊疗工作中对于医师而言前三项措施最为重要，而规范佩戴口罩在医务人员自身防护中已经细述，下面主要讨论手卫生和呼吸道卫生（咳嗽）礼仪。

（1）手卫生：手卫生是洗手、卫生手消毒和外科手消毒的总称。循证医学证据表明手卫生是降低医院感染及耐药菌感染最简单、最有效、最方便、最经济的措施，同时也是预防医务人员自身感染的重要手段。在诊疗工作中医务人员的手很易受到病原体的污染，因此要求我们严格遵守《医务人员手卫生规范》，包括医疗机构应设置合格的手卫生设施，有制度、有监管，提升手卫生的依从性和管理水平。医务人员掌握手卫生指征、方法和注意事项，在诊疗工作中严格落实。手卫生指征为"两前三后"即接触患者前、清洁（无菌操作）前、接触患者后、接触患者血液和体液后、接触患者周围环境后，包括穿戴防护用品前、脱摘防护用品的前、中和后，医务人员在有指征时一定记得进行手卫生；手卫生方法有洗手和卫生手消毒两种，洗手应遵守六步法即在流动水下打湿双手、取清洁剂、双手相互揉搓、在流动水下冲净、干手和护肤；卫生手消毒遵守三步法即取速干手消毒剂双手相互抹匀、双手相互揉搓、揉搓至干；卫生手消毒适用于双手没有明显污染、无流动水洗手设施时。需要特别注意的是，戴手套不能代替洗手，摘手套后需要进行手卫生，手套污染或破损时应及时更换。

（2）呼吸道卫生（咳嗽）礼仪：新冠病毒感染的主要传播途径为经呼吸道飞沫和密切接触传播，因此针对新冠病毒感染的防控，呼吸道卫生显得格外重要。咳嗽礼仪要求我们咳嗽或打喷嚏时，应使用纸巾遮住口、鼻

部，扔掉使用过的纸巾并立即进行手卫生；没有纸巾时，应用胳膊肘遮住口鼻，避免用手直接遮盖而污染手，因手具有公共卫生学意义；如果怀疑自己可能患有呼吸道传染病，外出时应自觉佩戴医用口罩。

三、结语

我国虽然已对新冠病毒感染实行"乙类乙管"，但是新冠病毒并未消失，不能因为它带来的影响在缩小而放松警惕，况且我们所处的环境仍然面临着诸多威胁，包括新发、再发呼吸道传染病的传播以及在我国尚未发现的传染病发生或传入等。虽然我们无法预料未来还会发生什么突发的公共卫生事件，但是通过医疗机构不断完善防控体系，医务人员不断提高自身的防护意识和技能，就能够尽可能预防事件的发生，或者在事件发生后做到快速、有效应对，将损失和危害降到最低。

医疗机构想要做好医院感染管理工作，我们的医务人员在诊疗工作中就需要慎独精神，时刻坚持"三线思维"：即感染防控是贯穿诊疗活动的"主线"、保障患者安全的"底线"和依法执业的"红线"。感染防控工作要贯穿医疗活动的全流程、全要素和全环节，需要在医疗活动过程中的每个环节所涉及的工作人员参与其中，做到人人都是感染防控的践行者，提高医疗质量，保障患者和医务人员自身安全，为医疗机构的高质量发展添砖加瓦。

李六亿　北京大学第一医院

06 新冠病毒感染的疫苗研发及临床应用

新冠病毒疫苗（新冠疫苗）是预防新冠病毒感染疾病的流行，降低疾病负担，减少医疗挤兑的防控手段之一。本文简要介绍新冠疫苗研发的技术路线、作用原理、保护效果和免疫策略。

一、新冠病毒疫苗研发

新冠病毒是长链 RNA 病毒，由蛋白外壳和遗传物质组成。蛋白外壳上的棘突蛋白（简称 S 蛋白）介导了病毒对宿主细胞的黏附和进入，它由 S_1 和 S_2 两个亚单位组成，其中 S_1 上的受体结合部位（receptor bindingdomain，RBD），可以识别并结合宿主细胞膜的血管紧张素转化酶 2（ACE2）受体，随后 S_2 的构象发生变化促进病毒融入宿主细胞膜，从而让病毒的 RNA 进入宿主细胞中进行复制。目前的疫苗研发基本都是针对 S 蛋白，尤其是 RBD 区。

按技术发展历程，疫苗大致可分为 3 代：第一代疫苗包括减毒活疫苗和灭活疫苗，第二代疫苗主要是重组蛋白疫苗和病毒载体疫苗，第三代疫苗主要是核酸疫苗，包括 mRNA 疫苗和 DNA 疫苗。截至 2023 年 2 月 7 日，全球共有 377 种新冠疫苗，其中 178 种进入临床试验，涵盖了所有技术路线，主要研发方向为重组蛋白疫苗 57 种（占 32%），其次为 RNA 疫苗 41 种（占 23%），第三为非复制型病毒载体疫苗 25 种（占 15%），第四是灭活疫苗 22 种（占 12%）。我国除减毒活疫苗外，其他所有技术路线的疫苗都有研究，从数量上看，研发热点是在第二代和第三代疫苗。

1. 新冠灭活疫苗和新冠减毒活疫苗

灭活疫苗是传统的疫苗研制工艺，其原理是病毒培养扩增后，利用物理或化学方法使其失去致病力保留免疫原性制成疫苗。疫苗接种后被抗原呈递细胞识别，激活免疫系统。灭活疫苗研发周期较短，疫苗抗原具有非复制性，热稳定性好便于储存和运输。但是制备需要对病毒进行规模化培养，因此对生产的安全性条件要求较高，相关操作应当在生物安全三级实验室内进行。

减毒活疫苗通过细胞传代和基因工程方法，获得减毒毒株制成疫苗，保留了毒株的免疫原性，减弱了致病性和传播力，但是存在毒力返祖等安全隐患，所以新冠疫苗使用此种路径研发的比较少，目前没有上市的疫苗。

2. 重组蛋白新冠疫苗

重组蛋白新冠疫苗是将新冠病毒中编码 S 蛋白的基因重组到原核或真核表达系统中，在体外表达出大量的 S 蛋白制成疫苗。相比于灭活疫苗和减毒活疫苗，其组分更简单，避免产生无关抗原诱发的抗体，同时不存在毒力返祖或全病毒培养等安全性问题。重组蛋白疫苗免疫原性相对较弱，需要额外添加佐剂和进行较多的接种剂次。选择了适合的佐剂后重组蛋白疫苗的保护效力可达到较高水平。

3. 病毒载体新冠疫苗

简单来说是将新冠病毒编码 S 蛋白的基因重组于载体病毒中，而后将载体病毒制成疫苗，接种后载体病毒在人体内表达 S 蛋白，进而激活免疫系统产生针对新冠病毒的免疫应答。目前使用比较多的载体病毒有腺病毒、流感病毒等。选用的载体病毒通常可以直接感染抗原呈递细胞并表现出强大的固有佐剂活性，可以有效诱导 B 细胞和 T 细胞介导的免疫反应，同时产生体液免疫和细胞免疫应答，免疫原性强。但同时机体也会对载体病毒产生免疫反应，如果人体内有针对载体病毒的抗体，会影响疫苗效果。鼻喷病毒载体流感疫苗要求接种前48小时或接种后 2 周内不能使用抗流感药物，也是出于此种考虑。载体疫苗按载体病毒是否在人体内复制分为复制型病毒载体疫苗和非复制型病毒载体疫苗。我国使用的 5 型腺病毒载体重组新型冠状病毒疫苗为非复制型病毒载体疫苗，鼻喷病毒载体新冠感染疫苗为复制型病毒载体疫苗。

4. 核酸新冠疫苗

核酸疫苗包括 mRNA 疫苗和 DNA 疫苗。目前国内无 DNA 疫苗上市使用。据媒体报道，2021 年印度批准了一款 DNA 疫苗上市用于 12 岁以上人群，这也是全球目前唯一一个获批使用的 DNA 疫苗。

mRNA 疫苗是将编码抗原蛋白的基因导入宿主细胞，利用宿主细胞的表达系统合成抗原蛋白，诱导宿主产生对该抗原的免疫应答。mRNA 自身免疫原性强，可以诱导激活 T 细胞和 B 细胞同时产生细胞免疫应答和体液免疫应答，但同时存在机体产生非特异性反应的弊端，另外由于 RNA 酶在体内外广泛存在，导致 mRNA 非常容易被降解，因此该技术路径在新冠病毒感染流行前一直未能推广使用。

此后，随着技术瓶颈被突破，使研发出高效的 mRNA 疫苗成为可能。利用分子修饰技术减少固有免疫激活，同时提高蛋白翻译的效率和正确性，提高翻译蛋白质的质量。另外研发出专门的递送系统，目前常用的是脂质纳米颗粒（lipid nanoparticles，LNP），可以包裹 mRNA 避免其降解，并成功递送到细胞内。包裹着 mRNA 的 LNP 通常需要超低温（−70℃）储存和运输，以避免 mRNA−LNP 活性结构遭到破坏。mRNA 疫苗的构建、生产、纯化等对于不同病原体是通用的，可以显著降低疫苗生产的成本和时间，但是其存在潜在安全性风险，还需要进一步评估。

5. 下一步新冠疫苗研发方向

由于新冠病毒不断变异，既往疫苗的保护力下降，因此世界各地的研发人员仍在寻求更高效的新疫苗。重点研发方向包括原版疫苗升级（二价疫苗、联合疫苗）、广泛保护性疫苗（广谱疫苗）、针对非 S 蛋白构建的疫苗、新技术路线疫苗等。

（1）含奥密克戎变异株的新冠病毒疫苗：2022 年 8 月 15 日，全球首个奥密克戎变异株疫苗在英国获批用于 18 岁及以上加强免疫，该疫苗是莫德纳公司生产的 mRNA 疫苗，毒株选用了原型株 + 奥密克戎变异株 BA.1，此后多个国家陆续批准含奥密克戎变异株的二价 mRNA 疫苗使用。目前除莫德纳公司外，辉瑞公司 / 德国生物技术公司也研发了二价 mRNA 疫苗，其毒株选用原型株 +BA.4/BA.5。在真实世界研究中，二价 mRNA 疫苗可以降低 86% 的死亡风险。

中国各疫苗研发团队也在加速推进疫苗的更新，目前已有多条技术路线开展单价或多价奥密克戎变异株疫苗研发。从公开发布的信息来看，多数疫苗设计针对奥密克戎变异株 BA.1。

（2）广谱疫苗：虽然科学家一直在追赶新冠病毒变异，但疫苗的更新始终落后于病毒的进化。因此，科学家们希望开发出"广泛保护性"疫苗，以针对未来的新冠病毒变异，甚至相关冠状病毒。多个团队正在制作"马赛克"疫苗，在纳米颗粒上嵌入新冠病毒和同一家族的冠状病毒的 RBD 区，这样可以产生一个丰富的抗体库，可以识别冠状病毒中的多种 RBD。我国研究者也在广谱疫苗方面做了积极探索，提出了一种"谱系嵌合—突变补丁"的免疫原构建策略，通过对抗原性差异大的毒株进行 S 蛋白的结构域嵌合重组和突变改造，进而筛选出免疫原性强、抗原性互补程度高的免疫原组合，实现更广谱的抗原覆盖。

二、新冠病毒疫苗免疫策略

如何能发挥疫苗最大的效果，针对流行病学特征实施精准免疫策略是关键，需要确定接种人群、接种时间、疫苗品种、接种剂次、剂次间隔、是否加强以及最终要达到什么效果。这需要了解疾病的流行特征，比如疾病的流行时间、不同人群的感染风险、重症（病死）率等；另外疫苗特性也是制定免疫策略需要考虑的因素，如对感染（重症）的保护效果、应对变异的能力、使用条件、储运温度、供应是否充足等。总之，免疫策略不是一成不变的，需要根据疾病的特征和疫苗的特征以及防控政策、研发生产供应等多种因素的变化作出相应的调整和完善。

1. 我国目前使用的疫苗品种

我国目前使用的新冠病毒疫苗有 13 种，除了北京神州细胞疫苗是基于 Alpha、Beta 两种变异株 S 蛋白制备的疫苗外，其他疫苗均基于原型株制备。目前我国获批使用的新冠疫苗均不含奥密克戎变异株。目前上市的灭活疫苗有 5 种（中生北京所、中生武汉所、北京科兴中维、医科院、深圳康泰），均可作为基础免疫和加强免疫使用；重组蛋白疫苗有 5 种，除安徽智飞疫苗可同时用于基础和加强免疫外，其他 4 种疫苗（珠海丽珠、浙江三叶草、成都威斯克、北京神州）仅获批用于加强免疫，后 3 种仅用于第二剂加强免疫；腺病毒载体疫苗有 2 种，分别为康希诺注射疫苗和康希诺吸入疫苗，两种疫苗生产工艺相同，仅接种途径和剂量不同，注射疫苗可用于基础免疫和加强免疫，吸入疫苗仅可用于加强免疫；流感病毒载体疫苗一种，仅获批用于第二剂加强免疫。

2. 针对奥密克戎变异株的保护效果

各国对于疫苗保护效果的研究很多。世界卫生组织收集了全球 20 个国家的 81 项研究，采用系统综述方法分析了 7 种疫苗针对奥密克戎的保护效果，包括 2 种 mRNA 疫苗（辉瑞、莫德纳）、3 种腺病毒载体疫苗（阿斯利康、杨森、康希诺）、2 种灭活疫苗（北京科兴、国药中生）。针对奥密克戎变异毒株预防感染的分析结果显示，完成基础免疫后，mRNA 疫苗和腺病毒载体疫苗保护效果较高，能达到 70%~80%，但下降明显，3 个月后最低可降到 0；灭活疫苗保护效果为 30%~40%，3 个月后下降到 5%~8%；这三种疫苗即使进行同源或序贯加强免疫，针对感染的保护效果也没有明显改善。针对奥密克戎毒株预防重症的保护效果，基础免疫后保护效果较高，此后虽随时间下降，但加强后对住院（重症）的平均保护效果仍能达到 70%~90%，且随时间推移衰减较慢，3 个月后能在 65% 以上。

由此可见，目前使用的疫苗对于预防奥密克戎毒株感染效果有限，且随着时间推移迅速下降，即使进行 1 剂次加强免疫也不能提供持久的保护效果，各种品牌和技术路线的疫苗之间没有明显差别。而目前使用的所有疫苗对于预防奥密克戎变异株导致的重症仍有良好的保护效果，接种 1 剂次加强针后可以明显提升保护效果，且 4 个月内下降幅度较小。

3. 疫苗叠加感染的保护效果

2022 年底基本实现了人群自然感染后免疫屏障的建立，但从目前研究结果看，仅依靠感染仍不足以保护再次感染不发生重症，尤其是老年人。

研究结果显示，未接种新冠疫苗的人群感染新冠病毒 12 个月后，对住院或重症新冠感染保护效果为 74.6%，对再感染的保护效果下降至 24.7%。

完成基础免疫叠加感染后，体内所产生的抗体足以提供较长时间保护，12 个月后对住院或重症新冠感染的保护效果可达 97.4%，对再感染保护效果为 41.8%；完成 1 剂加强免疫叠加感染后 6 个月对住院或重症新冠感染的保护效果为 95.3%，对再感染保护效果为 46.5%。接种新冠疫苗叠加首次感染建立的免疫力，能够避免再次感染 BA.5 并至少持续 8 个月。因此目前研究认为接种疫苗叠加感染形成的保护效果优于仅发生感染或仅接种疫苗的人群。

4. 补充加强免疫策略

在基础免疫和第一剂加强免疫的基础上，考虑到疫苗保护效果的衰减，很多国家都提出了补充加强免疫策略，即第二剂加强免疫。从目前有限的研究数据看，老年人接种第二剂加强是有收益的。各国原则上遵循世界卫生组织建议，推荐人群为老年人、免疫力低下人群、严重基础疾患者群、孕妇、医务工作者。各国结合本国国情略有调整，比如增加了养老院工作者、老年人看护工作者等，多数国家未推荐 18~49 岁健康人群第二剂加强免疫。各国第二剂加强针与前一剂的间隔多为 4~6 个月，与感染的间隔多为 3~6 个月。欧盟和英国还提出了秋季接种第 5 剂的免疫策略。

5. 我国目前的免疫策略

免疫覆盖人群为 3 岁及以上，3~17 岁完成基础免疫；18~59 岁完成基础免疫，间隔 6 个月后加强免疫 1 剂次；60 岁及以上完成基础免疫，间隔 3 个月后加强免疫 1 剂次。疫苗的选择方面，基础免疫可用疫苗包括灭活疫苗、重组蛋白疫苗、注射用腺病毒载体疫苗，加强免疫接种优先考虑序贯加强免疫。2022 年 12 月我国下发了第二剂次加强免疫的通知，在 4 类人群（感染高风险人群、60 岁及以上老年人群、具有较严重基础性疾患者群和免疫低下人群）中开展第二剂次加强免疫接种，与第一剂次加强免疫间隔 6 个月以上，优先考虑序贯加强免疫。

接种新冠疫苗的目的是防重症，而全球各国的调查数据均证实，老年人感染后发生住院、重症和死亡的风险显著高于成年人和儿童。尽管中国总体疫苗接种率已达到 90% 以上，但各年龄组的接种率并不均衡，老年人群的接种率明显偏低，且年龄越大接种率越低。因此目前接种的重点人群仍然是老年人，尤其是未感染的老年人，应尽快完成全部推荐的免疫程序，包括完成基础免疫，3个月后接种第一剂加强，再间隔6个月接种第二剂加强。慢性基础性疾病和免疫力低下的人群也是感染重症的高风险人群，考虑到确有接种禁忌的情况，要做到能接尽接，如果是暂时性禁忌，等身体条件允许时尽早接种。我国会根据人群流行特征、疫苗研发进展、循证依据更新等，完善免疫策略，希望广大医务工作者正确解读、积极宣传，共同推进我国的新冠疫苗接种工作。

李晓梅　北京市疾病预防控制中心免疫预防所

07 新冠病毒感染的核酸、抗原及抗体检测

题目 7

一、前言

实验室检查是诊断新冠病毒感染的主要手段。实验室检查包括一般实验室检查和病原学及血清学检查等，其中一般实验室检查包括血液常规检查、临床生化检查、凝血功能检查和感染相关生物标志物检查等。一般实验室检查用于辅助新冠病毒感染的诊断，不作为确诊感染的依据。

病原学检测包括核酸检测、抗原检测、病毒分离培养和血清学检测等，是临床确诊感染的关键和最主要依据，其中核酸检测、抗原检测和血清学抗体检测是应用范围最广的三类病原学检测方法。本文重点介绍三类病原学方法的检测原理、结果分析与解读。

二、新型冠状病毒核酸、抗原及抗体检测标本

1. 标本种类与选择

用于新型冠状病毒核酸、抗原及抗体检测的样本类型包括呼吸道标本、消化道标本、血液标本、其他类型人体标本、物品和环境标本等。

呼吸道标本：呼吸道标本包括上呼吸道标本和下呼吸道标本。上呼吸道标本包括鼻咽拭子、鼻拭子、口咽拭子等，下呼吸道标本包括深咳痰液、肺泡灌洗液、支气管灌洗液、呼吸道吸取物等。呼吸道标本是用于核酸及抗原检测的最主要标本类型，每个被检者必须采集呼吸道标本。根据世界卫生组织实验室检测指南建议，对于轻症患者，可采集上呼吸道标本如鼻咽拭子、口咽拭子或采用生理盐水清洗鼻腔液体，对于重症患者，可采集痰液、呼吸道吸取物或支气管肺泡灌洗液。

不同的呼吸道标本类型对核酸和抗原检测灵敏度存在影响。下呼吸道标本如肺泡灌洗液、痰液的检测阳性率显著高于鼻咽拭子、口咽拭子等上呼吸道标本。针对早期病毒的研究显示，痰液标本中病毒载量平均值和峰值高于口咽拭子约 10 倍左右，口咽拭子病毒载量较低可能导致检测结果假阴性。而针对 Omicron 变异株等近期病毒的研究显示，鼻咽拭子的病毒载量一般高于口咽拭子，检测阳性率更高。因此综合考虑采样可及性及灵敏度需求，一般人群采集呼吸道样本时多使用口咽拭子、鼻拭子等标本类型，医疗机构就诊人群或重点人群多使用鼻咽拭子、口咽拭子等标本类型，在可获得痰液时，应尽量采集痰液标本。

消化道标本：主要包括便标本和肛拭子等。对于有腹泻等消化道症状的病例，可采集便标本；对于便标本采集存在困难、排便困难的病例或婴幼儿，可采集肛拭子。便标本和肛拭子可用于病毒核酸检测，一般不用于抗原检测，也不作为常规检测标本使用。研究显示，便标本或肛拭子中病毒载量低于呼吸道标本，但病毒脱落持续时间长于呼吸道标本，出现症状后 4~5 周仍可检测呈阳性，因此可用于疑似感染后期病例的辅助诊断。

血液标本：血液标本包括抗凝血标本和血清标本。抗凝血标本应使用含有 EDTA 抗凝剂的真空采血管采集，可用于病毒核酸检测，一般不用于抗原检测，也不作为常规检测标本使用。血液样本中病毒载量和阳性率均较低。血清标本用于抗体检测，不用于病毒核酸和抗原检测。应尽量采集急性期、恢复期双份血清。

其他类型人体标本：包括唾液、尿液、脑脊液、泪液、汗液等标本类型。上述样本中均报道可检出病毒核酸，但检测阳性率普遍较低，病毒载量随疾病病程的变化规律尚不完全清楚，对于病毒感染的筛查与诊疗的指导意义有限。

2. 标本采集

从事新冠病毒检测标本采集的技术人员应当经过相关技能培训并考核合格，熟悉标本种类和采集方法，熟练掌握标本采集操作流程及注意事项，做好标本信息的记录，确保标本质量符合要求且相关信息准确可靠。特别是针对呼吸道标本，采样质量受采样人员操作影响较大，并直接影响检测准确度，需严格规范化采样，确保采样质量。

3. 运输和保存

标本采集后应当尽快送往实验室，标本采集后室温条件下（25℃）放置不宜超过 4 小时。如果需要长途运输，应采用干冰保藏，难以获取干冰时，可使用冰袋、冰排等低温运输。检测实验室接收送检标本后，应尽快开展检测。用于病毒核酸检测的标本可在 24 小时内检测的标本置于 4℃（2~8℃）保存；24 小时内无法检测的标本应置于 –70℃或以下保存（如无 –70℃保存条件，则于 –20℃冰箱暂存）。血清标本可在 4℃存放 3 天，–20℃以下可长期保存。

未经培养的潜在感染性生物材料标本属于 A 类感染性物质，对应的联合国编号为 UN2814，包装应当符合世界卫生组织《感染性物质运输规章指导》的 PI620 分类包装要求，运输应经省级以上卫生健康行政部门批准。感染性物质运输应遵守相应交通运输主管部门关于危险货物运输的规定。灭活标本按照非感染性材料管理。

所有用于新冠病毒检测的生物标本均应由专人集中管理，准确记录样本的来源、种类、数量，采取有效措施确保安全。检测完成后，感染性样本就地销毁或灭活处理，对确需保存的非灭活样本，应当及时送交具备保存条件的机构保存或送交保藏机构保藏。

三、核酸检测

新冠病毒核酸检测是以病毒RNA为检测靶标的一大类病原学检测方法。根据其技术原理的差异，可分为聚合酶链反应（polymerase chain reaction，PCR）、等温扩增反应和信号扩增放大反应等。病毒基因测序技术由于其分析靶标同样为病毒核酸，也可归为广义的病毒核酸检测。在上述检测中，目前在临床上使用最广泛的是实时荧光逆转录聚合酶链反应（real-time reverse transcriptase-polymerase chain reaction，rRT-PCR）。

1. 实时荧光逆转录 PCR 检测的基本原理

实时荧光逆转录 PCR 的基本原理类似于核酸的天然复制过程，其特异性依赖于与靶序列两端互补的寡核苷酸引物，其检出信号依赖于标记荧光基团和淬灭基团的寡核苷酸探针。该方法由逆转录和 PCR 扩增两个环节串联。在逆转录环节中，病毒 RNA 通过逆转录酶的依赖于 RNA 的 DNA 聚合酶（RNA-dependent DNA polymerase，RDDP）作用，以 dNTPs 为反应原料，靶序列为模板，合成一条与病毒 RNA 序列呈互补碱基序列的 DNA（complementary DNA）。随后通过逆转录酶的依赖于 DNA 的 DNA 聚合酶活性，以第一条 cDNA 链为模板合成第二条链，形成双链 DNA。随后的 PCR 扩增环节中，由变性、退火、延伸三个基本反应步骤构成：①变性：模板双链 DNA 经加热至 95℃，DNA 双链解离，成为单链；②退火：温度降至 55℃左右，单链 DNA 与引物互补序列配对结合；③延伸：DNA 模板 – 引物结合物在 Taq DNA 聚合酶的作用下，以 dNTP 为反应原料，靶序列为模板，按碱基配对与半保留复制原理，合成一条新的与模板 DNA 链互补的半保留复制链，重复循坏变性、退火、延伸过程，就可完成指数级扩增。在扩增过程中，通过加入荧光标记探针全过程监测目的基因的扩增。根据荧光强度随扩增过程而动态变化，进行定性或定量判定。

2. 实时荧光逆转录 PCR 检测过程

（1）核酸提取：用于新冠病毒核酸检测的样本类型众多，多数样本类型中均掺杂有大量人体细胞、致病微生物、定植菌群等生物类干扰物质以及各类化学性干扰物质，且病毒载量差异较大。通过核酸提取可以去除各类 PCR 抑制物、增加病毒核酸浓度、保证标本的均一性。临床新冠病毒核酸检测的核酸提取一般使用磁珠提取法和离心柱提取法，配合相应的自动化提取设备。

（2）PCR 扩增检测：在完成核酸提取后，即可使用实时荧光逆转录 PCR 开展病毒核酸扩增检测。检测的靶标为新冠病毒基因组特定基因片段，一般选择与其他冠状病毒具有一定差异，但在新冠病毒中较为保守的基因区域。我国药品监督管理部门批准的新冠病毒核酸检测试剂的靶标一般为病毒 *ORF1ab* 基因、*N* 基因和 *E* 基因。在全球范围内，病毒 *ORF1ab* 基因、*N* 基因、*E* 基因和 *S* 基因都是常见的新冠病毒核酸检测试剂的靶标。由于新冠病毒变异多累积出现在 *S* 基因，部分位点变异可能导致该位点附近的检测引物或探针失效，从而导致检测假阴性，称为 S 基因靶标失效（S-gene target failure ，SGTF）。Alpha 变异株和部分 Omicron 变异株存在 SGTF 现象，但可通过 ORF1ab 基因、N 基因或 E 基因的补充检测识别发现。

除检测靶标外，一般在病毒核酸扩增检测中还加入内对照。内对照包括内源性内对照，如人核糖核酸酶（RNase P，RNP）基因。RNP 基因普遍存在于人体各器官组织细胞，因此通过扩增该基因，可有效探测咽拭子等标本中是否存在人体细胞组分，从而监测采样的有效性。内对照也可为外源性内对照，如通过假病毒技术等制备的新冠病毒模拟样本，通过该模拟样本的加入监测标本从核酸提取到扩增全过程的有效性。无论选择内源性还是外源性内对照，均需符合试剂盒规定的检测结果，才可认为检测有效，否则应重复实验。在新冠病毒核酸扩增检测中，常以 ORF1ab 基因和 N 基因，搭配内源性或外源性内对照的形式组成检测试剂盒。

3. PCR 扩增检测结果

新冠病毒核酸检测在进行判定时，应根据每个检测靶标扩增情况，按照厂家提供的说明书判定各个靶标阴阳性。

在完成各个靶标判定基础上，综合判定病例感染情况：一般在双靶标（以 ORF1ab 基因和 N 基因双靶标检测为例）新冠病毒核酸检测中，实验室确认阳性病例需满足以下两个条件中的一个：①同一份标本中新冠病毒 2 个靶标均为阳性。如果出现单个靶标阳性的检测结果，则需要重新采样，重新检测；②两种标本同时出现单靶标阳性或同种类型标本 2 次采样检测中均出现单个靶标阳性的检测结果，可判定为阳性。

新冠病毒核酸检测需要排除可能的假阳性和假阴性因素。其中常见的可能导致假阳性的因素包括疫苗接种物（特别是全病毒灭活类疫苗）残留污染、实验室扩增产物污染、标本间交叉污染等。常见的可能导致假阴性的因素包括样本采集方法不当、样本保存或运输环境条件不符合要求、标本中存在抑制物、病毒变异导致检测失效等。

4. 检测结果解读

病毒核酸检测的灵敏度高、特异性好，新冠病毒核酸检测阳性是确认和排除疑似感染的最主要病原学依据。

核酸检测的窗口期较短，当使用呼吸道标本检测时，在患者出现症状前1~2天即可检出阳性，大部分轻症患者出现症状后10天后核酸检测转阴，部分重症患者核酸阳性时间可持续2周或更长时间。

利用核酸检测的CT值可对标本中的病毒载量进行半定量检测，或使用标准物质绘制标准曲线对病毒载量进行定量检测。一般感染者在出现症状后5~6天，标本中病毒载量达峰值，随后逐渐降低。Omicron变异株相对于原始株类似株或其他早期变异株，在呼吸道标本中常呈现更高的病毒载量。对标本中病毒载量的监测有助于判断病程、监测治疗效果、预测感染预后等。

四、抗体检测

新冠病毒感染人体后，机体会针对病毒的不同结构蛋白抗原表位产生的 IgG、IgM、IgA 等不同类型的特异性抗体，检测此类抗体的血清学方法即为新冠病毒抗体检测。抗体检测的靶标一般包括刺突蛋白（spike protein，S 蛋白）和核衣壳蛋白（nucleocapsid protein，N 蛋白），其中针对 S 蛋白 S1 亚基包含受体结合结构域（receptor binding domain，RBD）的抗体检测可反映机体抗感染的中和抗体水平。

1. 抗体检测原理

新冠病毒抗体检测的基本原理是抗原 – 抗体特异性结合反应。根据其技术路径的差异，抗体检测可分为酶联免疫吸附试验、化学发光免疫试验、胶体金免疫层析试验等，每种检测原理可采用间接法、捕获法、双抗原夹心法等不同检测模式。

在酶联免疫吸附试验中，抗原或抗体包被于固相载体表面，待测标本中的抗体与固相化抗原、抗体形成抗原 – 抗体复合物，通过洗涤去除其他成分，再加入酶标记抗原或抗体进一步进行特异性免疫反应，再次洗涤去除其他成分，最后加入酶相应底物，根据显色情况对待测标本进行定性或定量判定。

在胶体金免疫层析试验中，抗原或抗体包被于醋酸纤维素膜等固相载体特定位置，待测标本通过毛细作用沿固相载体扩散，扩散过程中形成抗原 – 抗体复合物，随后通过标记免疫技术显色，从而进行定性判定。

2. 抗体检测结果

新冠病毒抗体检测结果应严格参考厂家提供的说明书进行结果判定。其中酶联免疫吸附试验、化学发光免疫试验等可提供定性和半定量、定量检测结果，胶体金免疫层析试验仅显示定性检测结果。

3. 检测结果解读

新冠病毒抗体检测应结合急性期、恢复期双份血清检测结果综合判定，单次抗体检测结果一般不作为病毒感染的病原学依据。双份抗体检测时，急性期血清应在出现症状后 7 日内采集，恢复期血清应在出现症状后第 3~4 周采集。恢复期新冠病毒特异性 IgG 抗体水平为急性期 4 倍或以上升高可确认新冠病毒感染。

除 IgG 抗体检测外，IgM 和 IgA 等抗体类型也可辅助病毒感染诊断。血清 IgM 是感染的早期标志，在 0~7 天升高，18~20 天达高峰，之后 IgM 水平下降。IgM 血清转换的中位时间为 5~14 天，阳性率约为 90% 左右；血清 IgA 水平在症状发生后 6~8 天升高，在 18~21 天达到峰值，比 IgM 产生的水平更高且更持久。

通过 IgG 和 IgM 抗体检测结果模式可初步分析病程。在排除标本中干扰物质导致的潜在假阳性和假阴性因素基础上，① IgM 阳性 +IgG 阴性：提示患者处于感染的初期。② IgM 阳性 +IgG 阳性：提示患者处于感染的急性期。③ IgM 阴性 +IgG 阳性：提示既往感染的可能性大，建议间隔 5~7 日后再次检测；再次检测后若 IgG 滴度持续增高，提示为急性或近期感染；若 IgG 滴度稳定，提示为感染恢复期。④ IgM 阴性 +IgG 阴性：若存在临床症状，提示患者可能处于感染初期，机体抗体尚未大量产生，建议间隔 5~7 日后再次检测。若再次检测仍为阴性可初步排除感染可能，若出现阳性则可参考上述三种模式进行判断。

值得注意的是，抗体检测受个体因素影响较大，患者机体功能，特别是免疫系统功能的差异可能导致抗体的产生特点不同；另外不同类型的疫苗接种后会诱导不同类型的特异性抗体应答，基于抗体检测结果进行病毒感染判断时，须详细了解患者疫苗接种史，充分考虑疫苗接种对抗体检测结果的影响。

新冠病毒抗体检测可能存在假阳性或假阴性结果。常见的可能假阳性因素包括新冠病毒与其他冠状病毒的交叉反应，存在类风湿因子、嗜异性抗体、补体等干扰物质等。常见的假阴性感染物质包括样本采集时机、实验操作不规范等。

五、抗原检测

抗原检测是针对新冠病毒结果蛋白的一类病原学检测方法。抗原检测操作简便，人员设备要求较低，便于开展床旁检测或现场检测，可与病毒核酸检测等形成互补。抗原检测的靶标一般为核衣壳蛋白（nucleocapsid protein，N 蛋白）。

1. 抗原检测的原理

新冠病毒抗原检测的基本原理同样为抗原－抗体特异性结合反应。目前多数抗原检测基于免疫层析试验等，包括胶体金免疫层析、荧光免疫层析等，一般常采用双抗体夹心法。

在胶体金免疫层析试验中，新冠病毒特异性抗体包被于醋酸纤维素膜固相载体特定位置，待测标本通过毛细作用沿固相载体扩散，扩散过程中形成抗体－抗原－抗体复合物，随后通过标记免疫技术显色，从而进行定性判定。

2. 抗原检测结果

使用胶体金免疫层析试验开展抗原检测时，应严格参考厂家提供的说明书进行结果判定。一般在检测后，根据质控线和检测线组合模式进行判定：①质控线阳性＋检测线阳性：判定为检测阳性，若存在相应临床症状，提示为新冠病毒感染，但应注意排除可能的假阳性因素。②质控线阳性＋检测线阴性：判定为检测阴性，提示未发现新冠病毒感染。但由于抗原检测灵敏度较低，抗原检测阴性结果不能排除新冠病毒感染，应结合临床症状进行病毒核酸检测或间隔 2~3 日后再次进行抗原检测。③质控线阴性＋

检测线阴性或阳性：判定为检测无效，需重新检测。

3.检测结果解读

新冠病毒抗原检测灵敏度较低，但特异性较高，因此具有新冠病毒感染的相关临床表现且新冠病毒抗原检测阳性可确认新冠病毒感染。在出现症状后 1 周内的感染急性期，标本病毒载量高，此时病毒抗原检测与核酸检测阳性率有较高的符合度。在感染初期和恢复期，标本病毒载量较低，此时病毒抗原检测常出现假阴性结果。因此抗原检测阴性结果不能排除新冠病毒感染。

新冠病毒抗原检测可能存在假阳性或假阴性结果。常见的可能假阳性因素包括新冠病毒与其他冠状病毒的交叉反应等，常见的假阴性主要因样本采集时机、试剂灵敏度不足等造成。

六、小结

新冠病毒的病原学和血清学检测主要包括病毒核酸检测、抗原检测和抗体检测。各类检测方法均有其特别的方法学性能，应综合使用，结合分析。针对个体病例，根据《新型冠状病毒感染诊疗方案（第十版）》，应根据流行病学史、临床表现、实验室检查等综合分析，作出诊断。新冠病毒核酸检测阳性为确诊的首要标准。在具有新冠病毒感染的相关临床表现基础上，具有以下一种或以上病原学、血清学检查结果均可确认感染：①新冠病毒核酸检测阳性；②新冠病毒抗原检测阳性；③新冠病毒分离、培养阳性；④恢复期新冠病毒特异性 IgG 抗体水平为急性期 4 倍或以上升高。

在用于群体监测时，核酸检测可用于确诊，并作为启动公共卫生措施的依据。抗原检测可用于快速筛查高风险个体，促进社会活动复苏。抗体检测可回顾监测感染或疫苗接种，为公共政策提供信息。

潘阳　北京市疾病预防控制中心传染病地方病控制所

08

新冠病毒感染的临床表现与分期分级诊断

▋ 一、临床特点

（一）临床表现

1.潜伏期

作为新发传染病，对新冠病毒感染的潜伏期是一个逐步认识的过程。在我国颁布的《新型冠状病毒感染诊疗方案》第一～三版中，未明确潜伏期；在第四版中，首次提出潜伏期一般为3~7天，最长不超过14天；在第五～九版中，潜伏期表述为1~14天，多为3~7天。在第十版诊疗方案中，随着奥密克戎变异株成为主要流行株，潜伏期缩短为2~4天。

2.主要表现

为咽干、咽痛、咳嗽、发热等，发热多为中低热，部分病例亦可表现为高热，热程多不超过3天；部分患者可伴有肌肉酸痛、嗅觉味觉减退或丧失、鼻塞、流涕、腹泻、结膜炎等。少数患者病情继续发展，发热持续，并出现肺炎相关表现。

3.重症患者

多在发病5~7天后出现呼吸困难和（或）低氧血症。严重者可快速进展为急性呼吸窘迫综合征、脓毒症休克、难以纠正的代谢性酸中毒和出凝血功能障碍及多器官功能衰竭等。极少数患者还可有中枢神经系统受累等表现。

4. 儿童感染后临床表现

与成人相似，高热相对多见；部分病例症状可不典型，表现为呕吐、腹泻等消化道症状或仅表现为反应差、呼吸急促；少数可出现声音嘶哑等急性喉炎或喉气管炎表现或喘息、肺部哮鸣音，但极少出现严重呼吸窘迫；少数出现热性惊厥，极少数患儿可出现脑炎、脑膜炎、脑病甚至急性坏死性脑病、急性播散性脑脊髓膜炎、吉兰 – 巴雷综合征等危及生命的神经系统并发症；也可发生儿童多系统炎症综合征（MIS-C），主要表现为发热伴皮疹、非化脓性结膜炎、黏膜炎症、低血压或休克、凝血障碍、急性消化道症状及脑病表现如惊厥、脑水肿等，一旦发生，病情可在短期内急剧恶化。

5. 预后

大多数患者预后良好，病情危重者多见于老年人、有慢性基础疾病者、晚期妊娠和围生期女性、肥胖人群等。

（二）实验室检查

1. 一般检查

发病早期外周血白细胞总数正常或减少，可见淋巴细胞计数减少，部分患者可出现肝酶、乳酸脱氢酶、肌酶、肌红蛋白、肌钙蛋白和铁蛋白增高。部分患者 C- 反应蛋白（CRP）和血沉升高，降钙素原（PCT）正常。重型、危重型病例可见 D- 二聚体升高、外周血淋巴细胞进行性减少，炎症因子升高。

2. 病原学及血清学检查

（1）核酸检测：可采用核酸扩增检测方法检测呼吸道标本（鼻咽拭子、咽拭子、痰、气管抽取物）或其他标本中的新冠病毒核酸。目前最常用的新冠病毒核酸检测方法是荧光定量 PCR。

（2）抗原检测：采用胶体金法和免疫荧光法检测呼吸道标本中的病毒抗原，检测速度快，其敏感性与感染者病毒载量呈正相关，病毒载量越高，抗原检测敏感性越高，病毒抗原检测阳性支持诊断；但由于在病毒载量较低患者的特异性相对较低，抗原检测阴性不能排除新冠病毒感染。

（3）病毒培养分离：从呼吸道标本、粪便标本等可分离、培养获得新冠病毒。

（4）血清学检测：新冠病毒特异性 IgM 抗体、IgG 抗体阳性，发病1 周内阳性率均较低。恢复期 IgG 抗体水平为急性期 4 倍或以上升高有回顾性诊断意义。

（三）胸部影像学

合并肺炎者早期呈现多发小斑片影及间质改变，以肺外明显，进而发展为双肺多发磨玻璃影、浸润影，严重者可出现肺实变，胸腔积液少见。

1. 早期

表现为胸膜下、叶间胸膜下分布为主的磨玻璃密度影，可以伴细网格影，以中叶、双肺下叶受累居多；病变形态多为规则或不规则斑片影，也可为球形阴影。

2. 进展期

病灶分布和形态类似于早期病灶特点，但原有进展范围扩大可达肺野中心，病变数量增多，可多叶多段、双肺分布；磨玻璃密度影密度逐渐增高，可伴粗网格影、部分实变甚至全部实变。

3. 恢复期

病变在原有病变分布范围内吸收变淡、范围缩小，可表现为不均匀实变、磨玻璃密度影，常出现粗大、不规则索条影。

二、诊断

（一）诊断原则

根据流行病学史、临床表现、实验室检查等综合分析，作出诊断。新冠病毒核酸检测阳性为确诊的首要标准。

（二）诊断标准

1.具有新冠病毒感染的相关临床表现。

2.具有以下一种或以上病原学、血清学检查结果。

（1）新冠病毒核酸检测阳性。

（2）新冠病毒抗原检测阳性。

（3）新冠病毒分离、培养阳性。

（4）恢复期新冠病毒特异性 IgG 抗体水平为急性期 4 倍或以上升高。

（三）第十版诊疗方案调整内容

1.不再判定"疑似病例"

所谓疑似病例就是有流行病学表现及临床表现支持新冠病毒感染的诊断，但是没有病原学证据。但现在病原学证据已经扩充为核酸阳性或者抗原阳性都可以做诊断，且随着诊断手段的日益丰富和诊断效率的不断提高，目前新冠病毒感染可通过核酸和抗原检测等实现及时、快速、准确诊断。绝大多数情况下，不会出现因流行病学史、临床表现符合疾病特点但病原学检测较长时间不能明确的情况。因此，为进一步提高临床诊疗效率，更好实现快速收治，第十版诊疗方案不再判定"疑似病例"。

2.增加新冠病毒抗原检测阳性作为诊断标准

抗原检测对于病毒载量较高的感染者具有较好的检测灵敏性。随着抗原检测技术的不断成熟和检测准确性的不断提高，新冠病毒感染者特别是病毒载量较高的感染者，能够通过抗原检测得到及时诊断。且考虑到多数感染者居家治疗，抗原检测操作简便，方便感染者进行快速自我检测。因此，第十版诊疗方案在诊断标准中增加了"新冠病毒抗原检测阳性"。

三、临床分型

第十版诊疗方案进一步优化了"临床分型"，将"轻型、普通型、重型、危重型"的分类调整为"轻型、中型、重型、危重型"。从疾病临床表现来看，普通型一般代表了疾病最常见的典型表现。新冠病毒早期致病力较强，相当数量感染者出现典型的肺炎表现，因此，在临床分型上采用了"轻型、普通型、重型、危重型"的分类方式，但随着病毒不断变异，特别是奥密克戎变异株流行以来，病毒致病力逐渐减弱，疾病特点发生了明显变化，大多数感染者症状较轻，发生肺炎的比例大幅降低。为更好体现疾病特点，第十版诊疗方案对临床分型进行了调整，主要根据感染者病情严重程度，分为"轻型、中型、重型、危重型"，更加符合临床实际。

1. 轻型

以上呼吸道感染为主要表现，如咽干、咽痛、咳嗽、发热等。

2. 中型

持续高热 > 3 天或（和）咳嗽、气促等，但呼吸频率（RR）< 30 次 / 分、静息状态下吸空气时指氧饱和度 > 93%。影像学可见特征性新冠病毒感染肺炎表现。

3. 重型

成人符合下列任何一条且不能以新冠病毒感染以外其他原因解释。

（1）出现气促，RR ≥ 30 次 / 分。

（2）静息状态下，吸空气时指氧饱和度 ≤ 93%。

（3）动脉血氧分压（PaO_2）/ 吸氧浓度（FiO_2）≤ 300mmHg（1mmHg=0.133kPa），高海拔（海拔超过 1000 米）地区应根据以下公式对 PaO_2/FiO_2 进行校正：PaO_2/FiO_2 ×［760/ 大气压（mmHg）］。

（4）临床症状进行性加重，肺部影像学显示 24~48 小时内病灶明显进展 > 50%。

儿童符合下列任何一条。

（1）超高热或持续高热超过 3 天。

（2）出现气促（< 2 月龄,RR ≥ 60 次 / 分;2~12 月龄,RR ≥ 50 次 / 分;1~5 岁,RR ≥ 40 次 / 分；> 5 岁,RR ≥ 30 次 / 分），除外发热和哭闹的影响。

（3）静息状态下，吸空气时指氧饱和度 ≤ 93%。

（4）出现鼻翼扇动、三凹征、喘鸣或喘息。

（5）出现意识障碍或惊厥。

（6）拒食或喂养困难，有脱水征。

4. 危重型

符合以下情况之一者。

（1）出现呼吸衰竭，且需要机械通气。

（2）出现休克。

（3）合并其他器官功能衰竭需 ICU 监护治疗。

四、重型 / 危重型高危人群

1. 大于 65 岁，尤其是未全程接种新冠病毒疫苗者。

2. 有心脑血管疾病（含高血压），慢性肺部疾病，糖尿病，慢性肝脏、肾脏疾病，肿瘤等基础疾病以及维持性透析患者。

3. 免疫功能缺陷（如艾滋病患者、长期使用皮质类固醇或其他免疫抑制药物导致免疫功能减退状态）。

4. 肥胖（体质指数 ≥ 30）。

5. 晚期妊娠和围生期女性。

6. 重度吸烟者。

在第十版诊疗方案中，将 65 岁以上尤其是未全程接种新冠病毒疫苗者列入重型、危重型高危人群。从第九版的 60 岁上调至第十版 65 岁的原因在于，数据显示 65 岁以上人群更具重症高风险。从目前国内外数据来看，疫苗接种是降低重症和死亡风险的重要因素。强调 65 岁未全程疫苗接种的人群是重点关注人群，也提醒没有进行疫苗接种或者未全程疫苗接种的老年人、有基础病的高风险人群一定继续接种疫苗。

在重症高风险人群里面，除了有心脑血管疾病（含高血压），慢性肺部疾病，糖尿病，慢性肝脏、肾脏疾病，肿瘤等基础疾病，持续透析的人群在疫情高峰期也是容易导致重症和死亡风险的人群。

五、重型 / 危重型早期预警指标

（一）成人

重症病例需要进行生命体征、血氧饱和度（SpO$_2$）及临床常规器官功能评估。根据病情需要监测：血常规、尿常规、生化指标（肝肾功能、乳酸、血糖、电解质、乳酸脱氢酶等）、心肌损伤标志物、C- 反应蛋白、降钙素原、凝血功能、动脉血气分析、心电图及胸部影像学检查。

有以下指标变化应警惕病情恶化。

1. 低氧血症或呼吸窘迫进行性加重；轻微活动后指氧饱和度 < 94%。

2. 组织氧合指标（如指氧饱和度、氧合指数）恶化或乳酸进行性升高。

3. 外周血淋巴细胞计数进行性降低或炎症因子如白细胞介素 -6（IL-6）、CRP、铁蛋白等进行性上升。

4. D- 二聚体等凝血功能相关指标明显升高。

5. 胸部影像学显示肺部病变明显进展。

（二）儿童

1. 呼吸频率增快。

2. 精神反应差、嗜睡、惊厥。

3. 外周血淋巴细胞计数降低和（或）血小板减少。

4. 低（高）血糖和（或）乳酸升高。

5. PCT、CRP、铁蛋白等炎症因子明显升高。

6. AST、ALT、CK 明显增高。

7. D- 二聚体等凝血功能相关指标明显升高。

8. 头颅影像学有脑水肿等改变或胸部影像学显示肺部病变明显进展。

9. 有基础疾病。

六、鉴别诊断

1. 新冠病毒感染需与其他病毒引起的上呼吸道感染相鉴别。

2. 新冠病毒感染主要与流感病毒、腺病毒、呼吸道合胞病毒等其他已知病毒性肺炎及肺炎支原体感染鉴别。

3. 要与非感染性疾病，如血管炎、皮肌炎和机化性肺炎等鉴别。

4. 儿童病例出现皮疹、黏膜损害时，需与川崎病鉴别。

七、长新冠

国内对长新冠的概念存在较多争议，研究也不充分。国外资料有对长新冠的研究。

（一）定义

长新冠（long COVID）是新冠病毒感染后的一种疾病或状态，又称急性新冠病毒感染后遗症（post-acute sequelae of SARS-CoV-2 infection）或新冠后症状（post-COVID syndrome，post-COVID-19 condition）。

根据世界卫生组织（WHO）的定义，长新冠一般指新冠病毒急性感染后 3 个月内出现，持续至少 2 个月，且不能由其他疾病来解释的症状，通常包括疲乏、气短、认知功能障碍等，这些症状可以是新冠急性期症状的延续，也可以是新冠恢复后的新发症状。

（二）发生率

据 WHO 估计，10%~20% 新冠病毒感染患者可能存在中长期症状。新冠非住院患者的长新冠发生率为 10%~30%，新冠病毒感染住院患者的发生率可高达 50%~70%，全球至少有 6500 万长新冠病例。长新冠可发生于各个年龄段，最多见于 36~50 岁，与急性期病情严重程度相关。

一项研究分析 22 个国家 120 万新冠病毒感染患者的情况，发现在新冠病毒感染的 3 个月后，有 6.2% 的患者仍存在至少一种症状；感染 1 年后，

0.9% 的患者还存在症状。另一项 80 万新冠病毒感染患者的随访研究，大约 20% 的成年感染者有持续不适症状，包括气短、容易疲劳和脑雾等表现。长新冠多发生于老年人和女性，这些人可能因患有多种慢性基础疾病，或是新冠病毒感染后未能及时确诊，或由于非特异性症状而被忽视。另有一项研究显示，与德尔塔变异株感染病例相比，奥密克戎变异株感染病例发生长新冠的概率降低了 24%~50%。

（三）发生机制

长新冠的发生机制尚不清楚，目前陆续有一些假说提出。包括新冠病毒在机体组织中长期存在；免疫失调伴或不伴潜在病原体的再激活，如 EB 病毒（EBV）和人类疱疹病毒 6（HHV-6）等；新冠病毒对菌群和病毒组的影响；自身免疫和分子模拟激活免疫系统；微血栓形成伴内皮功能障碍；脑干和（或）迷走神经的信号传导功能失调等。

有研究发现，新冠病毒对神经系统的影响尤为严重，在新冠病毒感染确诊患者中，约一半出现或多或少的神经问题，如疲劳、脑雾、记忆力减退甚至皮肤针刺感。对于新冠病毒感染影响神经系统的方式有三种假说：第一种是病毒直接感染神经细胞；第二种是自身免疫反应影响部分脑细胞，导致多种症状的出现，而自身免疫细胞一旦被激活，很难再被关闭；第三种则可能是远端炎症，如肺部炎症对脑细胞的影响，引发脑细胞的长期性变化。这三种方式可能同时发生，也可能先后发生，最终导致神经系统的异常。

长新冠的危险因素包括女性、2 型糖尿病、EBV 再激活、存在特异性自身抗体、结缔组织病、注意力缺陷多动障碍、慢性荨麻疹和过敏性鼻炎等。社会经济风险因素包括低收入以及在新冠病毒感染早期未能充分休息。

总之，目前关于长新冠的机制研究多处于早期阶段，在新冠出现前，多种病毒和细菌感染可导致感染后疾病，如肌痛性脑脊髓炎 / 慢性疲劳综合征（ME/CFS），此外，在一些病毒感染后疾病中也观察到了自主神经障碍，长新冠具有类似的临床特征，可能也具有类似的发生机制，但仍有许多问题需要进一步研究解决。

（四）临床表现

目前研究显示，超过 200 种症状可能与长新冠相关，涉及全身多系统和器官。常见的新发疾病包括心血管疾病、血栓性和脑血管疾病、2 型糖尿病、肌痛性脑脊髓炎 / 慢性疲劳综合征（ME/CFS）和自主神经障碍，特别是直立性心动过速综合征（POTS）。这些症状可以持续 3 个月、6 个月、9 个月，甚至可能会持续数年，尤其是新发 ME/CFS 和自主神经障碍可能影响终生，导致一部分患者劳动能力严重受损。

在儿童患者中，长新冠可影响着几乎所有年龄段的儿童。一项研究发现，15~19 岁的长新冠患者中，疲劳、头痛、头晕、呼吸困难、胸痛、嗅觉障碍、味觉障碍、食欲减退、注意力减退、记忆力问题、精神疲惫、体力不济和睡眠问题的发生率是同年龄段人群的 2~36 倍。另一项研究显示，与长新冠成人相似，长新冠儿童会发生疲劳、运动后不适、认知功能障碍、记忆力减退、头痛、直立不耐受、睡眠困难和呼吸短促。新冠病毒感染儿童急性肺栓塞、心肌炎和心肌病、静脉血栓栓塞事件、急性和非特定肾衰竭以及 1 型糖尿病的风险明显增加。

长新冠症状的发作时间和病程因个体和症状类型而异。神经系统症状通常在新冠病毒感染后数周至数月后发作，如43% 的认知障碍在新冠病毒感染至少 1 个月后出现。一些神经认知症状会逐渐恶化，并持续较长时间，而胃肠道和呼吸道症状更容易缓解。此外，关节、骨骼、耳、颈和背部疼痛出现在 1 年时比 2 个月时更常见，感觉异常、脱发、视物模糊以及手、腿和脚肿胀也是如此。嗅觉减退通常发生于病毒感染后 3 个月，与其他神经认知症状不同，嗅觉可逐渐恢复。

有研究发现，长期 COVID 患者很少能完全康复，在最初感染 2 个月后出现症状的患者中，85% 在症状出现 1 年后仍存在。尽管 ME/CFS 和自主神经障碍通常是终身的，但未来的预后仍不确定。

（五）诊断

目前存在一些针对长新冠部分症状的诊断工具，但专门针对长新冠的诊断工具大多处于开发阶段，如用于检测微斑的成像技术、用于识别小纤维神经病的角膜显微镜、提示心脏损伤的心电图特征性 QRS 波群、超极化 MRI 检测肺部气体交换异常等。对生物标志物的早期研究表明，细胞外囊泡和（或）高细胞毒性相关免疫标记物的水平可提示长新冠。有趣的是，狗可以根据患者汗液样本识别长新冠患者。ME/CFS 中的生物标记物研究也可用于长新冠，包括电阻抗血液测试、唾液测试、红细胞变形性、性别特异性血脂谱和等碳酸缓冲相关的变量等。开发和验证可用于长新冠诊断的生物标志物尤为重要，不仅有助于诊断，也有助于治疗效果的客观评价。

（六）治疗

目前尚缺乏治疗长新冠的有效方法，但有些治疗可缓解部分症状。ME/CFS 的许多治疗策略对长新冠患者有效，包括针对 POTS 的 β 受体拮抗剂、针对神经炎症的低剂量纳曲酮和针对免疫功能障碍的免疫球蛋白等药物治疗以及一些非药物治疗（包括增加 POTS 的盐摄入量、针对认知功能障碍的认知调节和针对胃肠道症状的筛除饮食法）。

低剂量纳曲酮可用于多种疾病的治疗，包括 ME/CFS，在长新冠治疗方面也显示出较好的前景。H_1 和 H_2 抗组胺药可用于肥大细胞活化综合征的治疗，尤其是法莫替丁，可缓解多种症状，尽管不能治愈。另一种药物可通过中和 G 蛋白偶联受体自身抗体来治疗自身免疫问题。抗凝疗法可用于凝血异常的治疗，在一项研究中，接受三次抗凝治疗的 24 名患者的症状都得到了缓解。血浆置换也可缓解长新冠的症状，理论上有助于去除微血栓，减少 ME/CFS 中的自身抗体，但价格昂贵。一些营养补充剂，如辅酶 Q10 和 D- 核糖，显示出治疗长新冠和 ME/CFS 的前景，值得进一步研究。

值得注意的是，运动对长新冠伴 ME/CFS 或运动后不适患者是有害的。一项研究显示指出，体力活动使 75% 的患者病情恶化，只有不到 1% 的患者有所改善。

（七）展望

长新冠是一种多系统疾病，包括 ME/CFS、自主神经障碍、多器官系统影响以及血管和凝血异常等。一项国际共识研究制定了成人长新冠的核心指标集（COS），包括疲劳、疼痛、运动后症状、工作或职业和学习变更、存活以及心血管、呼吸、神经系统、认知、心理健康和机体的功能、症状和状况，下一步还要建立适合衡量这些核心指标成果的工具，同时也要建立儿童和青少年长新冠的 COS。COS 的建立可为长新冠的标准化评估提供框架，确保临床环境中相关指标的一致性评估，促进全球长新冠的临床研究。

基于对长新冠的三年研究和数十年的 ME/CFS 等疾病的研究认识，如果对长新冠不及时干预，相当比例的患者可能终身残疾。目前，相关诊断和治疗手段不足，迫切需要针对可能的生物学机制（如病毒持续存在、神经炎症、过度凝血和自身免疫等）开展临床研究，寻找和验证可行的治疗方法。

胡中杰　首都医科大学附属北京佑安医院

新冠病毒感染早期综合治疗方案

SARS-CoV-2 的变异株奥密克戎（Omicron）在 2021 年 11 月 26 日被世界卫生组织宣布为"值得关切的变异株"以来，迅速成为流行主导优势变异株。截至 2022 年 12 月 18 日，Omicron 已经从 BA.1 到 BA.5 这 5 个分支演变为 709 个亚分支，其中已产生 72 株重组病毒。

Omicron 变异株与原始毒株以及之前的变异株相比，表现为传播力增强、致病力下降，且免疫逃逸现象更加明显。感染后症状多为轻型和中型，临床表现最常见的是发热、咽干、咽痛、流鼻涕、打喷嚏、头痛、疲劳（轻度或重度）、咳嗽，部分有味觉、嗅觉减退、腹泻等，多数症状很少超过 3 天，但老年人（尤其是 70 岁以上）、有基础疾病的感染后可出现肺炎、重症费用，也可能会导致基础疾病加重，甚至会危及生命。

现阶段，为做到对新冠病毒感染早诊早治，围绕新冠感染容易导致重症的高风险人群（如老年人和有基础疾病人员）开展预防、控制和医疗救治，加强对高风险人群感染病例的保护和救治，实现降低疾病危害的目标。

一、新冠病毒感染诊断

（一）诊断原则

根据流行病学史、临床表现、实验室检查等综合分析，作出诊断。新冠病毒核酸检测阳性为确诊的首要标准。

（二）诊断标准

1. 具有新冠病毒感染的相关临床表现。

2. 具有以下一种或以上病原学、血清学检查结果。

（1）新冠病毒核酸检测阳性。

（2）新冠病毒抗原检测阳性。

（3）新冠病毒分离、培养阳性。

（4）恢复期新冠病毒特异性 IgG 抗体水平为急性期 4 倍或以上升高。

（三）临床分型

第十版诊疗方案进一步优化了"临床分型"，将"轻型、普通型、重型、危重型"的分类调整为"轻型、中型、重型、危重型"。从疾病临床表现来看，普通型一般代表了疾病最常见的典型表现。新冠病毒早期致病力较强，相当数量感染者出现典型的肺炎表现，因此，在临床分型上采用了"轻型、普通型、重型、危重型"的分类方式，但随着病毒不断变异，特别是奥密克戎变异株流行以来，病毒致病力逐渐减弱，疾病特点发生了明显变化，大多数感染者症状较轻，发生肺炎的比例大幅降低。为更好体现疾病特点，第十版诊疗方案对临床分型进行了调整，主要根据感染者病情严重程度，分为"轻型、中型、重型、危重型"，更加符合临床实际。

1. 轻型

以上呼吸道感染为主要表现，如咽干、咽痛、咳嗽、发热等。

2. 中型

持续高热 > 3 天或（和）咳嗽、气促等，但呼吸频率（RR） < 30 次 / 分、静息状态下吸空气时指氧饱和度 > 93%。影像学可见特征性新冠病毒感染肺炎表现。

3. 重型

成人符合下列任何一条且不能以新冠病毒感染以外其他原因解释。

（1）出现气促，RR ≥ 30 次 / 分。

（2）静息状态下，吸空气时指氧饱和度 ≤ 93%。

（3）动脉血氧分压（PaO_2） / 吸氧浓度（FiO_2） ≤ 300mmHg（1mmHg= 0.133kPa），高海拔（海拔超过 1000 米）地区应根据以下公式对 PaO_2/FiO_2 进行校正：$PaO_2/FiO_2 \times$ ［ 760/ 大气压（mmHg）］。

（4）临床症状进行性加重，肺部影像学显示 24~48 小时内病灶明显进展＞50%。

儿童符合下列任何一条。

（1）超高热或持续高热超过 3 天。

（2）出现气促（＜2 月龄，RR ≥ 60 次 / 分；2~12 月龄，RR ≥ 50 次 / 分；1~5 岁，RR ≥ 40 次 / 分；＞5 岁，RR ≥ 30 次 / 分），除外发热和哭闹的影响。

（3）静息状态下，吸空气时指氧饱和度 ≤ 93%。

（4）出现鼻翼扇动、三凹征、喘鸣或喘息。

（5）出现意识障碍或惊厥。

（6）拒食或喂养困难，有脱水征。

4. 危重型

符合以下情况之一者。

（1）出现呼吸衰竭，且需要机械通气。

（2）出现休克。

（3）合并其他器官功能衰竭需 ICU 监护治疗。

二、重点人群和重症倾向的预警指标

（一）重型 / 危重型高危人群

1. 大于 65 岁，尤其是未全程接种新冠病毒疫苗者。

2. 有心脑血管疾病（含高血压），慢性肺部疾病，糖尿病，慢性肝脏、肾脏疾病，肿瘤等基础疾病以及维持性透析患者。

3. 免疫功能缺陷（如艾滋病患者、长期使用皮质类固醇或其他免疫抑制药物导致免疫功能减退状态）。

4. 肥胖（体质指数 ≥ 30）。

5. 晚期妊娠和围生期女性。

6. 重度吸烟者。

（二）重型／危重型早期预警指标

1. 成人

有以下指标变化应警惕病情恶化。

（1）低氧血症或呼吸窘迫进行性加重。

（2）组织氧合指标（如指氧饱和度、氧合指数）恶化或乳酸进行性升高。

（3）外周血淋巴细胞计数进行性降低或炎症因子如白细胞介素 –6（IL–6）、CRP、铁蛋白等进行性上升。

（4）D– 二聚体等凝血功能相关指标明显升高。

（5）胸部影像学显示肺部病变明显进展。

2. 儿童

（1）呼吸频率增快。

（2）精神反应差、嗜睡、惊厥。

（3）外周血淋巴细胞计数降低和（或）血小板减少。

（4）低（高）血糖和（或）乳酸升高。

（5）PCT、CRP、铁蛋白等炎症因子明显升高。

（6）AST、ALT、CK 明显增高。

（7）D– 二聚体等凝血功能相关指标明显升高。

（8）头颅影像学有脑水肿等改变或胸部影像学显示肺部病变明显进展。

（9）有基础疾病。

新冠病毒感染的发生发展有其阶段性，即感染后经历潜伏期后有可能不发病，表现为无症状感染，部分发病出现临床症状，其中一部分会出现肺炎甚至重症肺炎，但进展至重症肺炎者通常需要 5~7 天时间。也就说，这 5~7 天是临床干预的最佳时间窗，通过病情监测、评估和恰当的治疗，大部分病情可以得到阻断，从而减少重症发生。所谓的早期治疗正是围绕这个时期开展（图 9–1）。

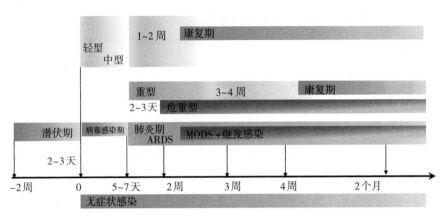

图 9-1　新冠病毒感染临床进展及转归过程

三、临床管理要点

1. 根据病情严重程度决定治疗场所。

2. 针对有重症高风险因素的患者，发病早期（5 天内）给予抗病毒治疗。

3. 针对有肺炎或低氧血症的患者，评估出缺氧耐受性，尽早行氧疗和俯卧位通气。

4. 高热等对症治疗，维持水、电解质平衡，给予营养支持。

5. 有肺炎者无出血禁忌证给予抗凝治疗。

6. 适时给予糖皮质激素治疗。

7. 无细菌感染指征，不建议给予抗菌药物治疗。

8. 恢复期给予康复治疗。

四、治疗措施

（一）一般治疗

（1）按呼吸道传染病要求隔离治疗。保证充分能量和营养摄入，注意水、电解质平衡，维持内环境稳定。高热者可进行物理降温、应用解热药物。咳嗽、咳痰严重者给予止咳祛痰药物。

（2）对重症高危人群应进行生命体征监测，特别是静息和活动后的指氧饱和度等，同时对基础疾病相关指标进行监测。

（3）根据病情进行必要的检查，如血常规、尿常规、CRP、生化指标（肝酶、心肌酶、肾功能等）、凝血功能、动脉血气分析、胸部影像学等。

（4）根据病情给予规范有效氧疗措施，包括鼻导管、面罩给氧和经鼻高流量氧疗。

（5）抗菌药物治疗：避免盲目或不恰当使用抗菌药物，尤其是联合使用广谱抗菌药物。

（6）有基础疾病者给予相应治疗。

（二）抗病毒治疗

1. 奈玛特韦片/利托那韦片组合包装

（1）适用人群为发病 5 天以内的轻、中型且伴有进展为重症高风险因素的成年患者。

（2）用法：奈玛特韦 300mg（2 片）与利托那韦 100mg（1 片）同时服用，每 12 小时 1 次，连续服用 5 天。整片吞服。

（3）使用前应详细阅读说明书，不得与哌替啶、雷诺嗪等高度依赖 CYP3A 进行清除且其血浆浓度升高会导致严重和（或）危及生命的不良反应的药物联用。

（4）只有孕妇的潜在获益大于对胎儿的潜在风险时，才能在妊娠期间使用。

（5）不建议在哺乳期使用。

（6）中度肾功能损伤者应将奈玛特韦减半服用，重度肝、肾功能损伤者不应使用。

2. 阿兹夫定片

（1）用于治疗中型新冠病毒感染的成年患者。

（2）用法：空腹整片吞服，每次 5mg，每日 1 次，疗程不超过 14 天。

（3）使用前应详细阅读说明书，注意与其他药物的相互作用、不良反应等问题。

（4）不建议在妊娠期和哺乳期使用，中重度肝、肾功能损伤患者慎用。

3.莫诺拉韦胶囊

（1）适用人群为发病 5 天以内的轻、中型且伴有进展为重症高风险因素的成年患者。

（2）用法：800mg，每 12 小时口服 1 次，连续服用 5 天。

（3）不建议在妊娠期和哺乳期使用。

4.静脉注射 COVID-19 人免疫球蛋白

可在病程早期用于有高危因素、病毒载量较高、病情进展较快的患者。使用剂量为轻型 100mg/kg，普通型 200mg/kg，重型 400mg/kg，静脉注射，根据患者病情改善情况，次日可再次注射，总次数不超过 5 次。

5.康复者恢复期血浆

可在病程早期用于有高危因素、病毒载量较高、病情进展较快的患者。输注剂量为 200~500ml（4~5ml/kg），可根据患者个体情况及病毒载量等决定是否再次输注。

6.先诺特韦片 / 利托那韦片组合包装

（1）适应证：用于治疗轻、中型新型冠状病毒感染（COVID-19）的成年患者。应在出现症状 3 天（3 天以内）尽快使用。

（2）用法用量：先诺特韦片 0.75g 与利托那韦片 0.1g 同时空腹整片吞服，每 12 小时一次，连续服用 5 天。

（3）禁忌证及特殊人群用药：对本品中的活性成分或任何辅料过敏的患者禁用。患有半乳糖不耐受、总乳糖酶缺乏或葡萄糖 - 半乳糖吸收不良等罕见遗传性疾病患者禁用，妊娠期间禁用。

不得与高度依赖 CYP3A 进行清除且其血浆浓度升高会导致严重和（或）危及生命的不良反应的药物联用。

伴有重度肝功能不全的患者不应使用；既往有肝脏疾病、肝酶异常或肝炎病史的患者应慎用；哺乳期妇女应用本品治疗期间及治疗结束后 7 天内应停止哺乳。

7. 氢溴酸氘瑞米德韦片

（1）适应证：用于治疗轻、中型新型冠状病毒感染（COVID-19）的成年患者。应在出现症状 3 天（3 天以内）尽快使用。

（2）用法用量：每 12 小时 1 次，连续服药 5 天。第 1 天（前 2 次）：每次 0.6g；第 2~5 天（第 3~10 次）：每次 0.3g。空腹或餐后服用。

（3）禁忌证及特殊人群用药：曾对本品中的活性成分或任何辅料发生过严重过敏的患者禁用。妊娠期间禁用。不建议在本品治疗期间及治疗结束后 7 天进行母乳喂养。

8. 国家药品监督管理局批准的其他抗新冠病毒药物

（三）对症支持治疗

（1）对症处理：T > 38.5℃，可予布洛芬等退热，有咳嗽者止咳，痰不易咳出者予化痰药物。

（2）静息，吸气时 SpO_2 小于 95%，予鼻导管吸氧。

（3）自主俯卧位通气：具有重症高危因素、病情进展较快的普通型，重型和危重型患者，应当给予规范的俯卧位治疗，建议每天不少于 12 小时。

（4）抗凝治疗：用于具有重症高危因素、病情进展较快的普通型，重型和危重型患者，无禁忌证情况下可给予治疗剂量的低分子肝素或普通肝素。

（四）氧疗目标和氧饱和度评估

（1）评估氧合，决定能否自理。

（2）俯卧位 + 吸氧：指氧饱和度 93% 以上，呼吸频率 30 次 / 分以下。

（3）务必每天评估氧饱和度（上厕所、刷牙、洗脸、吃饭等活动）。

（4）如果上厕所时的氧饱和度低于 90%，不能脱氧。自己上厕所，否则容易摔倒。

（五）俯卧位治疗

具有重症高风险因素、病情进展较快的中型、重型和危重型病例，应当给予规范的俯卧位治疗，建议每天不少于 12 小时。

至关重要：低氧血症者俯卧位通气应当贯穿全过程（无论哪种给氧方式）。

要做好俯卧位通气，要注意：

（1）至少准备 3~4 个枕头。

（2）医护床旁给予指导直至患者耐受。

（3）俯卧位时间尽可能长，在床上尽可能俯卧位。

（4）要做 NIV-test，评估潮气量、呼吸频率。

（六）免疫治疗

1. 糖皮质激素治疗

对于氧合指标进行性恶化、影像学进展迅速、机体炎症反应过度激活状态的重型和危重型患者，酌情短期内（不超过 10 日）使用糖皮质激素，建议地塞米松 5mg/d 或甲泼尼龙 40mg/d，避免长时间、大剂量使用，以减少不良反应。

2. 白细胞介素 -6（IL-6）抑制剂：托珠单抗

对于重型、危重型且实验室检测 IL-6 水平升高者可试用。用法：首次剂量 4~8mg/kg，推荐剂量 400mg，0.9% 生理盐水稀释至 100ml，输注时间大于 1 小时；首次用药疗效不佳者，可在首剂应用 12 小时后追加应用一次（剂量同前），累计给药次数最多为 2 次，单次最大剂量不超过 800mg。注意过敏反应，有结核等活动性感染者禁用。

3. JAK 抑制剂：巴瑞替尼（Baricitinib）

（1）需要高流量氧疗或无创通气的患者，以及接受低流量氧疗但启用地塞米松后仍趋于进展至需要更高水平呼吸支持的患者。

（2）美国 FDA 批准将巴瑞替尼用于需要氧疗、无创 / 有创机械通气或 ECMO 的住院成人患者。

（3）4mg 口服，一日 1 次，最多 14 日。

（4）肾功能不全患者要减量，如果 eGFR < 15ml/（min·1.73m^2），不

推荐使用。

（5）如果 COVID-19 患者存在淋巴细胞减少（＜ 200/µl）或中性粒细胞减少（＜ 500/µl），不推荐使用。

（6）对免疫功能低下患者使用巴瑞替尼应非常谨慎。

（7）对同时接受 IL-6 通路抑制剂的患者不使用巴瑞替尼。

（七）抗凝治疗

（1）用于具有重症高风险因素、病情进展较快的中型病例以及重型和危重型病例，无禁忌证情况下可给予治疗剂量的低分子肝素或普通肝素。

（2）发生血栓栓塞事件时，按照相应指南进行治疗。

（八）心理干预

患者常存在紧张焦虑情绪，应当加强心理疏导，必要时辅以药物治疗。基层医疗机构治疗必要的药品和设备准备如下。

（1）抗病毒类：早用（发病 5 天内）。

（2）退热药。

（3）止咳祛痰。

（4）针对咽喉肿痛、呼吸道不适类药物。

（5）口服补液盐。

（6）抗凝药物。

（7）激素、抗菌药物。

（8）体温计。

（9）氧饱和度仪。

（10）制氧机或氧气瓶。

（九）重型、危重型支持治疗

1. 治疗原则

在上述治疗的基础上，积极防治并发症，治疗基础疾病，预防继发感染，及时进行器官功能支持。

2. 呼吸支持

（1）鼻导管或面罩吸氧：PaO_2/FiO_2 低于 300mmHg 的重型病例均应立即给予氧疗。接受鼻导管或面罩吸氧后，短时间（1~2 小时）密切观察，若呼吸窘迫和（或）低氧血症无改善，应使用经鼻高流量氧疗（HFNC）或无创通气（NIV）。

（2）经鼻高流量氧疗或无创通气：PaO_2/FiO_2 低于 200mmHg 应给予经鼻高流量氧疗（HFNC）或无创通气（NIV）。接受 HFNC 或 NIV 的患者，在无禁忌证的情况下，建议同时实施俯卧位通气，即清醒俯卧位通气，俯卧位治疗时间每天应大于 12 小时。

部分患者使用 HFNC 或 NIV 治疗的失败风险高，需要密切观察患者的症状和体征。若短时间（1~2 小时）治疗后病情无改善，特别是接受俯卧位治疗后，低氧血症仍无改善或呼吸频数、潮气量过大或吸气努力过强等，往往提示 HFNC 或 NIV 治疗疗效不佳，应及时进行有创机械通气治疗。

（3）有创机械通气：一般情况下，PaO_2/FiO_2 低于 150mmHg，特别是吸气努力明显增强的患者，应考虑气管插管，实施有创机械通气。但鉴于部分重型、危重型病例低氧血症的临床表现不典型，不应单纯把 PaO_2/FiO_2 是否达标作为气管插管和有创机械通气的指征，而应结合患者的临床表现和器官功能情况实时进行评估。值得注意的是，延误气管插管带来的危害可能更大。

早期恰当的有创机械通气治疗是危重型病例重要的治疗手段，应实施肺保护性机械通气策略。对于中重度急性呼吸窘迫综合征患者或有创机械通气 FiO_2 高于 50% 时，可采用肺复张治疗，并根据肺复张的反应性，决定是否反复实施肺复张手法。应注意部分新型冠状病毒感染患者肺可复张性较差，应避免过高的 PEEP 导致气压伤。

（4）气道管理：加强气道湿化，建议采用主动加热湿化器，有条件时使用环路加热导丝保证湿化效果；建议使用密闭式吸痰，必要时气管镜吸痰；积极进行气道廓清治疗，如振动排痰、高频胸廓振荡、体位引流等；在氧合及血流动力学稳定的情况下，尽早开展被动及主动活动，促进痰液引流及肺康复。

3. 循环支持

危重型病例可合并休克，应在充分液体复苏的基础上，合理使用血管活性药物，密切监测患者血压、心率和尿量的变化以及乳酸和碱剩余，必要时进行血流动力学监测。

4. 急性肾损伤和肾替代治疗

危重型病例可合并急性肾损伤，应积极寻找病因，如低灌注和药物等因素。在积极纠正病因的同时，注意维持水、电解质、酸碱平衡。连续性肾替代治疗（CRRT）的指征包括：①高钾血症；②严重酸中毒；③利尿剂无效的肺水肿或水负荷过多。

5. 重型或危重型妊娠患者

应多学科评估继续妊娠的风险，必要时终止妊娠，剖宫产为首选。

6. 营养支持

应加强营养风险评估，首选肠内营养，保证热量 25~30kcal/（kg·d）、蛋白质＞1.2g/（kg·d）摄入，必要时加用肠外营养。可使用肠道微生态调节剂，维持肠道微生态平衡，预防继发细菌感染。

治疗要点小结

1. 对症支持治疗为主，水电解质、营养。

2. 病情监测：有重症高风险人群（成人）和有重症预警指标人群。

3. 抗病毒治疗：高风险人群（发病 5 天内）。

4. 低氧血症者

（1）氧疗＋俯卧位通气

  • 高流量、无创、有创、ECMO。

  • 评估呼吸努力贯彻全程。

（2）抗凝治疗（无出血禁忌，低分子肝素治疗剂量）。

（3）激素：肺炎进展、高炎症反应者，短期内激素治疗（地塞米松 5mg/d）。

5. 抗菌药物：有黄痰、脓痰，有细菌感染证据方可使用。

蒋荣猛　首都医科大学附属北京地坛医院

10 新冠病毒感染的中医辨治

新型冠状病毒从原始株（SARS-CoV-2）到德尔塔变异株、到奥密克戎变异株，其发病的特点也发生了转变，不同地域、不同人群发病的临床表现也有不同。在大量的实践中，从中医理论进行分析思考，运用中医药进行治疗探索。在摸索中前进、摸索中找出了它的救治的方法，在大量临证中形成了中医药辨治新型冠状病毒感染疫病特有思路与系列有效方药。

■ 一、疾病本质的认识

新型冠状病毒感染具有发病快、传变迅速、易感性强、流行性等特点，属于中医"疫病"范畴，其主要病性特点为"湿毒"，称为"湿毒疫"。

1. 关于新冠病毒感染的传染性认识

新冠病毒感染是传染性很强的、烈性的传染病，而随着新型冠状病毒原始株、德尔塔变异株、奥密克戎变异株的变迁，总体其毒力减弱，但传染性更强。从历史的角度比较，鼠疫、黑死病以及 1918 年的大流感，其传染性都很难与此次新冠病毒感染相比。

2. 温疫与伤寒及温病

新冠病毒感染属"温疫"中的湿毒疫，不同于伤寒，也不同于一般的温病。

仲景所言伤寒，为寒邪袭表。太阳病，或已发热，或未发热，必恶寒、体痛、呕逆，脉阴阳俱紧者，名为伤寒。伤寒表现为恶寒，非温疫之初表现的憎寒，在吴鞠通的《温病条辨》以及吴又可的《温疫论》中都提出是"憎寒"，非常冷的一种恶寒，"憎寒"和恶风、恶寒不同。虽此次疫病或兼夹风夹寒等外感之邪，治疗中可能用到葛根汤、麻杏石甘汤等经方，而风寒之邪只是其诱因，其根本属性不属于伤寒，而属于湿毒疫。正如明代名医吴又可亲身经历了温疫的多次流行、临证观察及诊治后，他发现温疫与伤寒学说完全不同，提出"温疫与伤寒，感受有霄壤之隔"。伤寒发热，体若燔炭，汗出而散，治疗多较为迅速。而此次疫病，缠绵难愈，并非一汗而愈，究其原因，是其邪气属湿毒疫厉之气。

一般所言温病，多指感受非时之气而引起的温病。其临床表现如仲景所言：太阳病，发热而渴，不恶寒者，为温病。新冠疫情是由疫厉之气引起，新冠疫病发病可兼夹非时之气而发病，或称之为杂气，可兼夹风寒暑湿燥火而发病。

二、病因学认识

《千金方·论诊候》中讲到"夫欲理病，先察其源，候其病机"，源是什么？就是病因。病因是诊断疾病、治疗疾病关键中的关键。目前多强调辨证论治，而对审因论治认识不够。缺乏对于因的认识，只有对于证的认识，整个治疗有时就抓不住核心特点。

新型冠状病毒感染的病因属非风、非寒、非暑、非湿的湿毒疫厉之气。"湿"是特征，"毒"是根本。湿为阴邪，毒可阴可阳。两阴相加易治，阴阳之邪相加难疗。毒易热化，湿热毒邪为病，其治疗多变缠绵。

新冠病毒的湿毒疫厉之气，可夹四时之气，四时之气为诱因，可有热化、寒化、燥化之不同，然而，疫之为病，四时寒温之变仅为诱因而已，"疫毒"方为本病的根本。

寒象是因为气候导致的一种自然的六淫之气，这寒只是个诱因。诱发完疾病以后随之就走，而疫疠之气才是这个疾病根本。在不同地域的新冠发病，可以夹风、夹寒、夹湿、夹热等等，但这些均为诱因，其根本还是疫疠之气。此外，正气不足也是发病的重要病因。

随着时间的变迁，湿毒戾气在变迁。从新冠病毒原始株到德尔塔变异株到奥密克戎变异株，新冠病毒感染表现的特点也在变化。

新型冠状病毒原始株（SARS-CoV-2）多表现为湿毒之性。早期病情缠绵、反复，传染性强。患者出现乏力、倦怠，身热不扬，午后尤甚，咽喉疼痛，背痛，持续 7~10 天后，往往会突然出现高热、咳嗽、干咳、无痰或少痰而黏、胸脘痞满、脘腹胀满。在 7~10 天之内，部分患者出现大便不畅、或大便黏滞、便溏或纳呆、运化呆滞等脾胃症状。随着发热，患者会出现喘、闷、憋气、干咳、咳嗽。新冠病毒感染所表现出来的喘又不同于哮喘病和 COPD（慢阻肺）患者所表现出来的喘；表现出来的闷，也不是慢阻肺患者所表现的闷。此属于肺气的郁闭，肺的宣发和肃降的功能受限，表现为"憋气、动则尤甚"，这是一种短气，而不是一种气短，而临床上很容易把它和闷、喘相混淆。重症的患者会出现神昏、烦躁，即闭证，属于邪气内陷营血，内陷心包而导致的闭证。新冠病毒感染患者舌象的变化，常见有舌色淡、淡红、暗、紫暗；舌体都是胖的，很少出现瘦的舌。舌苔以腻为主，不管是薄的、厚的、黄的、燥的，腻苔是核心。实际上反映了疫病的特点是非寒非热的，是以湿毒为特征，可以进行各种变化的传染病。

新型冠状病毒德尔塔变异株多表现为从原始株的湿毒之性转化为湿热毒之性。湿郁化热，其毒性表现为传染性增强，而毒害力量减弱，其死亡率低于原始株。临床表现均以咳嗽、咽痛、咽干等上呼吸道症状和发热、乏力等全身症状为主。很多研究结果也证实了这一点，与原始株相比较，Delta 变异株组的发病平均年龄更低、病情更轻、死亡病例数更少。

新冠病毒奥密克戎变异株则表现为风热夹湿夹毒。关于湿毒疫疬之气，湿郁化热，热极生风，而其毒性、毒害作用进一步减小，传染性进一步增强，因此其表现为风热夹湿夹毒的特点，其死亡率进一步降低。研究表明，奥密克戎变异株感染者发展成重型或危重型的比例低于德尔塔变异株感染者。

三、病机学认识

"夫欲理病，先察其源，候其病机"，新冠感染的核心病机是什么？要始终抓住湿毒首先侵犯的部位和核心病机。第一，它的病位在太阴，手足太阴。它所侵犯的部位主要在太阴，肺和脾。第二，疾病发生的核心病机变化是风、热、湿、毒、痰、瘀、虚这样一个变化。

湿毒是它的病因，湿毒（转化传变）最多的是以化热为主。热邪会炼津液为痰，也可以湿毒内阻而成瘀。这种瘀、痰、热的内聚，会造成虚。虚的变化首先是津伤，其次是阴亏，再进一步变化是耗气，再就是阳脱、脱证，这是整个病机的发生变化。其主要发病部位在肺又在脾胃，病情变化是围绕着手足太阴去发生变化的。肺的宣降失司，湿毒化热，热耗津、耗气，热炼津为痰，湿毒内阻而化成瘀。湿、毒、热、痰瘀阻滞中焦气机，升清降浊失司，病情就发生了巨大的变化，进入了一个非常难以纠正的局面，成为这个病的病机特点。

四、分期辨证论治

1. 分期论治

中医治疗外感病、温热病的辨证思路，如张仲景的六经辨证，华佗对于伤寒病的皮、肤、肌、胸、腹的论治，叶天士的卫气营血辨证，吴又可的表里传变，薛生白的正局变局，均有由表到里、分期论治这样一个内涵在里面，都是由表入里，由浅入深。针对新冠病毒感染的疾病特征，新冠病毒感染分成早期、进展期、极期和恢复期四期进行诊治。

对于轻型和普通型，也就是早期和进展期的患者，因为疾病的症状是一致的，病因是一致的，所以往往用一个主方去解决。然而需要根据具体情况进行加减化裁。有的患者可能以化湿为主，有可能以解毒为主，有可能以清热养阴为主，但这一变化不外乎湿毒疫厉之气演变的不同阶段，只要灵活合理运用，最终都可以取得很好的效果。宣肺败毒方（生麻黄、苦杏仁、生石膏、生薏米、苍术、藿香、青蒿、虎杖、马鞭草、芦根、葶苈子、化橘红、生甘草）是治疗轻型和普通型的主方，与目前奥密克戎治疗中的清肺解毒汤（麻黄、生石膏、北柴胡、黄芩、青蒿、麸炒苍术、马鞭草、广藿香、甘草片）一脉相承、大同小异，体现了从太阴肺和太阴脾清化湿毒疫厉之气的思想，前者侧重化湿解毒，后者侧重清热除湿解毒。

对于原始株感染重症患者和危重患者，约 25%一发病即是重症和危重症的。一般在发病的 3~5 天之内就成为重症。这种情况属于"直中"，但绝大部分患者是由轻症转变而来的，往往是由于失治、误治造成的，轻症转变为重症的时间约 7~10 天。失治是根本没有得到及时有效的治疗，也没有经过什么药物干预，而误治是由于治疗的方法不对，而变成了逆证、坏证。危重临床特点一是高热、咳嗽，干咳无痰，咳声连连。二是疲乏，憋气，不能活动。在平静的情况下，氧饱和度小于 90%，其外周血的淋巴细胞持续下降，C- 反应蛋白持续升高，D- 二聚体升高，这是新冠病毒感染病情重的特点。CT 观察，大概在 48 小时内，患者肺内病变迅速进展，大于 50%，出现从肺的内带和外带全部牵涉、多肺叶受损的特点。从患者舌象的变化进行观察来看，舌体的紫、黯、红、绛，舌体胖大，舌苔厚腻，或焦燥，这类舌象往往是重症的明显特点。对于重病患者和危重患者，一定是采取"一人一法，一人一方"，但是"一人一法，一人一方"里面，进行中西医有效的配合，有机融合，是最后达到提高患者的治愈率、降低病死率这一目标的关键。

对于危重症患者，呼吸机具有很好的益气温阳作用，血滤具有凉血解毒的作用，ECMO 有固脱的作用，液体治疗对防止患者伤津耗液有非常重要的作用。

新冠病毒感染分期论治当中的辨证思维，没有脱离温病学的卫气营血辨证、三焦辨证、正局变局的辨证，然而与之不同。新冠病毒感染的病位，首犯太阴，包括手太阴肺和足太阴脾，与《温热论》的"温邪上受，首先犯肺"不同，与《湿热病篇》的以脾胃为中心的正局、变局也不同，与《温疫论》首先湿阻膜原也不同。因此肺肠同治是新冠病毒感染治疗的第一个特点，也是防重症的关键点。针对核心病机变化：湿、毒、热、痰、瘀、虚的辨证施治，祛湿、解毒、清热、通腑、增液、化痰、化瘀、补虚随病机变化而施用。

2. 审因论治

审因论治是新冠病毒感染诊治中非常重要的原则。紧紧抓住病因，洞晓其演变，综合考虑其体质和诱因，是治疗新冠病毒感染极为关键的环节。新型冠状病毒感染的病因属非风、非寒、非暑、非湿的湿毒疫厉之气。其可夹四时之气，四时之气为诱因，可有热化、寒化、燥化之不同，此外，因地域的不同，会存在寒化、热化、燥化等差异。本病重型及危重型患者多为有基础病的老年患者，正如《广温疫论》记载："时疫较之风寒，本为难治……而夹以脾虚、肾虚者更为难治。"体现了疫病与体质、年龄的密切关系。随着时间的变迁，湿毒疫厉之气在变迁。从新冠病毒原始株到德尔塔变异株到奥密克戎变异株，新冠病毒感染表现的特点也在变化。从湿毒到湿热毒、风热夹湿夹毒，湿郁化热，热极生风，毒害减小，传染性变强等这就是新冠病毒的主要演变规律。因此，要因地制宜，知常达变，灵活用药，从而提高临床疗效。

3. 截断扭转

在认识到新冠病毒感染的传变规律以后，可以进行阻断治疗，发挥中医的"治未病"的特点，防患于未然，以此为治疗法则。特别是很多患有基础病的患者包括老年患者的治疗，因其常常病情的突然加重，使得新冠病毒感染疾病的治疗更为棘手，防重症成为临床中重要的内容。

关于阻断，在《黄帝内经》中称为截断扭转。先证而治是截断扭转思想的具体体现。对于轻型、普通型患者，抓住疫病的根本病机以通治方给药，"肺肠同治"，便是抓住了"证"的先机，可有效降低患者的转重率。对于重型患者的辨证论治，则应一人一策，早逐客邪，可以截断重型转向危重型，降低患者死亡率。

4. 基本治法

针对疾病的临床特点，在诊治新冠病毒感染过程中主要利用三种基本治疗方法进行综合治疗。

第一，祛湿。祛湿法有芳香化湿、苦温燥湿、淡渗利湿。湿浊内蒙、湿浊内闭是新冠病毒感染的特点，强调要把祛湿作为一个核心的治疗方法运用。

第二，解毒。治疗热病，仲景有辛凉法、辛寒法，但到了叶天士、吴鞠通时代，强调了解毒法。如银翘散即清热解毒药加辛温发散，即辛凉清解法。治疗新冠病毒感染，要选择一些有抗毒作用的中药，如黄连、黄芩、虎杖等这些解毒药物配合使用。

第三，清热、通腑、增液、凉血、活血。此外，还要配合泻肺、开窍，如果病情再进一步发展，可以综合使用救阴、通阳、益气、固脱等方法，这就是新冠病毒感染救治过程中所运用的一些基本治疗方法。

湿郁化热，则应清热。邪热伤阴，则需养阴增液。热入血分，则需凉血活血。湿毒闭肺，则需泻肺开窍。

温病下不厌早。选用大黄一味来通腑泄热。大黄是发挥核心的治疗作用，用好大黄，对新冠病毒感染干预和治疗非常重要。在整个救治的过程中，对于轻症的患者和普通型的患者，也就是在早期和进展期，运用化湿清热、宣肺泄热的方法能够很好地阻断疾病的发展，起到很好的救治效果。中药用得越早，效果越好；用得越晚，效果越差。一旦进入坏证和变证，治疗较为棘手。湿毒疫的治疗，大黄是核心，逐邪是第一要义，邪去正安，用药宜速不宜迟。吴又可《温疫论》里讲，说这个病是一日之间有三变，变化很快。数日之法须于一日行之，确实如此。用好大黄的同时，更要观察患者的变化，尤其是在实际治疗过程中常配合液体治疗，如果有耗气的话，及早合理地用上补气药（例如黄芪和西洋参），对于阻断疾病向重症转化，起到了重要作用。

增液化痰法。对于化痰，早期使用了许多方法，比如瓜蒌、浙贝母、黄芩等这样一些清热化痰之法，有效果但不明显。发现存在津液不足之后，改用吴鞠通讲的增液法，有效降低了这种痰的黏稠度，达到很好的化痰的效果。吴鞠通是增液行舟，在此是增液化痰。津液增加了以后痰自然就稀释了，稀释以后或被排出，或气化重新变成了津液，对于疾病的治疗非常有利。

开窍法。在治疗中强调泄热、开窍，早期即要重视"窍"开，这个"窍"，包括脑窍、肺窍，心包之窍，开窍是非常重要的治疗手段，比高热、烦躁、神昏均可及早用上开窍法，如用安宫牛黄丸就是开窍法，"开窍"也成为危重症治疗的重要环节。

救阴。可用养阴法，或用通腑法，即承气法以急下存阴。存得一分津液，便有一分生机。

通阳，通阳不在温，而在利小便。其实是除湿之法。

益气，因为邪热伤气，所以益气是新冠病毒感染治疗中的重要方法。

固脱，邪热耗伤正气，气阴欲脱，则益气养阴，阳气欲脱，则应回阳固脱。

5. 杂合以治

（1）常用经典名方：祛湿为核心治疗方法，所以第一方为达原饮，达原饮是化湿法的杰出代表，是对于浊邪伏于膜原，起到开达膜原的作用，化湿之外，还有养阴、清热作用。

麻杏石甘汤、千金苇茎汤、升降散、柴胡剂，包括大柴胡、小柴胡和柴胡桂枝干姜汤、射干麻黄汤、葶苈大枣泻肺汤、宣白承气汤等都是治疗新冠常用方剂。

随着病情发展，会出现伤津、耗气、伤阳，当运用生脉散、增液汤、独参汤、参附汤以治疗。

（2）对于重症的患者，用到中药注射液，如血必净注射液。第一，可以抗炎；第二可以调整免疫；第三对于微血栓有很好的治疗效果。需要注意的是一定要早用、用好、用足，是早期治疗的一个非常好药物。参麦注射液、生脉注射液补气养阴，对于正气耗伤的治疗有很好效果。患者一旦合并肺部感染，出现了脓痰、黄痰、黏痰的时候，可选痰热清注射液，如果出现了黏痰，痰量非常少的情况下，可予生脉注射液和痰热清，对痰热伴随气阴耗伤有较好的作用。一旦患者出现烦躁神昏，要及早用上安宫牛黄丸。吴鞠通谈到安宫牛黄丸和承气汤的联合使用，合大黄的使用，是有道理的。

刘清泉　首都医科大学附属北京中医医院

11 新冠病毒感染重症期治疗

大部分新型冠状病毒感染（简称"新冠感染"）患者仅有上呼吸道感染，因而不需住院治疗，但少数罹患基础疾病或具有高危因素的新冠感染患者仍会进展为重症甚至死亡。出现严重肺部表现的患者常在感染症状出现 10~12 天后发展为危重症。新型冠状病毒感染患者也可以表现为促炎细胞因子和抗炎细胞因子水平升高，即"细胞因子风暴"，诱发多器官功能障碍综合征。

一、重症新冠感染的高危因素

所有年龄段的人都有感染新型冠状病毒和发生重症疾病的风险。年龄 ≥ 65 岁、住在养老院或长期护理机构、未接种新冠疫苗或对疫苗应答不佳者以及罹患慢性疾病的患者，发生重症新冠感染的风险更高。患有心血管疾病、慢性肾病、慢性阻塞性肺病、糖尿病并发症、神经认知障碍和肥胖症的患者发生重症新冠感染的风险增高；有多种合并症者发生风险更高。其他的高危因素包括合并癌症、囊性纤维化、免疫功能低下、肝病（尤其是肝硬化患者）、妊娠和镰状细胞病。器官移植受者和正在服用免疫抑制药物者发生重症新冠感染的风险也较高。

二、重症新冠感染的分型

世界卫生组织（WHO）将确诊的新冠感染分为非重型、重型及危重型三类：

非重型：不满足重型或危重型的任何条件。

重型（满足以下至少一项）：①呼吸空气时，$SaO_2 < 90\%$；②出现肺炎体征；③出现严重的呼吸窘迫［成年人：使用呼吸机辅助通气、无法说出完整句子、呼吸频率（RR）> 30 次 / 分］。

危重型（满足以下至少一项）：①任何需要生命支持治疗的情况，如机械通气（MV）、应用血管活性药物等；②急性呼吸窘迫综合征（ARDS）；③脓毒症；④脓毒性休克。

我国第十版新型冠状病毒感染防控方案将新型冠状病毒感染分为"轻型、中型、重型、危重型"四个类型。

三、重症新冠感染的临床表现与初步评估

新型冠状病毒感染患者发展为危重型疾病的临床表现包括缺氧性呼吸衰竭、ARDS、脓毒性休克、心功能不全、血栓栓塞性疾病、肝和（或）肾功能不全、中枢神经系统疾病以及成人和儿童的基础疾病恶化。

患者的初步评估包括胸部影像学检查（如 X 线、超声或计算机断层扫描）和心电图。实验室检查应包括血常规和血生化检查，包括肝脏和肾脏功能检查。尽管 C- 反应蛋白（CRP）、D- 二聚体和铁蛋白等炎症标志物不需常规检测，但这些检测结果可能具有预后价值。

四、重症新冠感染的治疗

（一）抗病毒治疗

奈玛特韦 / 利托那韦是一种 SARS 冠状病毒蛋白酶抑制剂，可阻断病毒复制。奈玛特韦与艾滋病病毒蛋白酶抑制剂利托那韦联合口服，可增强其药代动力学。奈玛特韦在体外保留了对 Omicron BA.1 变异株的活性，但其耐药风险仍不确定。WHO 指南建议：对于住院风险高的非重型 COVID-19 患者，强烈推荐使用奈玛特韦 / 利托那韦治疗。对于已经发生为重症新冠病毒感染的患者，是否使用奈玛特韦 / 利托那韦、瑞德西韦、Molnupiravir 等抗病毒药物治疗尚缺乏研究证据。

Sotrovimab 是一种人单克隆抗体，可与新冠病毒刺突蛋白中的一个高度保守的表位结合，阻止病毒进入细胞。Casirivimab-Imdevimab 等单克隆抗体对新冠病毒也有类似的疗效，但它们对刺突蛋白的作用可能使它们对新出现的病毒变种（如刺突蛋白被改变的 Omicron 株）的效力降低。大量的体外数据和体内验证性评估表明，Casirivimab-Imdevimab 对 Omicron BA.1 变异株缺乏疗效。因此，WHO 指南建议：在非重型 COVID-19 患者中，住院风险最高的患者可使用 Sotrovimab 治疗；Casirivimab-Imdevimab 不再被推荐作为 COVID-19 的治疗用药，除非可以进行快速病毒分型明确患者感染的新型冠状病毒株型（如 Delta 株）；对 COVID-19 重型或危重型患者使用 Casirivimab-Imdevimab 治疗，条件是血清状态为阴性，且病毒基因分型可以确认新冠病毒株型（即不包括 Omicron BA.1）。

（二）免疫调节治疗

血浆 IL-6 浓度升高与新冠感染患者不良结局相关，包括呼吸衰竭和死亡。Recovery 试验显示，糖皮质激素（地塞米松）对随机分组时接受机械通气的新冠感染患者有益。地塞米松组患者的 28 天死亡率为 29.3%，而常规治疗组为 41.4%。相反，地塞米松对随机分组时不需吸氧的患者无益：在这一人群中，地塞米松组和常规治疗组的 28 天死亡率分别为 17.8% 和 14.0%。

对于需要经鼻高流量氧疗（HFNC）或无创正压通气（NIV）的患者，其全身性炎症导致低氧血症成为主要临床特征，除地塞米松外，患者还能从第二种免疫调节剂中获益。现有证据表明，在地塞米松治疗基础上增加巴瑞替尼或托珠单抗（IL-6 受体拮抗剂）的益处超过了潜在风险。

巴瑞替尼是一种 JAK（Janus 激酶）抑制剂，它可抑制响应多种白介素、干扰素、集落刺激因子和激素刺激的细胞内转导信号，因此可干扰包括抗病毒反应、血管紧张素转换酶Ⅱ表达、T 细胞功能和分化以及巨噬细胞活化在内的细胞反应。

在 Recovery 试验中，巴瑞替尼＋地塞米松与住院新冠感染患者的生存获益有关。ACTT-29 和 ACTT-415 试验数据支持巴瑞替尼的总体安全性和临床获益的潜力。在 REMAP-CAP 试验中，托珠单抗联合皮质类固醇降低了患者被收入 ICU 的快速呼吸失代偿患者的院内死亡率。

对于需要机械通气或 ECMO 的患者，应尽快启动地塞米松＋巴瑞替尼或地塞米松＋托珠单抗的治疗。在低氧血症、全身炎症征象患者、重症及需要器官支持的患者中，托珠单抗治疗获得总体生存优势。Cov-barrier 试验的一项扩展研究比较了巴瑞替尼与安慰剂在 101 例重症新冠患者中的疗效。在接受巴瑞替尼的患者中，死亡率明显降低（28 天相对降低 46%，60 天相对降低 44%）。但需要指出，巴瑞替尼或托珠单抗只能与地塞米松或其他皮质类固醇联合使用。

WHO 指南强烈推荐在重型或危重型新冠患者中使用全身性激素治疗、IL-6 受体拮抗剂（托珠单抗或全人源化 IL-6 受体单抗）或巴瑞替尼治疗，但对于儿童、罹患结核以及免疫缺陷者、糖尿病患者应当根据实际情况决定是否接受激素治疗。此外，巴瑞替尼和 IL-6 受体拮抗剂联合使用可能会增加危害（如继发性细菌和真菌感染），在无增加获益的证据情况下，建议临床医生不要同时使用这两种药物。建议满足严重程度标准的患者应同时接受皮质类固醇、IL-6 受体拮抗剂或巴瑞替尼。应该注意，所有 ICU 患者都应定期监测药物间相互作用，尤其是在使用奈玛特韦/利托那韦的情况下。

恢复期血浆疗法需要将感染后康复的新冠患者血浆的中和抗体转移到活动性感染的患者体内，但不同捐赠者之间中和抗体的滴度变化很大，且测量抗体水平的方法也多种多样。在非重型新冠患者中，恢复期血浆对死亡率和机械通气无明显影响，可能不增加额外的输血相关急性肺损伤、循环系统超负荷及过敏反应。目前尚无数据评估恢复期血浆相关的住院风险；同时，考虑到血制品输注的潜在风险和实施难度，WHO 指南强烈建议对非重型患者不使用恢复期血浆；也不建议对重型及危重型新冠患者使用恢复期血浆。

（三）氧疗

应严密监测患者脉搏血氧饱和度（SpO_2），采用鼻导管或文丘里（Venturi）面罩给氧，将 SpO_2 维持于 92%~96% 之间。

决定是否进行气管插管是重症新冠患者治疗的关键环节。临床医师必须权衡过早气管插管与呼吸骤停及紧急插管带来的风险，后者会使医护人员面临更大感染风险。呼吸窘迫征象、吸氧难以纠正的低氧血症及脑病均预示患者即将发生呼吸骤停，此时需要紧急行气管插管并机械通气。目前尚无一个数字或算法可以判断患者是否需要气管插管，因此临床医师必须考虑各种因素。可能需要气管插管的指征包括：①即将出现气道阻塞；②出现无法维持呼吸的征象；③难治性低氧血症；④高碳酸血症或酸血症；⑤脑病或气道保护不足。其他需要考虑的因素包括疾病变化是否预示病情加重、预计是否出现插管困难、血流动力学是否稳定、目前插管可否改善计划中后续操作或转运安全性、目前插管可否改善感染控制和医务人员的安全性。

未接受气管插管但有低氧血症的部分患者接受经鼻高流量氧疗（HFNC）有可能改善氧合并可能避免气管插管。ROX 指数 $[SpO_2/(FiO_2 \times RR)]$ 常用于识别 HFNC 失败的高危患者。HFNC 治疗 12 小时的 ROX 指数 < 4.88 与高 HFNC 失败风险有关。最近一项研究评估了 120 名接受 HFNC 的新冠感染患者，12 小时的 ROX 指数 < 5.99 与 HFNC 失败有关。另一项研究对 164 名接受 HFNC 支持的新冠感染患者的回顾性分析结果显示，使用传统 ROX 指数的截断值（4.88）判断 HFNC 的成功率时，其预测的敏感性为 85%。

无创正压通气（NIV）可能适宜于新冠感染合并下列疾病所致呼吸功能不全的患者：慢性阻塞性肺病、心源性肺水肿或阻塞性睡眠呼吸暂停。

清醒患者在吸入高浓度氧气时可采用俯卧位，有利于气体交换。重症新冠感染患者清醒俯卧位可改善氧合，降低气管插管率。在新冠感染引起急性缺氧性呼吸衰竭且需要 HFNC 的成人患者中，一项大型随机对照试验比较了清醒俯卧位与标准治疗的优劣。在接受清醒俯卧位的 564 例患者中，223 例（40%）达到了入组后 28 天内气管插管或死亡这一主要复合终点。在接受标准治疗的 557 例患者中，257 例（46%）达到了主要终点。清醒俯卧位组第 28 天插管的发生率低于标准治疗组，但 28 天死亡率没有差异。

清醒俯卧位的每日最佳持续时间尚不清楚。在一项针对清醒俯卧位试验的荟萃分析中，与每天保持清醒俯卧位 < 8 小时的患者（48%）相比，平均每天清醒俯卧位 ≥ 8 小时的 151 例患者中只有 25 例（17%）需要插管或发生死亡。

（四）有创机械通气治疗

现有数据提示，重症新冠感染患者呼吸系统顺应性与其他原因所致ARDS 的治疗试验招募的患者群体相似。因此，现行指南建议临床医师应遵循过去 20 年间制定的 ARDS 治疗规范。该治疗策略旨在通过以下方式预防呼吸机引起的肺损伤（VILI）：避免肺泡过度扩张和周期性肺泡萎陷，提高吸氧浓度。

为防止肺泡过度扩张，应采取"保护性肺通气"策略，限制呼吸机设置的潮气量和平台压。将潮气量设置为 6ml/kg（预测体重），如果患者仍感呼吸窘迫并尝试呼吸更大的潮气量，则可将潮气量设置为 8ml/kg，但平台压不应超过 30cmH$_2$O。对于向心性肥胖或胸壁顺应性差的患者，可能可以使用较高的平台压，而不引起 VILI。

对于新冠感染相关 ARDS 患者，呼吸机通常需要设置较高的呼气末正压（PEEP）以防止肺泡萎陷以及肺部不稳定区域肺泡的周期性复张。PEEP可改善呼吸系统顺应性并降低吸氧浓度（FiO$_2$），PEEP 也可减少静脉回心血量并引起血流动力学不稳定，过高的 PEEP 还可导致肺泡过度扩张并降低呼吸系统顺应性。目前尚无最优方法确定最佳 PEEP 水平。

对于辅助呼吸肌仍在工作并出现难治性低氧血症的患者，可以考虑深度镇静或应用神经－肌肉阻滞剂。这些药物可降低呼吸功、减少氧耗和减少二氧化碳生成。当患者自主呼吸强烈时，有可能导致人－机对抗性肺损伤，此时应用镇静剂和神经－肌肉阻滞剂可能有助于降低自发性肺损伤（P–SILI）的风险。如果患者病情已稳定，应尝试每日暂停持续镇静，但每日唤醒患者可能出现因为呼吸做功增加以及与机械通气不同步而导致呼吸窘迫和低氧血症。

对于难治性低氧血症（呼吸过程中的 PaO$_2$/FiO$_2$ < 150mmHg，FiO$_2$=0.6，并且设定适宜的 PEEP）患者，应考虑俯卧位通气，建议每天俯卧 16 小时或以上，以改善氧合并降低死亡率。

对于并发严重 ARDS 和低氧血症的成人新冠感染患者，如果优化机械通气策略仍然无效，可以考虑实施肺复张策略。肺复张是指在机械通气过程中暂时增加气道压力，以打开塌陷的肺泡并改善氧合。由于肺复张可引起肺气压伤或低血压，在操作期间应密切监测患者。如果患者在肺复张操作中出现失代偿，应立即停止操作。

体外膜氧合（ECMO）是难治性呼吸衰竭患者的潜在抢救措施。ECMO已用于新冠感染相关重度 ARDS 的短期挽救性治疗。接受 ECMO 治疗的 ARDS 患者临床结局不尽相同，取决于多种因素，包括低氧性呼吸衰竭的病因、肺部和肺外疾病严重程度、合并症以及各中心 ECMO 的使用经验。一项多中心、观察性队列研究发现，因新冠感染需要 ECMO 治疗患者的 90 天死亡率为 51.9%，与其他原因所致 ARDS 患者接受 ECMO 治疗的死亡率相似。

（五）其他支持性治疗

重症新冠感染患者常出现血容量减少，需要接受等张液体复苏。补充血容量有助于在气管插管和正压通气期间维持血压和心排血量。在机械通气最初几天后，应避免液体超负荷。发热和呼吸急促往往增加非显性失水，应注意维持水平衡。如果患者血压低，可以调整升压药剂量，将平均动脉压维持于 60~65mmHg。去甲肾上腺素是首选升压药。患者出现不明原因血流动力学不稳定时，应考虑心肌缺血、心肌炎或肺栓塞。

24% 的新冠感染住院成年患者出现了心脏损伤或功能障碍。新冠病毒感染可诱发一系列心血管并发症，包括急性冠状动脉综合征、心肌炎、应激性心肌病、心律失常和血栓栓塞性疾病。在病例系列研究中，约 5% 的重症新冠感染患者接受了肾脏替代治疗。

重症新冠感染患者常出现异常凝血级联反应，如血小板减少症和 D- 二聚体升高，并与死亡率升高相关。即使是接受肝素类药物预防的患者也可出现血栓栓塞。应预防性使用小剂量肝素，以降低静脉血栓风险。

重症新冠感染患者通常接受了经验性抗生素治疗。但首次到医院就诊的患者很少合并细菌感染。如果患者没有出现白细胞增多和局灶性肺浸润影等细菌感染的征象，短期给予广谱抗生素之后便可以停用。尽管新冠感染本身可引起长期发热，但临床医师仍应警惕院内感染，包括肺部真菌感染。

李文雄　首都医科大学附属北京朝阳医院

12 新冠病毒感染抗病毒治疗

一、新冠病毒感染抗病毒治疗的原则

我国《新型冠状病毒感染诊疗方案（试行第十版）》（以下称第十版诊疗方案）关于新冠病毒感染的治疗包括以下几个方面：一般治疗、抗病毒治疗、免疫治疗、抗凝治疗、俯卧位治疗、心理干预、重型和危重型支持治疗、中医治疗。有效抑制或减少病毒复制对于控制病情进展和加速患者康复至关重要，抗病毒治疗是新冠病毒感染主要的治疗措施之一。第十版诊疗方案推荐的抗病毒药物包括奈玛特韦片/利托那韦、阿兹夫定、莫诺拉韦、单克隆抗体（安巴韦单抗/罗米司韦单抗注射液）、静脉滴注 COVID-19 人免疫球蛋白、康复者恢复期血浆等。后续陆续多款小分子口服抗病毒药物获批上市，为新冠病毒感染抗病毒提供了武器。轻型和中型新冠病毒感染者伴有重症高风险人群建议早期抗病毒治疗，同时也应注意药物间的相互作用和可能的不良反应。本文主要介绍口服小分子新冠抗病毒药物。

二、口服小分子抗病毒治疗药物

（一）奈玛特韦/利托那韦组合包装

奈玛特韦/利托那韦（Nirmatrelvir/Ritonavir），由 150mg 奈玛特韦片和 100mg 利托那韦片组成。

1.作用机制

奈玛特韦是新冠病毒主要蛋白酶（Mpro，又称为 3CLpro）抑制剂，可以抑制 Mpro 的活性，导致 pp1a 和 pp1ab 这两个聚合蛋白无法被切割，因此参与新冠病毒基因组复制的酶无法形成，进而阻止病毒复制。而奈玛特韦主要通过肝脏 CYP3A 代谢，半衰期短，单用奈玛特韦作用时间短，难以达到有效的血药浓度，为了提高奈玛特韦的治疗浓度，联合应用 CYP3A 抑制剂利托那韦形成组合制剂。

2. 适应证

适用人群为发病 5 天以内的轻、中型且伴有进展为重症高风险因素的成年患者（表 12-1）。

表 12-1　重型 / 危重型高危人群

1	大于 65 岁，尤其是未全程接种新冠病毒疫苗者
2	有心脑血管疾病（含高血压），慢性肺部疾病，糖尿病，慢性肝脏、肾脏疾病，肿瘤等基础疾病以及维持性透析患者
3	免疫功能缺陷（如艾滋病患者、长期使用皮质类固醇或其他免疫抑制药物导致免疫功能减退状态）
4	肥胖（体质指数 ≥ 30）
5	晚期妊娠和围生期女性
6	重度吸烟者

3. 用法用量

口服。本品可与食物同服，也可不与食物同服。片剂需整片吞服，不得咀嚼、掰开或压碎。用量为奈玛特韦 300mg 与利托那韦 100mg 同时服用，每 12 小时一次口服，连续服用 5 天。

4. 特殊人群用药

（1）肾功能不全患者

轻度肾损伤患者（$60 \leqslant eGFR < 90ml/min$）不需调整剂量。

中度肾损伤患者（$30 \leqslant eGFR < 60ml/min$）中，应将本品的剂量减少至奈玛特韦 / 利托那韦 150mg/100mg，每 12 小时一次，持续 5 天。

重度肾损伤（$eGFR < 30ml/min$）患者不应使用本品，包括血液透析下的终末期肾病（ESRD）。

（2）肝功能不全患者：轻度（Child Pugh A 级）或中度（Child–Pugh B

级）肝损伤患者不需调整本品剂量。重度肝损伤患者不应使用。

（3）孕妇及哺乳期妇女用药：育龄女性在本品治疗期间以及本品治疗结束后 7 天应避免妊娠。目前尚无妊娠女性的数据。只有母亲的潜在获益大于对胎儿的潜在风险时，才能在妊娠期间使用。目前尚无哺乳期使用的数据，建议在使用期间及使用后 7 天内停止哺乳。

（4）儿童及老年人用药：在 18 岁以下患者的安全性和有效性尚未确定。老年人参考成人用药即可，目前不建议对老年患者进行剂量调整。

5. 潜在的药物相互作用

奈玛特韦/利托那韦的代谢容易与多种常见药物发生相互作用，进而影响彼此的疗效。尤其不得与高度依赖肝药酶 CYP3A 的药物连用。

6. 临床试验结果

奈玛特韦/利托那韦进了 4 项大型临床试验，分别是针对新冠重症高危人群研究（EPIC-HR 研究）、非重症标准风险人群（EPIC-SR 研究）、暴露后预防人群（EPIC-PEP 研究）和 18 岁以下人群（EPIC-PEDS 研究）。

EPIC-HR 研究中共有 2246 名患者接受了随机分组；1120 名患者接受奈玛特韦/利托那韦治疗，1126 名患者接受安慰剂治疗。奈玛特韦/利托那韦组 28 天住院或死亡为 0.77%（3/389），死亡人数为 0；安慰剂组为 7.01%（27/385），死亡人数为 7 人，即住院或死亡的风险降低了 89.1%。在治疗第 5 天，奈玛特韦/利托那韦组病毒载量比安慰剂组低 0.868 log10 拷贝/ml。在发病 5 天内给药奈玛特韦/利托那韦组住院或死亡风险降低 85%。两组在治疗期间出现的不良事件发生率无显著统计学差异。

EPIC-SR 研究中 1153 名患者进行了分析，治疗组 28 天住院或死亡为 0.87%（5/576），安慰剂组为 1.76%（10/569），无显著统计学差异。对 721 名至少有一个危险因素的接种疫苗的成年人进行的亚组分析，治疗组 28 天住院或死亡为 0.83%（3/361），安慰剂组为 1.94%（7/360），也无显著统计学差异。由于住院或死亡发生率太低，目前该临床试验已终止入组。

EPIC-PEP 研究来自 2957 名成年人，受试者入组时新冠检测结果为阴性、未出现新冠症状，在入组前 96 小时之内接触过有症状的新冠阳性人员。结果显示，服用奈玛特韦/利托那韦 5 天的受试者和 10 天受试者新冠感染的风险与安慰剂相比，差异无统计学意义。

EPIC-PEDS 研究入组对象为 18 岁以下未成年人。计划入组 140 名患儿，包括两个队列，队列 1 为 6~17 岁、体重 40kg 以上患儿；队列 2 为 6~17 岁、体重 20~40kg 患儿。目前该临床试验的结果还未发布。

总的来说，奈玛特韦 / 利托那韦对于重症高危人群可以显著降低住院或死亡；而对于非重症高危人群无明显效果，新冠暴露后预防也无明显效果。

（二）阿兹夫定片

1. 作用机制

阿兹夫定作用靶点是病毒的 RNA 聚合酶 RdRp。已被 CDE 批准用于抗新冠治疗研究，在合成过程中嵌入病毒 RNA 中，阻断 RNA 延伸，终止 RNA 链合成和病毒复制。

2. 适应证

2021 年阿兹夫定在中国批准用于治疗高病毒载量的成年 HIV-1 感染患者。2022 年 7 月 25 日，应急附条件批准用于普通型成年的新冠感染（现称"中型新冠病毒感染"）患者。

3. 用法用量

推荐空腹整片吞服，每次 5mg，每日 1 次，疗程至多不超过 14 天。

4. 特殊人群用药

目前尚未在特殊人群中开展临床试验。不建议在妊娠期和哺乳期使用，中重度肝、肾功能损伤患者慎用。

5. 潜在的不良反应

阿兹夫定治疗新冠感染的前瞻性临床试验中未见到明显不良反应。在《阿兹夫定片说明书》中标明"服用本品后可能会产生中性粒细胞绝对值降低、总胆红素升高、天冬氨酸氨基转移酶升高、血糖升高的现象"。表 12-2 为常见的联合用药禁忌。

表 12-2 奈玛特韦/利托那韦药物相互作用

存在相互作用影响的药物	3CLpro 抑制剂（Paxlovid/ 先诺欣）			
非蛋白酶抑制剂类抗反转录药物	马拉韦罗	依非韦仑	地拉韦定	去羟肌苷
α₁-肾上腺素能受体拮抗剂			阿呋唑嗪	
安非他明衍生物			安非他明	
抗心绞痛药			雷诺嗪	
镇痛药	哌替啶	右丙氧芬	羟考酮	芬太尼
抗心律失常药	奎尼丁　普罗帕酮　氟卡尼　决奈达隆　多非利特	胺碘酮　丙吡胺　苄普地尔　利多卡因		
抗哮喘药	茶碱			
抗肿瘤药物	女伏尼布　恩杂鲁胺　阿帕他尼　维奈托克　米哚妥林　博苏替尼　瑞博西尼　奥希替尼　帕博西尼　帕唑帕尼　吉瑞替尼　福他替尼　沙达沙替尼　长春花碱　长春新碱　舒尼替尼　伊马替尼　厄洛替尼　色瑞替尼　阿法替尼　阿贝西利			
抗凝药	氯吡格雷　阿哌沙班　替格瑞洛　利伐沙班　依度沙班　达比加群			
抗惊厥药	苯巴比妥　来妥英　卡马西平　氯硝西泮　噻加宾　乙琥胺			
抗抑郁药	圣约翰草　瑞波西汀　曲唑酮			
抗痛风药	秋水仙碱			
抗组胺药	特非那定　阿司咪唑　氯雷他定　非索非那定			
抗感染药	利福布汀　利福平　贝达喹啉　克拉霉素　红霉素　酮康唑			
抗精神病药/精神安定药	氟哌啶醇，利培酮，硫利达嗪　夫西地酸　阿托伐醌　氯氮平，匹莫齐特　鲁拉西酮　喹硫平			

续表

3CLpro抑制剂（Paxlovid/先诺欣）	
存在相互作用影响的药物	
β₂-受体激动剂（长效）	沙美特罗
钙通道阻滞剂	硝苯地平、地尔硫䓬、氨氯地平
内皮素拮抗剂	利奥西呱、波生坦
麦角衍生物	双氢麦角胺，麦角新碱，麦角胺，甲基麦角新碱
胃肠动力药	西沙必利、多潘立酮、阿瑞匹坦
抗肝炎用药	格卡瑞韦/哌仑他韦、格佐普韦/依巴司韦、索磷布韦/维帕他韦
激素类避孕药	乙炔雌二醇
免疫抑制剂	他克莫司、西罗莫司、依维莫司、环孢素
血脂调节剂	辛伐他汀、洛伐他汀、瑞舒伐他汀、阿托伐他汀
磷酸二酯酶抑制剂（PDE5）	伐地那非、西地那非、阿伐那非、他达拉非
镇静催眠用药	氯氮䓬、三唑仑、咪达唑仑、艾司唑仑、地西泮、氟哌西泮、氯巴扎姆、氟西汀、阿普唑仑
戒烟药	安非他酮
类固醇类药物	泼尼松龙、地塞米松、吸入用、注射用或鼻内给药制剂丙酸氟替卡松，布地奈德，曲安奈德
甲状腺激素替代疗法	左旋甲状腺素

注：
　 ▆ 不能共同给药。
　 ▤ 存在潜在的相互作用，需要调整剂量和（或）密切监测。

6. 临床试验结果

阿兹夫定分别在中国、巴西和俄罗斯开展了多项随机对照试验的临床研究。在中国共纳入 20 名受试者，其中轻度和普通 10 人，对照组 10 人，随机分配接受阿兹夫定或标准治疗。阿兹夫定组核酸阴转的时间为（2.60±0.97）天，显著短于对照组（5.60±3.06）天（$P = 0.008$）。

俄罗斯开展的随机、双盲、安慰剂对照的Ⅲ期临床研究纳入了 314 例中型新冠感染者。数据显示，阿兹夫定组用药后 7 天临床症状改善率明显高于对照组（40.43% 比 10.87%，$P < 0.001$）。巴西一项纳入 281 例轻型的新冠病毒感染者的研究表明首次病毒阴转时间阿兹夫定明显短于对照组（平均时间分别为 5.55 天和 8.27 天，$P < 0.001$），第二次病毒阴转时间也是阿兹夫定组短于对照组（平均时间分别为 6.7 天和 9.4 天，$P < 0.001$）。用药后第 3、5、7 天阿兹夫定组病毒载量显著低于对照组（$P < 0.001$）。

（三）莫诺拉韦

1. 作用机制

莫诺拉韦是一种异丙酯前体药物，进入人体后被代谢为核糖核苷类似物 N- 羟基胞苷（NHC），进入细胞后进一步被磷酸化为核糖核苷三磷酸（NHC-TP）。NHC-TP 通过与 RdRp 活性中心的 G 或 A 形成稳定的碱基对，导致病毒 RNA 复制错误，从而抑制病毒复制。

2. 适应证

用于治疗成人伴有进展为重症高风险因素的轻至中度新型冠状病毒感染（COVID-19）患者。

3. 用法用量

口服。空腹或随餐服用均可。成人患者的推荐剂量为 0.8g（0.2g 胶囊 ×4 粒），每 12 小时口服一次，连续服用 5 天。伴有进展为重症高风险因素的患者在确诊以及出现症状后 5 天内尽快服用本品。

4. 特殊人群用药

肾功能损害的患者无须调整本品的剂量。不建议对肝功能损害患者调整本品的剂量。

服用莫诺拉韦期间及之后 4 天采取有效避孕措施。目前尚不清楚莫诺拉韦或莫诺拉韦的任何代谢物是否存在于人乳中、是否影响人乳产生以及是否对母乳喂养的婴儿有影响。建议在服用期间及之后 4 天暂停母乳喂养。

18 岁以下儿童患者中的安全性和有效性尚不明确，故不推荐儿童患者使用。不建议对老年患者进行剂量调整。

5. 药物间相互作用

根据已有数据，尚未发现药物相互作用。莫诺拉韦及其代谢产物不是主要的药物代谢酶或转运体的底物，因此不太可能与合用药物发生相互作用。

6. 临床试验结果

共有 1433 名参与者接受了随机分组；716 人接受莫诺拉韦治疗，717 人接受安慰剂治疗。莫诺拉韦组（6.8%）在第 29 天住院和（或）死亡的受试者比例显著低于安慰剂组（9.7%），降低患者全因住院和（或）死亡风险 30%。在第 29 天死亡的 10 名受试者中有 9 名来自安慰剂组。与安慰剂相比，莫诺拉韦将患者死亡风险降低了 89%。在第 29 天的受试者中，莫诺拉韦组（9.0 天）的中位出院时间短于安慰剂组（12.0 天）。从住院或死亡风险来看，最大的临床获益人群为 60 岁以上的老人（3.6% 比 21.4%）以及 5 天内启动治疗的重症高风险人群（3.7% 比 11.8%）。

（四）先诺特韦 / 利托那韦组合包装

1. 作用机制

先诺特韦为 3CL 蛋白酶抑制剂，与奈玛特韦靶点一致，作用机制基本相同。

2. 适应证

用于治疗轻中度新型冠状病毒感染（COVID-19）的成年患者。

3. 用法用量

口服，空腹给药。片剂需整片吞服，不得咀嚼、掰开或压碎。本品为先诺特韦片与利托那韦片的组合包装。先诺特韦必须与利托那韦同服。如不与利托那韦同服，先诺特韦的血浆水平可能不足以达到所需的治疗效果。应在第一次出现症状 3 天（或以内）尽快使用。推荐剂量为先诺特韦 0.750g（2 片）联用利托那韦 0.1g（1 片），每 12 小时一次口服给药，连续服用 5 天。

4. 特殊人群用药

尚未开展肾功能损伤受试者及肝功能损伤受试者的临床研究。利托那韦主要是由肝脏代谢和清除的，伴重度肝功能不全的患者不应使用。

育龄女性在治疗期间及结束后 7 天内应采取有效避孕措施，避免怀孕。妊娠期间禁止使用。治疗期间及结束后 7 天内应停止哺乳。

尚未在 18 岁以下患者中开展临床研究。

5. 药物间相互作用

药物间相互作用与奈玛特韦 / 利托那韦相似，不得与高度依赖 CYP3A 酶的药物连用。

6. 临床试验结果

先诺特韦 / 利托那韦在中国进行的一项评价多中心、随机、双盲、安慰剂对照的临床试验（SIM0417-301），该试验纳入有症状的轻、中度新型冠状病毒感染者。共有 1208 例受试者随机并接受本品（603 例）或安慰剂（605 例）治疗，包括咳嗽、流涕等在内的 11 种目标症状首次达到持续恢复的中位时间先诺特韦 / 利托那韦和安慰剂组分别为 180.63 小时和 215.68 小时，使用 Peto-Prentice 检验有显著统计学差异（P=0.011）。首次症状出现后 72 小时内给药，在第 5 天治疗组较安慰剂组核酸水平降低 1.43log（96.3%），即相差 27 倍。治疗组较安慰剂组核酸转阴时间缩短大于 2 天。

（五）氢溴酸氘瑞米德韦片（VV116）

1.作用机制

VV116 是 GS-441524（瑞德西韦母核结构）的衍生物，VV116 在 GS-441524 的 7 位引入了常用的代谢封闭元素氘，以提高抗病毒活性；又引入三异丁酸酯，提高口服生物利用度。VV116 与瑞德西韦相似，都是前药设计，在体内能够以核苷三磷酸形式非共价结合到新冠病毒 RNA 依赖性 RNA 聚合酶的活性中心，抑制病毒 RdRp 的活性，直接阻断病毒的复制，从而发挥抗病毒的作用。

2.适应证

治疗轻中度新型冠状病毒感染（COVID-19）的成年患者。

3.用法用量

口服，第 1 天 600mg，每 12 小时给药一次，第 2~5 天 300mg，每 12 小时给药一次，持续治疗 5 天。

4.临床试验结果

采用多中心、双盲、随机、安慰剂对照临床试验研究，入组人群为轻中度 COVID-19 成年患者。主要治疗终点为 11 种症状消失时间，次要治疗终点包括病毒载量下降等。结果显示，VV116 较安慰剂显著缩短至临床症状消失时间，达到方案预设的期中分析有效性边界。

持续临床症状消失的时间（连续 2 天症状评分 =0）：VV116 显著优于安慰剂（P=0.0023），中位至持续临床症状消失的时间：10.9 天 vs. 12.9 天。风险比（HR）=1.21，95% CI：1.042~1.400。VV116 组 SARS-CoV-2 病毒载量下降更明显；第 5 天和第 7 天，VV116 组对比安慰剂组较基线分别降低 3.7048 vs. 2.0040，和 4.2181 vs. 3.2184。

（六）来瑞特韦片

1. 作用机制

3CL pro 酶抑制剂，但来瑞特韦片不需要和利托那韦联用，药物联用禁忌更少，适用人群也更广。

2. 适应证

治疗轻中度新型冠状病毒感染（COVID-19）的成年患者。

3. 用法用量

来瑞特韦片的剂量是 400mg，每天服药 3 次，一个疗程是 5 天。

4. 临床试验结果

2022 年 12 月完成在全国多个省市竞争性入组，随机入组 1359 例。来瑞特韦片已达到方案预设的主要疗效终点指标，和安慰剂组比较，显著缩短 11 项临床症状恢复时间约 20 小时，降低病毒载量近 10 倍。

三、口服抗病毒药物总结

表 12-3 总结了常用的 6 种我国获批的口服抗病毒药物的机制、靶点、适应证、研究特点、缩短症状时间、病毒载量下降、降低重症风险以及安全性。

表 12-3　六种小分子抗病毒药物比较

药物类别	3CL 抑制剂			RdRp		
产品	奈玛特韦 / 利托那韦	先诺特韦 / 利托那韦	瑞特韦片	阿兹夫定	莫诺拉韦	VV116
机制	通过阻断病毒蛋白生成抑制病毒复制			通过抑制 RNA 复制抑制病毒		
靶点	冠状病毒特有且高度保守的 3CL 水解酶			广泛抑制 RNA 聚合酶（RdRp）		
适应证	> 18 岁伴有进展为重症高危因素的轻至中度	> 18 岁伴有进展为重症高危因素的轻至中度	> 18 岁轻中度新型冠状病毒感染	> 18 岁普通型	> 18 岁伴有进展为重症高危因素的轻至中度	>18 岁轻中度新型冠状病毒感染
研究特点	欧美为主（无中国人群），德尔塔毒株	欧美为主（无中国人群），德尔塔毒株	中国人群 / 奥密克戎株 / 无高危因素限制	中国 3 期仅观察病毒载量，俄罗斯 3 期观察临床症状	欧美为主（无中国人群）德尔塔 + 伽玛病毒	中国人群 / 奥密克戎株 / 无高危因素限制
缩短症状时间	以症状消失为终点的 SR 研究未达到所有症状连续 4 天持续缓解	11 种新冠症状消除时间缩短 35 小时，合并高危因素者缩短 57 小时	11 种症状较安慰剂组缩短约 1.5 天	临床症状改善的中位时间为 10 天左右	与未进行抗病毒治疗相比缩短 4.2 天（RWS 数据）	11 种症状较安慰剂组缩短 2 天
降低重症风险	降低新冠相关住院或死亡风险 89%	降低新冠相关住院或死亡风险 89%	两组均无重症发生	未观察	降低新冠相关住院或死亡风险 31%	两组均无重症发生
安全性	血脂异常、腹泻、瘙痒等，未发生严重不良反应	味觉倒错、腹泻、头痛、呕吐	未发生与研究药物相关的严重不良事件。可见皮疹、瘙痒等	肝酶升高呼吸衰竭生殖毒性	腹泻、恶心、头晕、头痛、生殖毒性	与安慰剂相当

张驰　王贵强　北京大学第一医院

13 新冠病毒感染抗凝治疗

■ 一、感染新冠病毒对机体凝血功能的影响

早在 SARS-CoV-2 感染流行期间就有研究发现：感染 SARS-CoV-2 的患者存在凝血功能异常，而因感染致死患者的尸检结果也显示有大血管的急性阻塞和肺微血管的血栓形成。近 20% 感染 COVID-19 的患者会出现凝血功能异常，几乎所有的重型和危重型患者都存在明显的凝血功能紊乱，特别是存在 D- 二聚体水平升高的高凝状态与预后不良密切相关，提示高凝状态，可能在 COVID-19 感染的发病机制中发挥重要作用。凝血功能异常中的静脉血栓栓塞（VTE）在新冠患者中尤为常见，所以抗凝治疗对改善 COVID-19 患者的预后有重要意义。2020 年，我国多学科专家小组联合撰写的《新冠感染并发 VTE 的预防与治疗专家共识》中指出，"所有重型、危重型新冠感染患者，都具有并发 VTE 的风险，如果没有禁忌证，都应该考虑进行 VTE 的预防"。《新型冠状病毒感染诊疗方案（第十版）》建议：对具有重症高风险因素、病情进展较快的中型病例以及重型和危重型病例，在无禁忌证情况下可给予低分子肝素或普通肝素抗凝治疗。

血栓形成的 Virchow 三要素包括：高凝状态、血流淤滞、内皮损伤。COVID-19 感染也是通过这三方面引发凝血功能紊乱及高凝状态，具体原因可能有：①重症感染或脓毒血症所导致的内皮功能损伤以及急性炎症反应通过多种途径影响凝血和纤溶功能；②炎症期间凝血级联反应的激活促进凝血化合物合成、降低抗凝化合物合成并抑制纤溶系统；③组织因子表达增加导致外源性凝血通路激活，下调活化蛋白 C、抑制纤维蛋白溶解，最终导致高凝状态；④感染所致的循环不稳定会引发组织血流淤滞，导致血栓形成。

二、抗凝治疗对新冠病毒感染患者的影响

抗凝药物肝素除了具有抗凝血特性外，还具有抗炎和潜在的抗病毒作用，并可能改善内皮功能。大量研究显示，早期开始肝素治疗可以减少血栓 – 炎症过程，并降低危重症或死亡的风险。普通肝素在单核 – 吞噬细胞系统和肝脏代谢，并通过尿液排泄。在肾功能不全或肾衰竭患者中，通常不需要调整剂量。使用过程中，需根据活化部分凝血活酶时间（APTT）或抗 Xa 因子监测调整剂量。

三、抗凝药物的使用

1. 肝素／低分子肝素

低分子肝素治疗新冠感染临床证据在不断增加，一项探讨低分子肝素抗凝治疗对新冠感染非重症患者疗效的研究显示，与常规药物预防血栓组相比，早期使用低分子肝素（其中依诺肝素最常用）治疗剂量抗凝组增加患者无器官支持天数的概率为 98.6%，提高患者存活至出院的概率为 87.1%。低分子量肝素在肝脏代谢并经肾脏排泄，10%~40% 的低分子量肝素经肾脏清除。肾损伤患者的低分子量肝素清除率可能降低，轻至中度肾功能不全患者低分子肝素的血浆药物浓度仅轻微升高，肌酐清除率 < 30ml/min 的患者血浆药物浓度显著升高。因此，当肌酐清除率下降至 30ml/min 及以下时，应将低分子肝素转换为普通肝素；严重肾功能不全患者禁止使用低分子肝素；此外，患者体重对低分子肝素的使用剂量也有一定影响。

目前国内外新冠病毒感染相关的诊疗方案／防治建议一致推荐使用肝素／低分子肝素进行抗凝治疗。2020 年中华医学会呼吸病学分会肺栓塞与肺血管病学组颁布的《新型冠状病毒感染相关静脉血栓栓塞症防治建议（试行）》，预防血栓使用抗凝治疗指证推荐如下。

（1）对于重型和危重型 COVID-19 感染合并低出血风险患者，推荐首选低分子肝素进行血栓预防。

（2）对于合并内科疾病或外科情况的轻型、普通型患者，根据 Padua

（表 13-1）或 Caprini（表 13-2）评估模型进行评估，评估为静脉血栓栓塞症高危或中高危的患者，如果没有抗凝禁忌证，应考虑药物预防，建议首选低分子肝素；Caprini 评分是经验证最有效的 VTE 风险评估工具，过去曾用于全球约 500 万例内科和外科手术患者的 VTE 风险评价。由于新冠感染患者其本身就是 VTE 高危风险人群，因此 Caprini 评分在初始 2005 年版的基础上针对赋值进行了修订，增加了 D- 二聚体升高和新冠感染评分，具体为：新冠感染无症状赋值 2 分，症状性感染赋值 3 分，症状性感染合并 D- 二聚体升高赋值 5 分。

表 13-1　Padua 评估量

危险因素	分数（Padua 预测评分）
活动性癌症 [a]	3
既往 VTE 病史（不包含浅表性静脉血栓）	3
活动减少 [b]	3
已知的易栓症 [c]	3
近期（1 个月）发生的创伤和（或）手术	2
年龄 ≥ 70 岁	1
心衰和（或）呼吸衰竭	1
急性心肌梗死或缺血性脑卒中	1
急性感染和（或）风湿性疾病	1
肥胖（BMI ≥ 30kg/m^2）	1
目前正在接受激素治疗	1

[a] 患有局部扩散或远处转移和（或）在近 6 个月内接受过放化疗
[b] 卧床至少 3 天（由于患者活动受限或遵医嘱）
[c] 遗传性抗凝血酶缺乏症、遗传性蛋白 C（PC）、蛋白 S（PS）缺乏症、因子 VLeiden（FVL）突变、凝血酶原 G20210A 突变、抗磷脂综合征

危险因素总分		
VTE 风险度	Padua 评分	不采取预防措施 VTE 发生率
低度危险	< 4 分	0.30%
高度危险	≥ 4 分	11%

表 13-2　Caprini 评估量表

A1　每个危险因素 1 分	B　每个危险因素 2 分
年龄 40~59 岁	年龄 60~74 岁
计划小手术	大手术（＜ 60 分钟）
近期大手术	腹腔镜手术（＞ 60 分钟）
肥胖（BMI ＞ 30kg/m^2）	关节镜手术（＞ 60 分钟）
卧床的内科患者	既往恶性肿瘤
炎症性肠病史	肥胖（BMI ＞ 40kg/m^2）
下肢水肿	
静脉曲张	C　每个危险因素 3 分
严重的肺部疾病，含肺炎（1 个月内）	年龄 ≥ 75 岁
肺功能异常（慢性阻塞性肺病史）	大手术持续 2~3 小时
急性心肌梗死（1 个月内）	肥胖（BMI ＞ 50kg/m^2）
充血性心力衰竭（1 个月内）	浅静脉、深静脉血栓或肺栓塞病史
败血症（1 个月内）	血栓家族史
输血（1 个月内）	现患恶性肿瘤或化疗
下肢石膏或支具固定	肝素引起的血小板减少
中心静脉置管	先天或后天血栓形成
其他危险因素	抗心磷脂抗体阳性
	血清同型半胱氨酸酶升高
A2　仅针对女性（每项 1 分）	
口服避孕药或激素替代治疗	D　每个危险因素 5 分
妊娠期或产后（1 个月内）	卒中史（1 个月内）
原因不明的死胎史，复发性自然流产(≥ 3 次），由于毒血症或发育受限原因早产	急性脊髓损伤（瘫痪，1 个月内）
	选择性下肢关节置换
	髋关节、骨盆或下肢骨折
	多发性创伤（1 个月内）
	大手术（超过 3 小时）

续表

危险因素总分			
注：①每个危险因素的权重取决于一起血栓事件的可能性，如癌症的评分是 3 分，卧床的评分是 1 分，前者比后者更易引起血栓。②只能选择 1 个手术因素			

预防方案（Caprini 评分）

危险因素总分	风险等级	DVT 发生风险	预防措施
0~1 分	低危	< 10%	尽早活动，物理预防
2 分	中危	10%~20%	抗凝同意书，药物预防或物理预防
3~4 分	高危	20%~40%	抗凝同意书，药物预防和物理预防
≥ 5 分	极高危	40%~80%，死亡率 1%~5%	抗凝同意书，药物预防和物理预防

（3）对于治愈出院患者，如果出院时静脉血栓栓塞症的风险依然存在，可以考虑院外继续血栓预防。

2022 年北美抗凝论坛上公布的《COVID-19 大流行期间的血栓栓塞和抗凝治疗临床指南》对预防血栓抗凝指证推荐为：①对于所有 COVID-19 住院患者，应给予至少标准预防剂量抗凝治疗；②对于 COVID-19 非重症患者，如果存在疾病进展和血栓栓塞的高危因素且非出血高危人群，应给予治疗剂量的低分子肝素或普通肝素抗凝治疗；③对于 COVID-19 危重症患者应尽早给予标准预防剂量抗凝治疗优于中等强度或治疗剂量抗凝治疗。

预防血栓肝素 / 低分子肝素使用剂量见表 13-3。对于怀疑或确诊的血栓栓塞的新冠患者，允许全治疗剂量抗凝治疗，治疗剂量的肝素 / 低分子肝素见表 13-4。

使用普通肝素或低分子量肝素治疗要做好监测，确保疗效的同时警惕出血并发症。基线应检查凝血酶原时间、活化部分凝血活酶时间、抗 Xa 因子活性以及全血细胞计数和血小板计数等指标并动态监测。若使用低分子量肝素，还需监测血清肌酐水平变化。

表 13-3 预防量肝素 / 低分子肝素

CrCl ml/min	BMI kg/m²	依诺肝素钠注射液	注射用低分子肝素钠	那屈肝素钙注射液	达肝素钠注射液	肝素钠注射液（UFH）
≥ 30	< 40	40mg sc qd	5000IU sc qd	3075IU*（0.3ml）sc qd	5000IU sc qd	5000U sc q8~12h
	≥ 40	40mg sc q12h	5000IU sc q12h	3075IU*（0.3ml）sc q12h#	5000IU sc q12h	7500U sc q8h
≤ 30	< 40	20mg sc qd	不推荐	不推荐	慎用	5000U sc q8~12h
	≥ 40	20mg sc q12h	不推荐	不推荐	慎用	7500U sc q8h
≤ 15	< 40	使用 UFH，5000IU sc q8~12h 或 7500IU sc q8h，根据体重调整，监测 APTT 或抗 Xa 因子以确定治疗效果				
	≥ 40					

* 含量单位按照 IU 或抗 Xa 因子，WHO 单位；# 说明书和指南未对体重指数 ≥ 40 的患者予以明确推荐，参考其他低分子肝素钠的预防剂量给予推荐，临床可根据患者血栓风险调整，建议测量抗 Xa 因子以确定治疗效果。

sc：皮下注射。

表 13-4 治疗量肝素 / 低分子肝素

CrCl ml/min	BMI kg/m²	依诺肝素钠注射液	注射用低分子肝素钠	那屈肝素钙注射液	达肝素钠注射液	肝素钠注射液（UFH）
≥ 30	< 40	1mg/kg sc q12h 或 1.5mg/kg sc qd	200IU sc qd 或 100IU sc q12h	85IU/kg sc q12h	200IU/kg sc qd 或 100IU/kg sc q12h	80IU/kg 快速注射，之后按照 18IU/(kg·h) 滴注，根据抗 Xa 因子或根据 APTT 值调整剂量*
	≥ 40	1mg/kg sc q12h&	200IU sc qd 或 100IU sc q12h	85IU/kg sc q12h	100IU/kg sc q12h	
≤ 30	< 40	1mg/kg sc qd	不推荐	不推荐	慎用	
	≥ 40	1mg/kg sc qd	不推荐	不推荐	慎用	
≤ 15	< 40	使用 UFH，80IU/kg 快速注射，之后按照 18U/（kg·h）滴注，根据抗 Xa 或 APTT 值调整剂量				
	≥ 40					

& 对 BMI ≥ 40 的患者，建议测量抗 Xa 以确定治疗效果；* 初始剂量可以根据说明书用于治疗 VTE 的剂量计算，使用 UFH 监测抗 Xa 比 APTT 更可取，因为对于处于炎症状态的 COVID-19 的患者达到治疗性 APTT 可能具有挑战性。

2. 其他抗凝药物

新冠患者住院期间，特别是使用抗病毒药物治疗期间，不建议使用口服抗凝药物预防血栓。对血栓栓塞风险增加（IMPROVE VTE 评分 ≥ 4 或评分 2~3 伴 D- 二聚体升高）的患者（表 13-5），在住院治疗后 35 天内可每天使用利伐沙班 10mg 进行出院后血栓预防；对使用华法林口服抗凝治疗的患者，需根据 INR 个体化调整用药剂量，维持 INR 在 2~3 之间。

表 13-5　IMPROVE 评分

VTE 危险因素	评分
VTE 病史	3
已知的易栓症	2
下肢瘫痪	2
肿瘤病史	2
制动 ≥ 1 天	1
住 ICU/CCU	1
年龄 > 60 岁	1
D - 二聚体大于正常上限 2 倍	2

3. 联合用药对出血风险的影响

治疗新冠的其他药物对抗凝药物的疗效和安全性会有不同程度的影响。肝素或者低分子肝素与非甾体抗炎药联合使用，可增加出血风险。奈玛特韦 / 利托那韦和托珠单抗会降低华法林的抗凝作用；地塞米松、甲泼尼龙与华法林合用可增加出血风险，这些药物与华法林合用时，可考虑转换为肝素类药物抗凝治疗或加强凝血功能的监测，根据检测结果调整华法林剂量。奈玛特韦 / 利托那韦应避免与利伐沙班合用，会导致出血风险增加。达比加群与奈玛特韦 / 利托那韦一起使用时也会增加出血风险，特别是在肾功能降低或存在其他药物相互作用的情况下，需对是否有出血症状、达比加群的血药浓度以及凝血功能检测指标加强监测。

由于抗新冠病毒药物对华法林和非维生素 K 拮抗的口服抗凝药（NOAC）

代谢的影响，在新冠病毒感染后服用抗新冠病毒药物期间（大约 5 天），尽量使用肝素或低分子肝素，对血栓危险因素持续存在一段时间的患者，后续可以将抗凝药物转换为口服的抗凝药物继续服用。

常规服用新型口服抗凝药治疗的患者如果感染了新冠病毒，特别是在严重感染需要住院治疗的情况下，继续抗凝治疗有利于避免新冠并发症，但需要仔细观察临床进展、肾功能状况以及临床合并用药情况及时调整治疗方案。

4. 不同抗凝药物的转换

新冠患者住院期间，可能需要转换抗凝药物，以保证抗凝效果的持续性，同时也避免抗凝效果叠加而增加出血风险。①华法林转换为肝素类：应先停用华法林，并监测 INR，待 INR < 2 后再应用肝素或低分子肝素抗凝治疗；②肝素类药物转换为华法林：在使用肝素或低分子肝素的同时使用华法林，直至 INR 达到目标范围（2~3）时停用肝素类药物；③ NOAC 转换为肝素类药物：在下次服药时注射肝素类药物，肾功能不全的患者可能需要延迟给药；④肝素类药物转换为 NOAC：普通肝素停药后即可服用 NOAC，低分子肝素在下次注射时服用 NOAC。

5. 出血风险的控制

抗凝治疗是一把双刃剑，在减少血栓风险的同时也可能增加出血事件。必须反复评估和优化治疗策略，动态评估 VTE 风险和出血风险，调整抗凝治疗方案。有以下情况更应权衡利弊，谨慎进行抗凝：①高龄，年龄大于 85 岁；②未控制的高血压，收缩压 > 180mmHg 和（或）舒张压 > 110mmHg；③可能导致严重出血的颅内疾病；④消化道出血：如有明显黑便、血红蛋白显著下降，应考虑暂停抗凝治疗，加用质子泵抑制剂，排除活动性出血后，可以考虑恢复抗凝治疗；⑤遗传性或者获得性出血性疾病；⑥既往 30 天内有活动性出血，尤其是神经系统出血；⑦恶性肿瘤；⑧严重的肾衰竭或肝衰竭；⑨血小板计数 < 50×10^9/L。此外，使用肝素类药物可能会引起肝素诱导的血小板减少症（HIT）。对于合并血小板减少或应用肝素期间出现 HIT 的患者，推荐应用其他抗凝药，如阿加曲班、比伐卢定、磺达肝癸钠、利伐沙班等替代治疗。

　　规范的静脉血栓管理对于新冠感染患者来说十分必要，根据患者的脏器功能状态、合并用药情况以及新冠感染的严重程度合理使用低分子肝素（肝素）预防血栓形成、阻断病情进展对改善新冠病毒感染患者预后至关重要。

陈牧雷　杨新春　首都医科大学附属北京朝阳医院

14 新冠病毒感染呼吸支持治疗

呼吸支持技术是救治重症新冠病毒感染的有效手段，对不同呼吸支持策略应用时机的把握及对病情恶化的早期预测是临床救治的难点，直接关系到治疗的成败。本文就不同呼吸支持技术的介入时机以及如何合理应用进行阐述，希望对新冠病毒感染的救治有所帮助。

新冠病毒感染导致的低氧血症甚至急性呼吸窘迫综合征（ARDS）与普通 ARDS 相比有很多相近之处，包括肺水肿、肺泡局部以及全身的炎症反应等，但其特征性的表现是内皮细胞损伤影响肺循环，内皮细胞凋亡导致血栓，这不仅影响肺泡的结构，还会导致肺血管功能的下降。越来越多的证据支持内皮细胞在炎症的启动和广泛的肺血管内凝血病发展中发挥重要作用。其临床主要特点为病情进展隐匿，重型患者在起病 7~10 天出现呼吸衰竭；危重型患者由于严重的肺不均一性导致肺泡死腔增加，出现 CO_2 潴留，且对呼气末正压（positive end-expiratory pressure，PEEP）效果不佳，而俯卧位通气对改善氧合和肺顺应性有效；年轻患者一旦进展为重度 ARDS，低氧血症进展迅速，预后不良，而老年合并基础疾病的患者往往由于低氧导致基础疾病恶化影响预后。高流量氧疗（HFNC）和无创呼吸机（NIPPV）是 ARDS 无创呼吸支持的常规手段，但在新冠病毒感染治疗中，往往存在过度使用无创呼吸功能支持治疗而导致插管延迟进而影响患者的临床预后，因此，需要早期识别无创治疗失败的危险因素，适时终止无创通气，转为有创通气。

一、新冠病毒感染患者低氧性呼吸衰竭的发生机制

当前的观点大多认为新冠病毒感染患者出现低氧性呼吸衰竭主要源于

通气 / 血流比例失衡（肺的通气与血流不匹配），但这种通气 / 血流比例失衡与既往 ARDS 有所不同，其中一个显著特征是疾病早期在肺部受损区域会出现明显的高灌注状态，导致这种高灌注的原因主要有：①血管调节功能（HPV）失衡：低氧性的肺血管收缩功能下降，对于普通的 ARDS，发生病变的肺组织处于低氧状态，病变区域的血管应该是收缩的，但一些影像学检查发现，在新冠病毒感染患者中，越是病变区域的血管反而越是扩张，由此就会导致肺组织通气 / 血流比例失衡；②肾素 – 血管紧张素（RAS）系统功能障碍：血管紧张素转化酶 2（ACE2）受体与大量新冠病毒结合后，会导致血管紧张素转化酶 1（ACE1）炎症反应调节功能失衡，进而导致肺组织出现进一步的炎症反应；③肺微血栓（约 15%）；④肺部炎症风暴。目前根据新冠病毒感染的不同表型，将其分为 L 型和 H 型。L 型患者的弹性阻力降低，顺应性良好，但出现严重低氧；H 型患者的弹性阻力降低，顺应性下降，此类型与传统 ARDS 的改变相近，但在临床中发现，L 型在疾病进展过程中也会转变为 H 型。

二、呼吸支持治疗的选择与目标

1. 普通氧疗

氧饱和度（SpO_2）≥ 93% 不需要常规吸氧，建议定期监测。临床上普通氧疗包括鼻导管、简单开放面罩、文丘里面罩、储氧面罩吸氧等方式，应用于轻度呼吸衰竭 [200mmHg ≤氧合指数（氧分压 / 吸入氧浓度）< 300mmHg] 患者的治疗，治疗过程中要注意观察患者的氧饱和度、呼吸频率等指标的变化，目标是使患者 SpO_2 维持在 93%~95%。

2. 经鼻高流量氧疗（HFNC）与无创呼吸机（NIPPV）

随着近年来大家对经鼻高流量氧疗的临床价值认识不断深入，在各地救治新冠病毒感染合并轻中度呼吸衰竭中，经鼻高流量氧疗起到了至关重要的作用。与无创呼吸机比较，经鼻高流量氧疗舒适性更好，患者依从性更高，操作简便。主要涉及三个参数：气体的温度（32~35℃，根据患者舒适度调节）、流量（30~60L/min，根据患者舒适度调节）和氧气浓度（最高 100%，根据目标氧合调节）。其所产生的生物学效应包括：①稳定吸入氧气的浓度；②产生呼吸末正压（PEEP）样效应（2~7cmH$_2$O），增大流量、闭口呼吸可增加呼气末压力；③增加通气效率；减少上呼吸道死腔量；④改变呼吸形式；⑤改善气道的温湿化功能：增加患者的舒适性和耐受性，改善分泌物的引流。无创呼吸机的支持水平更高，并且压力恒定，但无创呼吸机患者耐受性差，并且死腔量增加，其优势是有吸气辅助。一些研究结果显示，在新冠病毒感染的治疗中，无创呼吸机的效果并不优于经鼻高流量氧疗，对于低氧性呼吸衰竭，无二氧化碳潴留、呼吸频率增快的患者，经鼻高流量有一定优势，能够降低患者气管插管率。

3. 俯卧位通气

俯卧位通气是治疗的重要措施，通过促进肺复张，改善低氧血症、高碳酸血症及急性右心功能衰竭。俯卧位通气同样对病情相对较轻的患者有效，可预防病情向重型和危重型进展，提倡"应趴尽趴"。

（1）俯卧位通气的机制：①促进塌陷肺泡复张：吸收依赖区的肺实质和减少非依赖区的过度充气。②改善通气血流比：俯卧位时肺内血流重新分布，腹侧区域血流增加而背侧区域血流减少，同时腹侧区域通气减少而背侧区域通气增加，通气血流比明显改善。③改善呼吸系统顺应性：俯卧位时，背侧肺通气区域由重力依赖区转变为非重力依赖区，顺应性增加。④利于痰液引流：患者由于长时间卧床，深部痰液难以得到有效引流，俯卧位时，由于重力的作用，痰液引流更为充分。⑤俯卧位通气对循环系统影响：俯卧位通气促进肺泡复张、改善氧合，从而降低肺血管阻力，降低右心室后负荷。另外，俯卧位时腹腔压力升高，回心血量增加，心脏前负荷及左心室后负荷增加。通过上述机制，俯卧位通气可增加有心脏前负荷储备功能障碍患者的心排血量。

（2）俯卧位通气适应证及时机：对于清醒俯卧位患者：①需要补充氧气才能维持氧饱和度＞93%；②清醒、合作、能够自我沟通；③能够在最少的帮助下调整自己的位置，无明显禁忌可尽早进行俯卧位通气。常规ARDS俯卧位通气指征：中重度 ARDS［氧合指数＜150mmHg］，存在严重低氧血症和（或）高碳酸血症时，应积极给予俯卧位通气治疗，但对新冠病毒感染患者应尽早实施俯卧位通气治疗。新冠病毒感染患者俯卧位通气指征应区别重型和危重型。对重型患者，积极的俯卧位通气能延缓重型向危重型进展，重型俯卧位的时间应尽可能长，但取决于患者的耐受程度。危重型患者在积极行肺保护性通气的基础上，低氧血症和（或）高碳酸血症仍未改善，需积极行俯卧位通气治疗。对实施体外膜肺氧合（ECMO）治疗的患者，亦应积极行俯卧位通气，目前有循证医学证据表明，ECMO 联合俯卧位通气治疗能改善重度 ARDS 患者的临床预后。需注意的是，新冠病毒感染的患者往往是低肺可复张性，其俯卧位通气维持时间应至少 12 小时以上，且定时评价氧合和呼吸力学的变化。

（3）禁忌证：①面部 / 颈部外伤或脊柱不稳的患者；②近期胸骨切开术或腹部大面积烧伤的患者；③颅内压升高的患者；④大咯血患者；⑤需要心肺复苏术或除颤的高危患者。

（4）清醒俯卧位：清醒俯卧位目前在临床中的应用较多，其效果也比较明显，有证据显示经鼻高流量氧疗联合清醒俯卧位能够改善氧合，降低气管插管率，尤其对于氧合指数＞ 150mmHg 的患者，效果更好。清醒俯卧位能够促进分泌物排出，增加肺不张或肺底部的通气量，减轻心脏重量，使肺左、右下叶减压，并且使肺压力均一化，减少肺应变，同时减少通气－灌注不匹配。接受普通氧疗、经鼻高流量氧疗或无创呼吸机治疗的患者，无禁忌证的情况下，建议同时实施俯卧位通气，俯卧位治疗时间每天最好大于 12 小时。出现下列情况提示经鼻高流量治疗失败：ROX 指数［（氧饱和度 / 吸氧浓度）/ 呼吸频率］＜ 3.85；氧合指数＜ 150mmHg；呼吸频率＞ 35 次 / 分；血流动力学不稳定；酸中毒（pH ＜ 7.3）等。一旦经鼻高流量氧疗或无创呼吸机治疗失败，应尽早气管插管行有创正压通气，避免气管插管延迟和紧急气管插管。

清醒俯卧位通气的具体实施：①姿势：背在上，胸在下，不遮口鼻，舒服第一。②支撑物就地取材：保持口鼻通畅，减压，舒适度。③手肘和肩膀：放松，不要"平板支撑或俯卧撑"。④氧气：根据病情选择鼻导管、面罩、无创给氧，避免氧气管（呼吸机管路）折叠或者挤压。⑤适时调整：适时变换姿势，避免肢体僵硬麻木或形成压力性损伤。⑥观察血氧饱和度、呼吸频率、血气以及患者的自我感受。⑦俯卧时机：进餐后 2 小时或空腹时，管喂患者俯卧位前行胃肠减压。⑧时长：每次 2 小时，一天累计 8 小时，循序渐进至每天 12 小时。不能耐受全俯卧位者或戴面罩者，可以尝试半俯卧位。

（5）镇静镇痛下俯卧位通气：有创呼吸机或 ECMO 治疗联合俯卧位通气，能够改善重症患者的临床预后。

具体实施措施。患者准备：①镇静镇痛（RASS 评分 -4~-5）；②胃肠道：抽空胃内容物，或留置空肠营养管；③眼睛、皮肤、大小便准备；④输液管理，引流管固定；⑤气道管理；⑥最好提前完成特殊检查如胸片、超声、气管镜等。人员准备：①主管医生；②责任护士；③呼吸治疗师；④组长或高年资护士；⑤责任、分工明确。物品准备：①床单元的整理；②中单、电极片等；③软枕、体位垫（头枕、三角垫）、泡沫敷料等减压装置。

俯卧位通气（信封法）。位置与分工：第一人位于床头，负责呼吸机管路的妥善固定、头部的安置及发出口令；第二人位于左侧床头，负责监护仪导联线、左侧上身导管的安置；第三人位于左侧床尾，负责导尿管及左侧下半身各类导管的安置；第四人位于右侧床头，负责该侧静脉置管及右侧上半身各类导管的安置；第五人位于右侧床尾，负责右侧下半身各类导管的安置。

翻转方法及操作后处理：俯卧位后应注意保持人工气道及血管通路的通畅，避免胸腹部受压，同时应注意保护易受压部位，避免压疮发生：①将 60cm×90cm 护理垫分别置于患者胸前及会阴部，吸水面朝向患者皮肤；②将 2 个圆柱形枕分别置于患者胸部及髂嵴处护理垫上，男性患者注意避开生殖器部位；③将翻身单覆盖在圆柱形枕头上，患者双手置于两侧紧贴身体；④由位于头侧的第一人固定住患者的人工气道及呼吸机管路，其余四人将患者身上、身下两层翻身单边缘对齐，将其同时向上卷翻身单至最紧，固定住患者其他导管；⑤由第一人发出口令，并与其他四人同时将患者托起，先移向病床一侧；⑥确认患者及管道安全后，听第一人口令同时将患者翻转为 90°侧卧位，然后 5 人同时将患者（由左向右或右向左）行 180°翻转至俯卧位；⑦将患者头偏一侧，头下垫护理垫与减压枕，留出足够高度，确保人工气道通畅，便于吸痰操作；特殊情况如颈部强直的患者应给予镇静、镇痛，气管切开的患者需保障颈部悬空，留有操作空间；⑧确认圆柱形枕位置恰当；整理确认各导管是否在位通畅、导线固定，摆放肢体于功能位。

俯卧位通气结束操作流程：①俯卧位通气结束后，清理呼吸道及口鼻腔分泌物；②将患者胸前电极片移至肩臂部；③先由第一人明确人员分工及职责，各自妥善固定好所负责的管路，由第一人发出口令，其余人员同时将患者托起，先移向病床一侧，然后将患者转为侧卧位，撤除患者身上的敷料及软枕，整理好病床，将患者摆放至需要的体位；④生命体征平稳后将心电监护接至胸前；⑤整理各管路，重新妥当固定；⑥清洁颜面部，更换气管插管固定胶布，进行口腔护理。

4. 有创呼吸机（IPPV）

有创正压通气是救治重症呼吸衰竭的有效治疗手段，以小潮气通气 + 一定水平呼气末正压（PEEP）为标志的肺保护性通气是治疗重症肺炎继发 ARDS 的常规治疗手段。当氧合指数 < 150mmHg，特别是吸气努力明显增强的患者，应考虑气管插管，实施有创机械通气。可参考以下指标进行临床综合判断：CO_2 潴留进行性加重伴 pH < 7.3；严重的呼吸窘迫症状（如呼吸频率 > 35 次 / 分、胸腹矛盾呼吸等）；气道保护能力差，痰液引流障碍；血流动力学不稳定；意识障碍等。鉴于重型、危重型患者低氧血症临床表现不典型，不应单独把 SpO_2 目标值作为气管插管和有创机械通气的指征，而应结合患者的临床表现和器官功能情况实时进行评估。值得注意的是，延误气管插管带来的危害可能更大。早期恰当的有创机械通气治疗是危重症型患者重要的治疗手段。

在《奥密克戎变异株所致重症新型冠状病毒感染临床救治专家推荐意见》中对新冠病毒感染所致 ARDS 患者的有创通气进行了推荐：①使用小潮气量通气（4~8ml/kg 理想体重）策略，同时保证平台压 < 30cmH$_2$O 和驱动压 < 15cmH$_2$O。对于呼吸系统顺应性正常或轻度降低（≥ 40cmH$_2$O）或自主呼吸努力较强的患者可以适当增加潮气量至 8ml/kg 理想体重；②使用高水平 PEEP（ > 10cmH$_2$O）治疗合并中重度 ARDS 患者；对于呼吸系统顺应性正常或轻度降低（≥ 40cmH$_2$O）、肺复张性差或合并急性肺心病的患者应慎重使用高水平 PEEP；③常规应用 12~16 小时的俯卧位通气治疗合并中重度 ARDS（$PaO_2/FiO_2 < 150mmHg$）患者；④对于早期合并中重度 ARDS（$PaO_2/FiO_2 < 150mmHg$）患者，若出现肺保护性通气或俯卧位通气实施困难、自主呼吸努力过强和严重的人–机不协调等情况，推荐间断或短期持续（< 48 小时）使用肌松剂（罗库溴铵注射液等）；⑤对于常规通气参数设置难以纠正的低氧血症且肺部影像学提示双侧大量渗出影的中重度 ARDS 患者，推荐使用肺复张手法进行补救治疗。有部分新冠病毒感染患者的肺顺应性很好，肺顺应性能够达到 $40ml/cmH_2O$ 以上，甚至 $60ml/cmH_2O$ 或 $70ml/cmH_2O$ 的水平。L 型患者的顺应性较好，可以适当增加潮气量，因为这类患者大部分对潮气量的需求也较大，最高可予 8ml/kg，严格控制驱动压（< $15cmH_2O$）、床旁滴定 PEEP 水平，呼吸频率尽可能慢（≤ 20 次 / 分）。对于 H 型患者（高弹性阻力），需实施标准的肺保护性通气策略，包括潮气量、驱动压、平台压的限制以及 PEEP 的滴定。

　　肺保护性通气策略核心内容：①小潮气量（4~8ml/kg）；②控制气道平台压 ≤ $30cmH_2O$；③允许性高碳酸血症；④最佳 PEEP。肺复张是该通气策略的补充。潮气量逐渐降低至 6ml/kg（理想体重）。注意平台压目标水平应低于 $30cmH_2O$。测平台压时应充分镇静或肌松以避免自主呼吸的干扰。若平台压 > $30cmH_2O$，应逐渐以 1ml/kg 的梯度降低 VT 至最低 4ml/kg。降低 VT 同时为保证肺泡分钟通气量，避免 CO_2 潴留，相应增加 RR，每降低 1ml/kg VT，需增加 5 次 RR，增加 RR 后注意观察呼吸机流速时间曲线的呼气时间流速在呼气末达到零，如不能达到零，则需减少 RR 或调整吸呼比，延长呼气时间。RR 最大至 35 次 / 分，同时注意气体陷闭的发生。除伴有颅高压、血流动力学不稳等情况的患者外，可维持允许性高碳酸血症。

　　如何进行 PEEP 滴定和是否需要常规进行有效肺复张应予以重视和关注。肺复张是指在有创正压通气过程中，通过短暂给予明显高于常规的气道及肺泡内压，以增加跨肺压，复张萎陷肺泡的一类操作方法。

　　有创呼吸机中加强气道管理是治疗成功的重要一环，建议：①加强气道湿化，可采用主动加热湿化器，有条件地使用环路加热导丝保证湿化效果；②积极进行气道廓清治疗，如震动排痰、高频胸廓振荡、体位引流等；③必要时气管镜吸痰；⑤进行气管插管 1 周以上的患者可考虑进行气管切开；⑤在氧合及血流动力学稳定的情况下，尽早开展被动及主动活动，促进痰液引流及康复训练。

5. 体外膜氧合（ECMO）

ECMO 是体外生命支持（ECLS）技术的一种，用于完全替代患者肺和部分替代心脏功能，使其得以充分休息，从而为原发病的诊治争取时间。近两年国内 ECMO 临床应用水平突飞猛进，结合既往治疗 ARDS 患者 ECMO 应用的专家共识，针对本次新冠病毒感染的危重型肺炎患者推荐的 ECMO 上机时机是：①早期有创通气＜ 7 天；②仰卧位通气下 $PaO_2/FiO_2 \leq 50mmHg$ 超过 3 小时，或尝试俯卧位通气后 $PaO_2/FiO_2 \leq 80mmHg$（$FiO_2 > 80\%$，$PEEP > 10cmH_2O$）超过 6 小时；③吸气相跨肺压＞ $25cmH_2O$/ 驱动压＞ $15cmH_2O$，治疗 24 小时氧合指数无明显改善；④动脉血 pH ＜ 7.25 且 $PaCO_2 > 60mmHg$ 超过 6 小时；⑤出现严重气压伤（纵隔气肿、气胸等）。需要指出的是，ECMO 的应用没有绝对的禁忌证，要有丰富经验的团队进行操作和维护。

新冠病毒感染所致低氧血症的病理生理学机制与普通 ARDS 病理学机制有所差异，因此无论是呼吸支持策略还是药物治疗都有所不同，有效掌握不同的呼吸支持技术，针对患者的疾病特点个体化应用，对改善患者氧合、减少因呼吸支持技术带来的不良反应，促进患者早日康复具有积极意义。

王鑫　张会会　马迎民　首都医科大学附属北京佑安医院

15

新冠病毒感染个人居家监测与治疗

一、认识新冠病毒感染的症状与临床进展规律

（一）认识 11 种新冠病毒感染临床症状，判断是否可能感染新冠病毒

（1）发热（一般不超过 72 小时）。

（2）干咳（偶有白黏痰、黄痰）。

（3）乏力。

（4）鼻塞（极为罕见）。

（5）流涕（极为罕见）。

（6）咽干、咽痒、咽痛（常见早期表现）。

（7）嗅觉减退或消失（少见）。

（8）味觉减退或消失（少见）。

（9）畏寒、寒战。

（10）肌痛（部分患者腰背痛、下肢痛、头痛、全身痛，年轻人常更严重）。

（11）腹泻（消化道症状，包括恶心、呕吐，少见，一般不超过 2 天）。

（二）认识新冠病毒感染临床进展规律，认知自己可能属于哪种症型

1. 根据患者各种感染相关因素的不同判断

临床上新冠病毒感染可以在任何一个时间点上中断，从而痊愈，但不

能跨越某个分期，病情是逐渐发展的。

2. 什么是轻症

轻型是新冠病毒感染发展过程中的一个阶段，可以就此痊愈，也可以继续进展。以上呼吸道感染为主要表现，如咽干、咽痛、咳嗽、发热等。

3. 需要关注的临床预警指标（自我关注，专业检测）

（1）低氧血症或呼吸窘迫进行性加重。

（2）组织氧合指标（如指氧饱和度、氧合指数）恶化或乳酸进行性升高。

（3）外周血淋巴细胞计数进行性降低或炎症因子如白细胞介素 –6（IL–6）、CRP、铁蛋白等进行性上升。

（4）D– 二聚体等凝血功能相关指标明显升高。

（5）胸部影像学显示肺部病变明显进展。

■ 二、新冠病毒感染后的自我评估

（一）认知重型 / 危重型高危因素

1. 大于 65 岁，尤其是未全程接种新冠病毒疫苗者。

2. 有心脑血管疾病（含高血压）、慢性肺部疾病、糖尿病、慢性肝脏、肾脏疾病、肿瘤等基础疾病以及维持性透析患者。

3. 免疫功能缺陷（如艾滋病患者、长期使用皮质类固醇或其他免疫抑制药物导致免疫功能减退状态）。

4. 肥胖（体质指数 ≥ 30）。

5. 晚期妊娠和围生期女性。

6. 重度吸烟者。

（二）新冠感染相关健康风险评估标准

风险等级	居民情况		
绿色标识 低风险一般人群	1. 年龄＜65岁 2. 无基础疾病	1. 年龄＜65岁 2. 基础疾病稳定 3. 全程接种疫苗	
黄色标识 中风险重点人群	1. 年龄＜65岁 2. 基础疾病不稳定 3. 全程接种疫苗	1. 年龄65~80岁 2. 基础疾病稳定 3. 未全程接种疫苗	1. 年龄＞80岁 2. 无基础疾病或基础疾病稳定 3. 全程接种疫苗
红色标识 高风险重点人群	1. 年龄＜65岁 2. 基础疾病不稳定 3. 未全程接种疫苗	1. 年龄65~80岁 2. 基础疾病不稳定 3. 无论是否全程接种疫苗	1. 年龄＞80岁 2. 基础疾病稳定或不稳定 3. 未全程接种疫苗

若存在按照上述评估标准进行评估无法分级标识的，可采取下表评分方法进行补充评估，确定健康风险级别。中高风险人群应立即开展抗病毒治疗。

评估内容		评分
年龄	＜65岁	0
	65~80岁	1
	＞80岁	2
基础疾病	无基础疾病	0
	基础疾病稳定	1
	基础疾病不稳定	2
疫苗接种	未接种疫苗	2
	未全程接种疫苗	1
	全程接种疫苗	0
绿色标识（低风险一般人群）		0~1
黄色标识（中风险重点人群）		2~3
红色标识（高风险重点人群）		4~6

三、新冠病毒感染轻症居家要求

（一）适用对象

1. 未合并严重基础疾病的无症状或症状轻微的感染者。

2. 基础疾病处于稳定期，无严重心肝肺肾脑等重要脏器功能不全等需要住院治疗情况的感染者。

（二）家居环境要求

1. 在条件允许情况下，居家治疗人员尽可能在家庭相对独立的房间居住，使用单独卫生间。

2. 家庭应当配备体温计（感染者专用）、纸巾、口罩、一次性手套、消毒剂等个人防护用品、消毒产品及带盖的垃圾桶。

（三）居家治疗人员自我管理要求

1. 健康监测和对症治疗

居家治疗人员应当每天早、晚各进行一次体温测量和自我健康监测，如出现发热、咳嗽等症状，可进行对症处置或口服药治疗。有需要时也可联系基层医疗卫生机构医务人员或通过互联网医疗形式咨询相关医疗机构。无症状者不需药物治疗。居家治疗人员服药时，须按药品说明书服用，避免盲目使用抗菌药物。如患有基础疾病，在病情稳定时，无须改变正在使用的基础疾病治疗药物剂量。

2. 居家监测指标

（1）症状：①一般症状：发热、咽痛、咳嗽、乏力、鼻塞、头痛等；②高危症状：呼吸困难、意识模糊、持续高热。

（2）体温：家里可常备体温计（水银温度计、额温枪、耳温枪均可），每日早晚各监测一次体温。

（3）指氧饱和度：特别是家中有高危患者时，可备用一个指氧仪，指氧饱和度如持续低于95%请及时就诊。

（4）脉搏：可通过智能手环（手表）等测量，也可通过血压计或指氧仪监测。

3. 控制外出

（1）居家治疗人员非必要不外出、不接受探访。

（2）对因就医等确需外出人员，要全程做好个人防护。

（3）点对点到达医疗机构，就医后再点对点返回家中，尽可能不乘坐公共交通工具。

4. 个人防护

居家治疗人员要做好防护，尽量不与其他家庭成员接触，尽可能保持1米以上距离；如居家治疗人员为哺乳期母亲，在做好个人防护的基础上可继续母乳喂养婴儿。

5. 抗原自测

居家治疗人员需根据相关防疫要求进行抗原自测和结果上报。

6. 感染防控要求

（1）每天定时开门窗通风，保持室内空气流通，不具备自然通风条件的，可用排气扇等进行机械通风。

（2）做好卫生间、浴室等共享区域的通风和消毒。

（3）准备食物、饭前便后、摘戴口罩等，应当洗手或手消毒。

（4）咳嗽或打喷嚏时用纸巾遮盖口鼻或用手肘内侧遮挡口鼻，将用过的纸巾丢至垃圾桶。

（5）不与家庭内其他成员共用生活用品，餐具使用后应当清洗和消毒。

（6）居家治疗人员日常可能接触的物品表面及其使用的毛巾、衣物、被罩等需及时清洁消毒，感染者个人物品单独放置。

（7）如家庭共用卫生间，居家治疗人员每次用完卫生间均应消毒；若居家治疗人员使用单独卫生间，可每天进行1次消毒。

（8）用过的纸巾、口罩、一次性手套以及其他生活垃圾装入塑料袋，放置到专用垃圾桶。

（9）被唾液、痰液等污染的物品随时消毒。

（四）轻症患者居家监测可能经历的病情变化过程

发病第 1 天	
症状较轻。可能感到轻微咽干咽痛、身体乏力	
发病第 2 天	
开始出现发热症状，部分年轻人高热至 39℃左右。同时咽部不适感加重	
发病第 3 天	
症状最重的一天。高热 39℃以上，浑身酸痛乏力，咽痛加剧	
发病第 4 天	
体温的高峰开始下降。很多人从这一天体温降为正常，不再发热。但仍咽痛咽痒。一部分人开始流涕、咳嗽	
发病第 5 天	
体温基本降到正常。但是鼻塞、流涕、咽痛、咳嗽，身体乏力仍然存在	
发病第 6 天	
不再发热。咳嗽、流涕等症状加重。前期病毒导致的呼吸道黏膜破坏，人体通过流涕、咳嗽排出坏死的细胞。可能出现核酸转阴	
发病第 7 天	
所有的症状开始明显好转。核酸很大可能转阴	

（五）社区（村）和基层医疗卫生机构工作要求

1. 建立联系

发挥各地疫情防控社区（基层）工作机制的组织、动员、引导、服务、保障、管理重要作用。基层医疗卫生机构公开咨询电话，告知居家治疗注意事项，并将居家治疗人员纳入网格化管理。对于空巢独居老年人、有基础疾病患者、孕产妇、血液透析患者等居家治疗特殊人员建立台账，做好必要的医疗服务保障。

2. 给予指导

居家治疗人员根据说明书规范进行抗原检测，必要时可请基层医疗卫生机构给予指导。基层医疗卫生机构对有需要的人员给予必要的对症治疗和口服药指导。

3. 协助就医

社区或基层医疗卫生机构收到居家治疗人员提出的协助安排外出就医需求后，要及时了解其主要病情，由基层医疗卫生机构指导急危重症患者做好应急处置，并协助尽快闭环转运至相关医院救治。要以县（市、区）为单位，建立上级医院与城乡社区的快速转运通道。

4. 心理援助

以地市为单位建立畅通心理咨询热线。基层医疗卫生机构和社区要将心理热线主动告知居家治疗人员，方便其寻求心理支持、心理疏导帮助。对于发现的心理或精神卫生问题较严重者，可向本地（市、县）精神卫生医疗机构报告，必要时予以转介。

（六）转诊治疗

如出现以下情况，可通过自驾车、120 救护车等方式，转至相关医院进行治疗。

1. 呼吸困难或气促。
2. 经药物治疗后体温仍持续高于 38.5℃，超过 3 天。
3. 原有基础疾病明显加重且不能控制。
4. 儿童出现嗜睡、持续拒食、喂养困难、持续腹泻或呕吐等情况。
5. 孕妇出现头痛、头晕、心慌、憋气等症状或出现腹痛、阴道出血或流液、胎动异常等情况。

■ 四、新冠病毒感染轻症居家治疗

对于轻症患者居家治疗主要有三个方面。

（一）一般治疗

患病期间应多卧床休息；多饮热水；饮食上增加营养，多吃一些富含蛋白质和维生素的食物；勤开窗通风；加强基础疾病的监测；如果只有一过性的低热和干咳，慎用药物治疗。

（二）对症治疗

对于症状明显的轻症患者，可服用相应药物对症治疗。

（1）布洛芬片。剂量：0.1g；0.2g。用法：发热超38.5℃时可服用，12岁及以上成人一次0.2g，若持续疼痛或发热，可间隔4~6小时重复用药一次，24小时不超过4次。禁忌证：对阿司匹林等非甾体抗炎药过敏禁用；孕妇和哺乳期妇女禁用；严重肾功能不全或严重心衰患者禁用；活动性或既往溃疡或消化道出血穿孔的患者禁用。注意事项：不要与对乙酰氨基酚等成分的感冒药叠加使用；服用布洛芬可能出现胃肠道不适，建议饭后服药。

（2）对乙酰氨基酚片。剂量：0.3g。用法：发热超过38.5℃时可服用，成人一次口服0.3~0.6g，每4小时一次或一日4次；一日用量不宜超过2g。禁忌证：严重肝肾功能不全禁用；对该类药物过敏禁用。注意事项：不要与含对乙酰氨基酚的复方抗感冒药或其他退热药（如布洛芬）同服；过量服用可引起严重肝损伤；用药后若出现皮疹应立即停用；服用对乙酰氨基酚可能出现胃肠道不适，建议饭后服药。

（3）复方氨酚那敏颗粒。剂量：含对乙酰氨基酚250mg，咖啡因15mg，马来酸氯苯那敏1mg，人工牛黄10mg。用法：发热、怕风怕冷、全身肌肉酸痛时可服用，12岁以上儿童及成人，一次1~2袋，一日3次。禁忌证：严重肝肾功能不全禁用，对本品过敏者禁用，过敏体质者慎用。注意事项：服用本品期间不得饮酒或含有乙醇的饮料；不能同时服用与本品成分相似的其他抗感冒药；前列腺肥大、青光眼等患者以及老年人慎用；肝、肾功能不全者慎用；孕妇及哺乳期妇女慎用；服药期间不得驾驶机、车、船、从事高空作业、机械作业及操作精密仪器。

（4）马来酸氯苯那敏片（滴丸）。剂量：1mg；4mg。用法：流鼻涕时可服用，成人一次4mg，一日3次。禁忌证：对马来酸氯苯那敏及辅料过敏者禁用；癫痫病史者禁用；新生儿和早产儿禁用；接受单胺氧化酶抑制剂治疗者禁用。注意事项：孕妇及哺乳期妇女慎用；膀胱颈梗阻、幽门十二指肠梗阻患者慎用；甲状腺功能亢进症患者慎用；青光眼患者慎用；消化性溃疡患者慎用；高血压和前列腺肥大者慎用；过敏体质者慎用。

（5）蛇胆川贝液。剂量：每支 10ml。用法：咳嗽、咳痰可服用，成人一次 1 支，一日 2 次。注意事项：对本品成分过敏者禁用；孕妇、体质虚弱者慎用。

（6）连花清瘟颗粒。剂量：0.6g。用法：发热、咽痛、全身痛时可服用，一次 0.6g，一天 3 次。禁忌证："风寒感冒"者禁用；对本品及本品成分过敏者禁用。注意事项：高血压、心脏病患者慎用；儿童、孕妇、哺乳期妇女、年老体弱及脾虚便溏者慎用。

（7）疏风解毒胶囊。剂量：每粒 0.52g。用法：发热、咽干、咽痛时可服用，一次 4 粒，一日 3 次。注意事项：过敏体质及对本品过敏者禁用。

（8）小柴胡颗粒。剂量：3g；4g；5g。用法：发热、怕风怕冷、全身肌肉酸痛时可服用，一次 1~2 袋，一日 3 次。注意事项：风寒感冒者禁用。

（9）板蓝根颗粒（冲剂）。剂量：3g（无蔗糖）；5g；10g。用法：发热、怕风怕冷、全身肌肉酸痛，一次 5~10g 或一次 3~6g(无蔗糖)，一日 3~4 次。注意事项：不宜在服药期间同时服用滋补性中药。

（10）清肺排毒颗粒（片仔癀）。剂量：每袋 15g。用法：发热，咽痛，全身痛可服用，一次 2 袋，一日 2 次。注意事项：孕妇、哺乳期妇女、婴幼儿禁用；本品仅适用于感受寒湿疫毒所致疫病。

（11）蓝芩口服液。剂量：10ml。用法：咽干、咽痛时可用，一次 10ml，一日 3 次。注意事项：孕妇、糖尿病患者、儿童慎用；属风寒感冒咽痛者，症见恶寒发热、无汗、鼻流清涕者慎用。

（12）西瓜霜清咽含片。剂量：每片 0.6g。用法：喉咙痛时可含服，一次 2 片，一日 5 次。注意事项：孕妇慎用；属风寒感冒咽痛者，症见恶寒发热、无汗、鼻流清涕者慎用。

（13）金嗓子喉片。剂量：每片 2g。用法：喉咙痛可含服，一次 1 片，一日 6 次。注意事项：孕妇慎用；属风寒感冒咽痛者，症见恶寒发热、无汗、鼻流清涕者慎用。

（14）盐酸溴己新。剂量：每片 8mg。用法：咳嗽、咳痰时可服用，成人一次 1~2 片，一日 3 次。注意事项：对盐酸溴己新过敏者、婴幼儿禁用。

孕妇、哺乳期妇女、过敏体质者、胃溃疡者慎用。

（15）复方甘草片。剂量：每片含甘草浸膏粉 112.5mg、阿片粉或罂粟果提取物粉 4mg、樟脑 2mg、八角茴香油 2mg、苯甲酸钠 2mg。用法：咳嗽，咳痰时可服用，一次 3~4 片，一日 3 次。注意事项：对本品成分过敏者禁用。胃炎、胃溃疡患者慎用。

（16）强力枇杷露。剂量：15ml∶100ml。用法：咳嗽，咳痰时可服用，成人一次 15ml，一日 3 次。注意事项：儿童、孕妇、哺乳期妇女禁用；糖尿病患者禁用；本品含罂粟壳，不宜久服；运动员慎用。

（17）蛇胆川贝液。剂量：10ml。用法：咳嗽，咳痰时可服用，成人一次 10ml，一日 2 次。注意事项：孕妇、体质虚弱者慎用。

（18）藿香正气水（胶囊、合剂）。剂量：每支 10ml。用法：食欲不好、恶心、呕吐、腹泻时可服用，一次 5~10ml，一日 2 次。禁忌证：本品含半夏，不能和含"乌头""附子"的中药方剂或成药同服；乙醇过敏者禁用。注意事项：本品含生半夏，应严格按用法用量服用，不能过量或长期服用；服药期间不得与头孢菌素类、甲硝唑、替硝唑、酮康唑、呋喃唑酮等药联合使用，以免导致双硫仑样反应；服药后不得驾驶机、车、船，不得从事高空作业、机械作业及操作精密仪器。

（三）抗病毒治疗

根据患者是否为新型冠状病毒感染重症高危人群，选择使用抗病毒药物。

（1）莫诺拉韦。剂量：每粒 0.2g。用法：口服 800mg（4 粒），q12h，服用 5 天。注意事项：妊娠期及哺乳期妇女慎用本品，18 岁以下未成年人不推荐使用本品。

（2）阿兹夫定。剂量：每片 1mg。用法：口服 5 片 / 次，1 日 / 次，最长服用 14 天。注意事项：妊娠期及哺乳期妇女禁用本品，儿童不推荐使用本品；中重度肝功能损伤和中重度肾功能损伤慎用；合并病毒性肝炎者慎用；曾患胰腺炎者慎用。

（3）氢溴酸氘瑞米德韦。剂量：0.1g。用法：口服首日每次 0.6g，q12h，之后每次 0.3g，q12h，连用 4 天。

（4）瑞德西韦。用法：静脉制剂首日 200mg/d，之后 100mg/d，连用 9 天。

（5）奈玛特韦 / 利托那韦。剂量：奈玛特韦 150mg/ 利托那韦 100mg。口服 300mg 奈玛特韦和 100mg 利托那韦，q12h，服用 5 天。注意事项：奈玛特韦 / 利托那韦不得与高度依赖 CYP3A 进行清除且其血浆浓度升高可能导致严重和（或）危及生命的不良反应的药物联用，用药前需先查明药物相互作用。

（6）先诺特韦片 / 利托那韦。剂量：安诺特韦 375mg/ 利托那韦 100mg。用法：口服 750mg 安诺特韦和 100mg 利托那韦，q12h，服用 5 天。注意事项：不得与高度依赖 CYP3A 进行清除且其血浆浓度升高可能导致严重和（或）危及生命的不良反应的药物联用，用药前需先查明药物相互作用。

陈志海　首都医科大学附属北京地坛医院

16 新冠病毒感染康复期治疗

新冠病毒感染（COVID-19）恢复期存在多种后遗症，最常见的包括呼吸功能障碍、心脏功能障碍、运动功能障碍、化学感觉功能障碍、认知功能障碍、睡眠障碍、心理障碍等。研究发现，对 COVID-19 后遗症患者进行及时有效的中西医康复治疗可以改善上述情况，提升生活质量。基于此，世界卫生组织制定了《新冠感染个人康复指南》，国家卫生相关部门制定了《新冠感染出院患者主要功能障碍康复治疗方案》，今汇集相关资料整理如下。

一、呼吸功能障碍

（一）主要表现

可表现为呼吸困难、活动后气短，喘息、胸闷，咳嗽、咳痰无力，限制性通气功能障碍、弥散量降低伴低氧血症或呼吸衰竭。

（二）康复治疗

1. 呼吸训练

包括呼吸功能训练（主动循环呼吸技术 ACBT，含呼吸控制、胸廓扩张运动和用力呼气技术）、呼吸模式训练（包括调整呼吸节奏、腹式呼吸训练、缩唇呼吸训练等）、呼吸肌力量训练、呼吸康复操（卧位、坐位及站立位系列运动）。对于呼吸气促，可行放松练习，俯卧位通气、头高位、前倾坐位、前倾立位、背部倚靠立位等体位管理法。呼吸急促时注意检测血氧饱和度。如患者咳嗽效力差，可进行辅助咳嗽训练；如患者咳嗽剧烈，难以忍受，可考虑用呵气代替咳嗽。

2. 有氧运动

有氧运动方式有行走、慢跑、骑自行车、游泳、健身操以及在器械上完成的行走、踏车、划船等。建议从低强度开始，结合 Borg 自觉疲劳量表评分 13~16 分和改良 Borg 自觉疲劳量表气促评分 ≤ 5~6 分，根据病情和患者耐受程度，每次运动 20~60 分钟，每周 3~7 次，循序渐进，逐步增大运动强度和时间。

3. 氧疗

（1）静息状态下，动脉血氧分压 ≤ 55mmHg 或经皮血氧饱和度（SpO_2）≤ 88%，应给予氧疗。

（2）如合并充血性心力衰竭、肺动脉高压等基础疾病者，氧疗指征为动脉血氧分压 ≤ 60mmHg 或 SpO_2 ≤ 90%。

（3）如运动中出现低氧血症或 SpO_2 ≤ 88%，应给予补充氧疗，以保证运动中 SpO_2 维持在 95%。

4. ADL（日常生活活动能力）训练、康复宣教（生活方式指导）

5. 中药

保元汤（黄芪 30g，党参 20g，桔梗 10g，蜂房 5g，肉桂 3g，甘草 10g）。加减：干咳痰黏，加橘红、冬瓜子、鱼腥草、桑白皮；咳嗽痰多，加紫菀、百部、陈皮、浙贝母；咽痒甚，加牛蒡子、射干、蝉蜕；潮热甚，加银柴胡、青蒿、生地、白芍；盗汗多，加煅牡蛎、浮小麦。水煎服，每日一剂，每次 150ml，每日服用 2 次。

6. 药膳

（1）指毛桃瘦肉汤（五指毛桃 20g，瘦肉 50g），用于气短、乏力。

（2）白果老鸭汤（白果 10g，老鸭肉 50g，黄酒 15ml）用于气短、乏力、胸闷。

（3）雪梨猪肺汤（雪梨 1 个、猪肺 100g），用于咳嗽、声嘶。

（4）橘皮茯苓粥（橘皮 5g，茯苓 30g，大米 30g），用于咳嗽、气短。

7. 手指点穴

（1）气短、乏力，取足三里、气海、肾俞，以大拇指放置于穴位上，拇指指腹触摸皮肤并稍加按压，小幅度地环状按揉穴位，以产生酸胀温热感为佳。每次 3~5 分钟，每日 1 次。

（2）咳嗽声嘶，取天突、列缺、尺泽、肺俞、照海和太溪。痰多者配丰隆、足三里。以大拇指放置于穴位上，拇指指腹触摸皮肤并稍加按压，小幅度的环转按揉穴位，以产生酸胀温热感为佳。每次 3~5 分钟，每日 1 次。

8. 艾灸疗法

气短、乏力选择足三里、气海、关元与肾俞，痰多者选择足三里与丰隆，每穴 15 分钟，每日 1 次。5 次后休息 1~2 天，然后继续施灸 5 次，10 次为 1 个疗程。

9. 中成药

咳嗽、咳黄痰甚者，可选用川贝枇杷露、急支糖浆、杏贝止咳颗粒等；咳痰黏稠者，可选用橘红化痰丸、宣肺止嗽合剂、橘红丸等；咳嗽、咳痰清稀者，可选用通宣理肺丸、杏苏止咳颗粒、玉屏风颗粒等；咳嗽伴气喘者，可选用止嗽定喘丸、咳喘宁、消炎止咳片、润肺膏、丹龙口服液等。

二、心脏功能障碍

（一）主要表现

心悸、胸闷、活动后气促、劳力呼吸困难，还可出现心前区不适及心绞痛，多与活动有关。心率增快或减慢，可出现多种心律失常。导致心功能障碍的原因与新型冠状病毒对心脏的直接损伤有关，也可继发于新冠感染导致的肺功能障碍以及重型、危重型患者长期卧床、制动所致的废用性功能减退。此外，还可与合并基础疾病，如高血压、冠心病、糖尿病等有关。

（二）康复治疗

1.有氧运动

同呼吸功能障碍康复治疗有氧运动内容。针对乏力疲劳推荐使用短距离散步、躯干拉伸、自我转移活动和平衡练习等有氧训练，使用BorgCR-10评估活动强度，以3分钟内为度，连续训练1周无不适可缓慢递增活动强度。也可以通过"说话和心跳"这两个指标判断。活动的时候，强度最好保持能和人正常交流、不断句的水平。其次，运动时心率最好不要超过130次/分。个体情况可能会存在差异，要以让自己感觉舒服为准，尤其是不要马上恢复到之前的运动强度。

2.肌力及肌耐力训练

方式有抗阻运动器械、哑铃、引体向上、俯卧撑及弹力带和弹力管等。根据患者的能力，以重复10~15次的负荷重量（10~15RM），Borg评分13~14分和改良Borg气促评分≤5~6分为宜。根据病情和患者耐受程度，每次训练8~16组肌群，每个肌群2~3组，重复10~15次/组。建议隔天一次，每周训练2~3次。

3.柔韧性训练

有氧运动或抗阻训练后进行。每个肌群15~60秒，2~4次，以有明显拉伸感、无明显疼痛为宜。

4.平衡功能和协调性训练

视情况进行。运动中应密切观察心电图、血压、血氧饱和度等。必要时在氧疗的同时进行运动治疗。病毒性心肌炎活动期适当调整运动处方。运动治疗的同时，不宜忽视患者基础病的药物治疗以及饮食、睡眠、心理指导等。

5.中药

醋郁金10g，通草6g，射干10g，淡豆豉15g，枇杷叶10g，山栀子6g，厚朴10g，枳实10g。每日一剂，每次150ml，每日服用2次。

6. 药膳

①葱豉粥（葱白 20g，淡豆豉 15g，大米 50g）；②茯苓山药莲米粥（茯苓 20g，山药 20g，莲子 20g，大米 50g）。

7. 手指点穴

取膻中、内关与心俞，以大拇指放置于穴位上，拇指指腹触摸皮肤并稍加按压，小幅度的环转按揉穴位，以产生酸胀温热感为佳。每次 3~5 分钟，每日一次。

8. 刮痧疗法

取膻中与心俞，用刮痧板从上往下刮穴位，以皮肤潮红或出痧为度。每次间隔 1~2 周。

9. 中成药

动后心慌明显者，可选用生脉饮、芪参益气滴丸、通脉养心丸、稳心颗粒、养心定悸胶囊、参芪口服液、潞党参口服液等；胸闷伴舌紫黯者，可选用复方丹参滴丸、冠心宁片、心速宁胶囊等。

三、运动功能障碍

（一）主要表现

表现为全身乏力、易疲劳、肌肉酸痛，部分危重、重症型新冠感染预后患者由于长期卧床、制动可合并肌肉萎缩、肌力下降、关节活动受限等。

（二）康复治疗

轻度、中度呼吸功能障碍患者可以选择有氧运动、肌力及肌耐力训练。重度呼吸功能障碍及体能极度下降的患者，需要从床上运动、转移、平衡功能、步行功能及上下楼梯等开始训练。有合并关节活动受限的患者需进行关节活动度训练。

（三）中医治疗

1. 手指点穴

①气短、乏力，取足三里、气海、肾俞，以大拇指放置于穴位上，拇指指腹触摸皮肤并稍加按压，小幅度地环状按揉穴位，以产生酸胀温热感为佳。每次 3~5 分钟，每日 1 次。

2. 艾灸疗法

气短、乏力选择足三里、气海、关元与肾俞，每穴 15 分钟，每日 1 次。5 次后休息 1~2 天，然后继续施灸 5 次，10 次为 1 个疗程。

四、化学感觉功能障碍

（一）主要表现

表现为嗅觉、味觉下降，严重者可能会出现嗅觉、味觉丧失。

（二）康复治疗

1. 嗅觉训练

主要使用苯乙醇（玫瑰）、桉叶醇（桉树）、香茅醛（柠檬）、丁香酚（丁香）4 种气味；每次训练时长为 5 分钟，在每天早餐前及晚上睡觉前各训练 1 次。推荐嗅觉障碍患者早期应用多种类、高浓度愉快的不同气味的物质进行不低于 4 个月的嗅觉训练。

2. 试着在食物中添加香草和香料

比如添加辣椒、柠檬汁和新鲜的香草，但需谨慎使用，因为这可能会加重胃反流。

（三）中医治疗

1. 嗅觉减退

（1）中药：辛夷、薄荷、藁本、白芷、升麻、川芎、通草、防风、羌活、炙甘草。加减：鼻塞流涕加荆芥、苍耳子；鼻腔干燥加麦冬、百合、菊花。

（2）中成药：散风通窍滴丸、通窍鼻炎片、辛芷通窍丸、香菊胶囊、鼻渊通窍颗粒等。

（3）手指点穴：取迎香、印堂与风池，迎香以食指放置于穴位上，食指指腹触摸皮肤并稍加按压，小幅度地环转按揉穴位，以产生酸胀温热感为佳，印堂、风池采用拇指按揉法操作。揉按风池时双手放在头部两侧，掌心对着耳朵，双手拇指分别按在两侧的风池穴上。揉动的过程中，以自己感到酸胀为度，带动皮下组织运动，手指和皮肤之间不能有摩擦。每次3~5分钟，每日1次。

（4）艾灸疗法：取大椎，灸30分钟。每日1次，5次后休息1~2天，然后继续施灸5次，10次为1个疗程。

2. 味觉减退

（1）中药：厚朴、苍术、陈皮、半夏、藿香、草果、石菖蒲、炙甘草。加减：纳呆，加焦三仙、太子参；腹胀痞满，加木香、佛手。

（2）中成药：藿香正气胶囊、参苓白术散、补中益气丸、香砂六君丸等。

（3）手指点穴：取足三里、中脘、天枢与廉泉，以大拇指放置于穴位上，拇指指腹触摸皮肤并稍加按压，小幅度环转按揉穴位，以产生酸胀温热感为佳。每次3~5分钟，每日1次。

（4）艾灸疗法：取足三里、中脘与天枢，每穴灸15分钟。每日1次。5次后休息1~2天，然后继续施灸5次，10次为一个疗程。

五、认知功能障碍

（一）主要表现

脑雾是一系列症状的集合，表现为认知障碍（注意力不集中、失语、健忘等），同时可能伴有疲劳、缺乏动力和睡眠障碍等；或出现认知障碍，具有记忆、语言、定向、应用、注意力、知觉（视、听、感知）和执行功能障碍等症状，提示新冠病毒感染对大脑的结构和功能产生影响。

（二）康复治疗

1.生活建议

尝试在无背景干扰的安静环境中工作，必要时使用耳塞；在不太疲倦时完成需要思考力的工作；如果疲劳感加重，请缩短工作时间并适当休息；为自己设定合理的目标，制定时间表，使用自我激励措施；利用清单、笔记、日记和日历作为记忆和日常生活的辅助手段。

2.认知刺激

采取拼图、文字数字游戏、记忆练习或阅读来帮助思考，也可使用电子设备（手机、电脑等）、应用软件、虚拟现实设备等维持认知刺激。

3.认知障碍训练

进行记忆训练、思维训练、注意力训练及知觉障碍训练等。

（三）中医治疗

1.头重昏蒙，善忘，胸闷，食少多寐，舌淡胖，苔白腻，脉弦滑。方药：黄芪、白芍、黄柏、升麻、葛根、蔓荆子、半夏、白术、天麻、炙甘草。加减：头晕头胀，加白芷、藁本、石菖蒲；脘闷纳呆，加藿香、白豆蔻、厚朴。

2.善忘耳鸣，注意力不集中，反应迟钝，舌红少津，脉细。方药：远志、石菖蒲、龟板、龙骨、人参、茯苓、当归、川芎。加减：耳鸣甚，加山茱萸、钩藤、珍珠母；腰膝酸软，加杜仲、熟地黄。

3.中成药：头重昏蒙者，可选用半夏天麻丸、牛黄清心丸等；头痛舌紫者，可选用养血清脑颗粒、舒脑欣滴丸、银杏酮酯滴丸、银杏叶片等；腰膝酸软者，可选用六味地黄丸、金匮肾气丸、百令胶囊、金水宝胶囊等。

六、心理障碍

（一）压力、焦虑、抑郁的管理

1.觉察情绪及想法，建立友善的自我对话，给自己一些积极的心理暗示。

2.如果发现自己极度担心或焦虑，可以通过五官（视、听、嗅、味、触觉）去觉察，把自己的注意力放回当下，聚焦此时此刻。

3.每天早晚各花 3 分钟的时间进行腹式呼吸，把注意力带到呼吸上，用鼻子深而短地吸气，用嘴巴非常缓慢地呼气，一边呼吸一边和自己说"随着我的每一次呼吸，我的身体很放松"。

4.通过改变身体的姿势来给自己的身体进行减压放松，例如：做手指操、颈部操、八段锦、瑜伽或泡个热水澡。

5.通过电话、短信、微信或视频方式加强与亲友的交流。

6.当通过自我调节而无法缓解负性情绪，应该寻求精神科医生、心理治疗师等专业人员的帮助。

（二）改善应激反应的影响

在冠状病毒感染恢复期，部分人群会出现一些明显的应激反应，如紧张、焦虑、易激惹、食欲差、腹泻、尿频、出汗、坐立不安、失眠等，可尝试以下方法。

1.改变不健康的生活方式，注意防护，避免感染。

2.专注于生活中有意义的、有趣的事情。

3.主动与亲友谈论自己想法与感受，表达情绪不是发泄，而是健康地释放和梳理情绪。

4.当应激反应达到难以自控且影响到日常生活的程度时，及时寻求专业医疗机构帮助。

七、睡眠障碍

（一）失眠认知行为治疗

1. 放松训练

减少觉醒和促进夜间睡眠的技巧训练，主要包括渐进性肌肉放松、指导性想象和腹式呼吸训练。放松训练的初期应在专业人员指导下进行，环境要求整洁、安静，患者接受放松训练后应坚持每天练习 2~3 次。

2. 刺激控制法

如果短期失眠慢性化，则应配合使用刺激控制法。

3. 睡眠限制法

睡眠限制法通过限制卧床时间，增加睡眠驱动力，从而减少卧床时的非睡眠时间，提高睡眠效率，改善睡眠质量。

4. 认知治疗

改变对于睡眠问题的非理性信念和态度。

（二）西医治疗

可短期使用镇静催眠药以协同改善睡眠，首选非苯二氮䓬类，其次是苯二氮䓬类。

（三）中医治疗

1. 不易入睡，五心烦热，自汗盗汗，心悸不安，舌红少苔，脉细数。方药：酸枣仁、知母、茯苓、川芎、牡丹皮、甘草。加减：心烦不宁，加合欢花、栀子；潮热盗汗甚，加煅牡蛎、浮小麦；彻夜不眠，加磁石、生龙骨。

2. 寐不安，多梦易醒，神疲食少，头晕目眩，四肢乏力，腹胀便溏，舌淡苔薄，脉细无力。方药：人参、白术、当归、茯苓、黄芪、龙眼肉、远志、酸枣仁、佛手、炙甘草。加减：脘闷纳呆，加藿香、半夏、陈皮。

3.中成药：五心烦热者，可选用百乐眠胶囊、天王补心丹等；乏力心悸者，可选用柏子养心丸、人参归脾丸、枣仁安神胶囊、安神补脑液等；情绪烦躁者，可选用加味逍遥丸、舒肝解郁胶囊等。

聂广　深圳市第三人民医院

17 儿童新冠病毒感染常见临床问题及防治对策

在新冠病毒（SARS-CoV-2）Omicron（奥密克戎）变异株的流行期间，由于 Omicron 变异株隐匿传染性、免疫逃逸能力增强，儿童作为易感人群，感染率较以往明显升高。儿童具有独特的生理特点和免疫特点，在新冠病毒感染防治上不可完全照搬成人经验。本文主要结合儿科诊疗临床实践经验，参考有关指南和专家共识，对儿童新冠感染的一些常见问题进行阐述，提出儿童人群的新冠病毒感染的诊疗和预防相关建议。

一、儿童新冠病毒感染和住院病例大幅度增加

家庭、学校和托儿机构聚集性发病是儿童新冠病毒感染的主要特点。在 Omicron 变异株流行期间，儿童发病率明显增高。有研究证实，在 5 岁以下儿童中，Omicron 变异株的感染发生率是 Delta 变异株的 6~8 倍。美国疾病预防控制中心相关报告显示，Omicron 变异株流行期间，在因新冠病毒感染导致的急诊就诊人群中，儿童急诊人数占比最高达 14%。因 Omicron 变异株感染导致的住院人群中，6 月龄至 4 岁的儿童住院率明显高于其他年龄段，且远远高于其他变异株。

二、儿童新冠病毒感染的临床表现多样化

儿童患者多以轻症为主，大多数患儿预后良好，一般无长期后遗症。如在感染后出现热性惊厥、急性坏死性脑病（ANE）、多系统炎症综合征（MIS-C）、精神行为异常等情况的增加需高度关注。

儿童感染全身症状以发热、乏力、肌肉酸痛为主。发热一般不超过

3 天，呼吸系统症状以咳嗽、鼻塞、流涕、咽痛等症状多见。消化道系统方面，部分患儿出现食欲下降、呕吐、腹泻等消化道症状。神经和精神系统症状可出现头痛、肌痛易激惹、嗅觉或味觉下降减退等非特异性神经系统症状表现。循环系统方面，部分患儿出现心率增快或心律失常，也可仅表现为面色苍白（青灰）、发绀、精神反应差、胸闷等。皮肤系统方面，部分患儿在发热伴随或者热退后出现皮疹，类型多样，可表现为急性荨麻疹、斑丘疹样（麻疹样）皮损、多形红斑样皮损等。极少数患儿出现COVID-19 相关的 MIS-C，主要表现为发热（体温＞ 38℃）且超过 3 天，并出现如下 2 个及以上系统器官受累的体征。包括：①皮疹或双侧非化脓性结膜炎或皮肤黏膜炎（口、手或足部）；②低血压或休克；③心肌功能障碍、心包炎、瓣膜炎或冠状动脉异常；④凝血障碍；⑤急性胃肠道症状（腹泻、呕吐或腹痛）且除外其他微生物感染引起的休克综合征。

三、儿童新冠病毒感染的病理生理特点与临床分型

（一）致病机制与病理生理特点

新冠病毒的主要致病机制与病毒直接损害、宿主过强的免疫应答反应和个体遗传因素有关，儿童尤其是婴幼儿的免疫系统和生理特点与成人不同，故临床表现与成人稍有差别。

研究发现：Omicron 是迄今为止突变位点最多的 SARS-CoV-2 变异株，包括 S-pro 突变和非 S-pro 突变，S-pro 突变有利于病毒利用质膜和胞内体途径进入体内，且更易侵犯上呼吸道；与野生型 SARS-CoV-2 相比，Omicron 变异株的 S 蛋白及其 RBD 位点的突变，使其与 ACE2 亲和力更高，免疫逃逸能力增强，因此传染性更强，且疫苗和治疗性单克隆抗体的中和活性大大降低。

部分患儿表现为过强的免疫应答从而导致免疫损害，出现炎症因子风暴（也称作细胞因子风暴），即感染后机体引发过强的免疫反应，大量免疫细胞活化（单核 - 吞噬细胞、辅助性 T 淋巴细胞、细胞毒性 T 淋巴细胞等）、促炎因子释放，造成肿瘤坏死因子 -α（TNF-α）、白细胞介素 -1（IL-1）、

白细胞介素 -6（IL-6）、α- 干扰素、β- 干扰素、γ - 干扰素等迅速大量产生，引起全身炎症反应以及自身免疫反应；也可伴有凝血功能异常，出现凝血（纤溶）系统功能紊乱，加重多脏器损害。儿童多系统炎症综合征（multisystem inflammatory syndrome in children，MIS-C）的发生与病毒感染后的异常免疫反应和广泛的血管内皮损伤相关。

在重症及致死性病例中，3%~5% 存在 I 型干扰素通路相关的基因缺陷，如 Toll 样受体 3（TLR3）、干扰素调节因子 7（IRF7）和 IRF9 等，10%~20% 检测到干扰素自身抗体，造成内源性干扰素生成严重不足或缺乏。

（二）临床分型

儿童新冠病毒感染临床分型与成人基本一致。

1. 无症状感染

病原学检测呈阳性，整个感染过程中无相关临床表现，如发热、干咳、咽痛等可自我感知或可临床识别的症状与体征。

2. 轻型

以急性上呼吸道感染为主要表现，如咳嗽、咽痛、鼻塞等，可伴有发热、乏力、头痛、肌痛等，临床表现和查体无下呼吸道受累征象。

3. 中型

有咳嗽、气促等呼吸道症状，但呼吸频率＜ 30 次 / 分、静息状态下吸空气时指氧饱和度＞ 93%。影像学检查可见肺炎改变，但未达到重症肺炎程度。

4. 重型

符合下列任何 1 项者。

（1）出现气促：＜ 2 月龄，RR ≥ 60 次 / 分；2~12 月龄，RR ≥ 50 次 / 分；1~5 岁，RR ≥ 40 次 / 分；＞ 5 岁，RR ≥ 30 次 / 分，除外发热和哭闹的影响。

（2）静息状态下，吸空气时指氧饱和度≤ 93%。

（3）有呼吸困难表现：伴有呻吟、鼻翼扇动或三凹征，发绀，间歇性呼吸暂停。

（4）出现惊厥或意识障碍。

（5）拒食或喂养困难，有脱水征。

（6）肺部高分辨率 CT 检查结果显示双侧或多肺叶浸润、短期内病变快速进展 > 50% 或出现胸腔积液。

5. 危重型

符合以下情况之一者。

（1）出现呼吸衰竭，且需要机械通气。

（2）出现休克。

（3）出现急性脑病、ANE 或合并其他器官严重功能障碍需要重症监护治疗。

四、重症和危重患儿的早期识别

有基础疾病（先天性心脏病、慢性肺疾病、神经系统疾病、重度营养不良、肿瘤、肥胖、糖尿病、遗传性疾病、先天性和获得性免疫功能缺陷或低下等）患儿易发生重症。患有基础疾病的患儿、早产儿和出生低体重婴儿属于高危人群，需密切关注病情进展。符合下列指标任何 1 项者提示患儿病情可能恶化，应及早做好抢救准备。

1. 临床特征

（1）持续高热 3~5 天不退、病程 > 1 周且症状、体征无改善或进行性加重者。

（2）呼吸急促，除外发热和哭闹的影响。

（3）静息状态下，指氧饱和度（SpO_2）≤ 95%。

（4）出现精神反应差、惊厥后意识障碍等。

（5）末梢毛细血管充盈时间延长。

（6）出现严重的消化道症状：呕吐、腹泻和腹痛等。

2.血液和生化指标

（1）外周血淋巴细胞显著减少和（或）血小板减少，CRP 显著增高，PCT 显著增高。

（2）生化指标进行性升高，如心肌酶、肝酶、乳酸脱氢酶、脑钠肽、乳酸等。

（3）D- 二聚体、IL-1、IL-6、铁蛋白显著增高。

（4）不能解释的代谢性酸中毒。

3.其他

有较为严重的基础疾病或出现其他病原混合感染。

五、儿童新冠病毒感染的治疗

（一）治疗原则

1.无症状感染

无需药物治疗，但需密切监测病情变化。

2.轻型

局部应用干扰素 α 喷雾剂治疗及对症处理。

3.中型

可予以干扰素 α 雾化治疗，根据病情需要予以支持及对症治疗。可配合儿童在监护下行俯卧位通气。

4.重型

在对症和支持等治疗基础上，予以氧疗、呼吸循环支持、糖皮质激素、血液净化等治疗。

5.危重型

综合治疗基础上，多学科积极合作，尽早抗炎治疗，多脏器功能支持，纠正休克和出凝血功能障碍，防治并发症，必要时加用抗菌药物治疗。

（二）对症治疗应注意的问题

1. 积极控制高热

体温超过 38.5℃伴有明显不适者应及时使用布洛芬等退热药物治疗。保持患儿安静，出现惊厥时需及时止惊。

2. 呼吸道分泌物增多且黏稠者

进行祛痰治疗，如吸入用乙酰半胱氨酸溶液或吸入用盐酸氨溴索溶液雾化吸入。必要时雾化后吸痰。

3. 出现腹泻者

应综合评估患儿水电解质失衡和脱水情况，轻度脱水者首选口服补液盐，重者需静脉补液。可服用肠道微生态制剂，缓解腹泻症状，缩短病程。必要时可酌情加用蒙脱石散（混悬液）。

4. 出现急性喉炎或急性喉气管炎表现者

需尽快评估上气道梗阻和缺氧程度，及时给予吸氧，同时保持环境空气湿润，足够液体摄入，维持水电解质平衡，避免患儿烦躁和哭闹。药物治疗首选糖皮质激素。气道梗阻严重者应予气管插管或气管切开、机械通气，维持气道通畅。

5. 出现喘息以及肺部哮鸣音者

在综合治疗的基础上可酌情考虑加用支气管舒张剂和糖皮质激素雾化吸入。

6. 伴有皮疹者

需除外药物影响和原有皮肤疾病加重等情况。轻症者可口服抗组胺药，严重者需全身应用糖皮质激素或 IL-6 抑制剂等。局部皮损处需要注意皮肤屏障修复和对症处理，必要时皮损处外涂糖皮质激素制剂。疑似或确诊 MIS-C 者参照 MIS-C 治疗原则进行救治。

此外，对于早产儿及小婴儿，应密切关注营养喂养及护理工作，加强生长发育监测。

（三）合理选择抗病毒药物

目前我国尚无批准用于儿童的 SARS-CoV-2 感染的特异性抗病毒药物。国家药品监督管理部门应急附条件批准可用于治疗 COVID-19 的小分子抗病毒药物包括：奈玛特韦片和利托那韦片组合包装、莫诺拉韦胶囊、阿兹夫定片先诺特韦片 / 利托那韦片组合包装和氢溴酸氘瑞米德韦片，用于治疗轻、中型新冠病毒感染的成年患者，目前我国尚未批准上述药物可用于18 岁以下青少年和儿童。上述药物的使用人群、适应证以及其他获批可用于治疗 COVID-19 小分子抗病毒药物根据国家药品监督管理部门官方发布调整。

根据国内外使用 α- 干扰素治疗病毒感染性疾病以及新冠病毒感染的相关研究及合理用药相关指南，对于新冠病毒感染患儿可尽早使用 α- 干扰素喷雾或雾化进行局部治疗，尽早使用有助于降低病毒载量，减轻患儿症状，缩短病程。

用法如下：① α- 干扰素喷雾剂：鼻腔每侧 1~2 喷、口咽部共 8~10 喷，8~10 次 / 日，疗程 5~7 日。用于无症状感染者及上呼吸道感染患儿。② α- 干扰素雾化：α- 干扰素 20 万 ~40 万 IU/kg 或 2~4µg/kg，生理盐水 2ml，雾化吸入，2 次 / 日，疗程 5~7 日。用于肺炎等下呼吸道感染患儿。

另外，高度怀疑有继发细菌感染者，建议尽早根据当地细菌感染病原谱分布特点经验性选择抗菌药物，或根据细菌培养药敏结果应用相应敏感的抗菌药物治疗。

（四）重症危重症患儿的救治

在对症治疗的基础上，积极防治并发症，治疗基础疾病，预防继发感染，及时进行呼吸和循环系统功能支持，必要时给予抗凝、支气管镜介入和血液净化等治疗。

六、儿童新冠病毒感染的预防措施

疫苗接种依然是预防病毒感染、降低感染后重症率和死亡率的有效方法。目前，SARS-CoV-2 疫苗接种在全球已广泛应用，对降低危重症住院率和死亡率起了重要作用。我国 3 岁以上儿童疫苗第 1 剂接种覆盖率和全程接种覆盖率分别达到 98% 和 95% 以上。暂不推荐 SARS-CoV-2 疫苗与其他疫苗同时接种，其他疫苗与新冠病毒疫苗的接种间隔应 > 14 天。当因动物致伤、外伤等原因需接种狂犬病疫苗、破伤风疫苗、免疫球蛋白时，可不考虑与新冠病毒疫苗的接种间隔予以紧急接种。

非药物干预措施（non-pharmaceutical interventions，NPIs）是儿童预防新冠病毒感染的重要手段。适用于儿童 NPIs 的方式包括：① 2 岁以上儿童佩戴医用外科口罩，高危儿童可选用医用防护口罩；②正确执行手卫生，推荐儿童使用皂液和流动水洗手；③保持社交距离，必要时进行隔离；④居室保持良好的通风换气，相关物品做好清洁和消毒。

另外，通过均衡膳食、充足睡眠、保持口腔健康、适量运动、作息规律、避免过度疲劳、提高儿童自身免疫力是预防感染的重要手段。

申昆玲　首都医科大学附属北京儿童医院

18

老年人新冠病毒感染常见临床问题及防治对策

新冠病毒感染主要经呼吸道飞沫和密切接触传播，人群普遍易感。不同于中青年人，老年人尤其是伴有严重基础疾病患者感染后重症率、病死率相对更高。

一、老年人的病理生理改变

老年人机体内各脏器组织会出现一系列的慢性退行性衰老变化，包括贮备功能减少、适应能力减弱、抵抗力下降、自理能力降低。人体的衰老过程是复杂的，人体各主要器官功能老化特点如下。

呼吸系统：老年人的肺泡膨胀及回缩能力降低，同时由于骨质疏松，脊柱后凸，限制了肺脏的呼吸运动，因此肺活量下降，容易出现缺氧和二氧化碳潴留的现象。

循环系统：血管动脉硬化，心排血量减少；心脏传导系统会出现异常节律或心律失常；心血管系统自我调节功能的改变，容易引发高血压、心肌缺血等。

消化系统：咀嚼能力减弱，味觉迟钝；消化液、消化酶及胃酸分泌减少，使得机体对食物的消化和吸收率降低；胃扩张能力减弱，肠蠕动及排空速度减慢，更易发生便秘，进而导致食欲下降，食量减少。同时老年人的肠道菌群也发生了变化，表现为菌群的多样性减少，菌群紊乱，如变形杆菌增多、拟杆菌减少。也有研究发现，地中海饮食可以增加微生物多样性，并降低全身炎性水平。

免疫系统：氧化应激、端粒消耗、表观遗传修饰、营养失调均会影响免疫系统的衰老进程，表现为固有免疫和获得免疫的减退。衰老时巨噬细胞和中性粒细胞的吞噬作用减弱，树突状细胞清除抗原能力减弱，T 细胞、幼稚 B 细胞、效应 B 细胞减少导致抗体反应减弱。因此老年人免疫力低下，感染风险相对较大。除此之外，内分泌系统、神经系统、运动系统、感觉系统也会发生改变。

因此，由于老年人特有的病理生理改变，老年人容易多病共存，即同时伴有高血压、糖尿病、冠心病等多种慢性病，加之老年人合成代谢降低、分解代谢增高、免疫功能下降，容易出现营养不良，增加感染风险，进而影响老年人的生活质量及死亡率。

二、老年人的基础疾病与新冠病毒感染

老年人常同时伴有多种基础病，当感染新冠病毒后，诱发的急性炎症因子风暴可导致多脏器功能损害从而加重病情。老年、基础疾病是感染新冠病毒的危险因素，既往研究显示，在感染新冠病毒的患者中，有合并症患者的病死率明显高于无合并症的患者，其中合并心血管疾病、糖尿病、慢性呼吸道疾病、肿瘤患者的死亡率分别为 10.5%、7.3%、6.3%、5.6%。

对于既往有慢性呼吸道疾病（慢性支气管炎、哮喘等）的老年患者，要充分了解患者的基础体温、血压、心率及血氧饱和状态。治疗新冠的同时，应兼顾基础病的诊断及治疗，不能随意停药。由于老年患者咳痰能力减弱，当咳嗽咳痰症状明显时，应以化痰为主，慎用镇咳药物，同时还应警惕继发细菌感染。

对于既往伴有糖尿病的老年患者，感染新冠病毒后，出现进食减少或不进食时，应适量减少或停用降糖药物，避免低血糖。对于 1 型糖尿病患者，进食少时，可以适量减少胰岛素剂量，但不建议停药。特别需要注意监测血糖，警惕急性并发症如酮症酸中毒、高渗昏迷及低血糖的出现。

对于既往有慢性心血管疾病（如冠状动脉粥样硬化性心脏病、高血压等）的患者，不能随意停用相关的治疗药物。当大量、长期使用解热镇痛药物时，应注意监测凝血指标如国际标准化比值，因为不除外其可能与抗凝药物如华法林产生相互作用。

三、老年人感染新冠病毒的临床表现

《新型冠状病毒感染诊疗方案（第十版）》中将新冠病毒感染的临床分型分为四型，轻型、中型、重型、危重型。其中老年人（年龄 ≥ 65 岁），尤其是未接种新冠疫苗者、有心血管疾病（含高血压）、慢性肺部疾病、糖尿病、慢性肝病、肾脏疾病、肿瘤等基础疾病以及维持透析者、免疫功能缺陷、BMI ≥ $30kg/m^2$、重度吸烟者是进展为重型、危重型的高危因素。

老年人感染新冠病毒后易发展为重型和危重型且病死率高，高龄是其预后不良最重要的危险因素。有研究显示，在死亡病例中，大多数为 ≥ 60 岁和（或）患有基础性疾病的患者，如高血压、心血管疾病和糖尿病等。

既往研究显示，未接种疫苗的老年人，重症风险明显增高，而接种过3 剂加强免疫的老年人，病情相对较轻，并且病死率也降低。老年人感染新冠病毒后症状可能不典型，有时仅表现为食欲减退、精神和认知状态改变、体力下降等；有些可能表现为原有基础疾病的恶化，容易漏诊和误诊，因此应充分了解患者日常症状及体征（包括精神状态）。对于呼吸道标本病毒核酸阴性者，可多次留取病原学送检。对于既往有高血压、脑血管疾病的老年人，可能出现血压不稳定，有脑梗死或脑出血风险。即使核酸转阴后，基础病往往需要持续治疗，并应警惕继发的细菌性肺炎。

四、老年人新冠病毒感染的防治与康复

老年人新冠病毒感染治疗时应加强监测，动态评估疾病严重程度，及时发现病情变化；药物治疗以简单有效为原则，尽量避免药物不良反应；根据患者的肝肾功能进行药物剂量和用药间隔的调整，同时注意药物之间相互作用；应尽早给予有效氧疗，积极改善缺氧状态，保持生命体征稳定；同时维持基础疾病的治疗，积极治疗并发症，重症患者需要多学科协作诊疗。

接种新冠病毒疫苗可大大降低感染后发生重症和死亡的风险。慢性病

不是新冠病毒疫苗接种的绝对禁忌。感染新冠病毒后的轻、中型且伴有进展为重症高风险因素的老年患者符合抗病毒指征，一般会在阳性后 5 天内给药，药物包括奈玛特韦 + 利托那韦、莫诺拉韦、阿兹夫定等。对于氧合指标进行性恶化、影像学迅速进展、机体炎症反应过度激活状态的重型和危重型患者，可酌情短期内（不超过 10 日）使用糖皮质激素。对于重型、危重型且实验室检测白细胞介素 –6（IL–6）水平升高者可试用 IL–6 抑制剂托珠单抗。对具有重症高风险因素、病情进展较快的普通型、重型和危重型患者，无禁忌证情况下可给予治疗剂量的低分子肝素或普通肝素。发生血栓栓塞事件时，按照相应指南进行治疗。对于具有重症高风险因素、病情进展较快的中型、重型和危重型患者，应当给予规范的俯卧位治疗，建议每天不少于 12 小时。

老年人用药应结合老年医学的临床实践经验和患者的器官功能状态，充分考虑老年患者的药代动力学特征，选用不良反应相对少的药物。同时关注药物的相互作用，观察药物的不良反应。对引起明显不良反应、损害器官功能的药物应及时停用并做适当处理。总之，药物使用前应详细阅读说明书。

营养状态是决定免疫能力的重要因素，营养不良影响疾病的易感性，同时疾病本身也可导致营养状况进一步恶化，使得机体难以抵抗病毒的侵害，既往研究也发现，营养不良会增加新冠患者的死亡风险。近年发表了多篇关于新冠病毒感染营养治疗相关的专家共识，在《新型冠状病毒感染患者营养支持治疗专家建议（2023）》中分别从成立新冠病毒病营养支持小组、治疗原则、治疗时机和路径、治疗方案、治疗的临床监测及康复期营养治疗几个方面进行了建议。对于老年人，应注意能量、蛋白质、微量营养素的摄入量，要均衡饮食，在清淡饮食中保证蛋白质的摄入量，酌情添加口服营养补充，重症患者可经鼻饲肠内营养或肠外营养。营养支持治疗是新冠病毒感染老年患者综合治疗的重要组成部分，规范化营养支持治疗可有效改善患者的营养状况、生活质量和临床结局。

同时，规律生活、适量运动、健康积极的心态都是增强免疫力的方式。世界卫生组织《新冠感染个人康复指南》中将阳后恢复锻炼分为 5 阶段，即由为恢复锻炼做准备到回归到基线练习，运动的强度应渐进性增加。老年人群感染新冠病毒后，由于该群体的特殊性和复杂性，在治疗过程中应结合老年人的特点，动态综合评估，适时调整策略，促进老年患者早日康复，提高生存质量。

徐晓桐　孟庆华　首都医科大学附属北京佑安医院

19 肿瘤患者新冠病毒感染常见临床问题及防治对策

题目 19

■ 一、肿瘤患者新冠病毒感染率及死亡率高的原因

肿瘤的发生与机体免疫系统的相互作用密切相关。研究发现，肿瘤患者多伴自身免疫功能受损，因此与健康人相比，较易感染新冠病毒。肿瘤患者体内多存在细胞免疫功能紊乱，表现为 $CD4^+T$ 细胞减少，$CD8^+T$ 细胞增多，CD4/CD8 比值下降。$CD4^+T$ 细胞主要发挥辅助作用，分泌 Th1 型及 Th2 型细胞因子，调节免疫反应。较多研究表明肿瘤组织多分泌 Th2 型细胞因子，机体处于 Th2 细胞因子优势状态，促进肿瘤的免疫逃逸。另外，$CD8^+T$ 细胞虽然是机体抗肿瘤抗病毒的主要效应细胞，但异常增多反而会抑制机体的免疫应答，导致严重的免疫缺陷。肿瘤患者体内上述两种免疫细胞数量及比例处于失衡状态，导致了细胞免疫功能的异常。

除此之外，肿瘤患者在进行抗肿瘤治疗的过程中同样会对机体的免疫功能造成损伤。化疗作为常规的抗肿瘤方法，可有效延缓大部分肿瘤的进展，但大部分化疗药物均有严重的不良反应，如骨髓抑制，不仅造成体内免疫细胞的减少，同时也会抑制淋巴细胞的活性，对机体的免疫功能造成严重影响。另外，化疗也会进一步加重肿瘤患者原有的营养不良。研究表明肿瘤患者的营养状态指标与细胞免疫功能存在相关性，营养状态越差的肿瘤患者，机体体液免疫及细胞免疫功能越低。营养物质的缺乏会影响免疫细胞的增殖及功能。临床营养支持目前已成为保证肿瘤患者免疫组织代谢，维持免疫功能，尤其是细胞免疫功能，促进免疫功能的恢复与平衡的主要方式之一。除化疗外，放疗也是抗肿瘤治疗中常用的一种手段。研究发现放射治疗在杀伤肿瘤细胞的同时，同样会对免疫细胞造成非特异性的损害。每种细胞对放射线敏感性不同，放射治疗后导致功能细胞亚群重

新分布是机体免疫抑制的主要原因。

肿瘤患者由于机体免疫功能的受损，在感染新冠病毒后，机体对病毒的免疫清除作用减弱，细胞免疫及体液免疫功能受限。机体感染新冠病毒后细胞免疫被激活，CD4$^+$T 细胞和 CD8$^+$T 细胞大量增殖活化，对病毒进行清除，但肿瘤患者由于自身细胞免疫储备不足，淋巴细胞消耗的速度远大于清理病毒的速度，最终淋巴细胞消耗殆尽，促进轻症新冠病毒向重症转化。因此，与健康人相比，肿瘤患者在感染新冠病毒后，重症发生风险增加，死亡率较高。除免疫功能受损外，肿瘤患者感染新冠病毒后，与肿瘤引起的免疫应答相似，促进过多的细胞因子释放，在体内形成细胞因子风暴，激活炎症反应，加重组织损伤。这些均是导致肿瘤患者感染新冠病毒后死亡率高的根本原因。

二、肿瘤患者在新冠疫情期间的预防措施

由于肿瘤患者免疫功能受损，合并新冠感染风险较高，并且癌症和新冠病毒感染共有的全身炎症反应机制使患者向重症化发展，因此在新冠流行期间，肿瘤患者应该从生活方式、饮食管理等方面做好居家管理。新冠流行期间，肿瘤患者应尽量减少不必要外出，必须外出时，应正确佩戴好N95 口罩，与人接触距离保持至少 1 米。居家时要保持室内通风换气，同时应选择室内运动，加强锻炼。在餐谱安排上要注意不能过分限制食物种类和烹饪方式，可采用蒸、煮、炖等健康烹饪方式。食物方面应选择蛋白质含量相对较高的进行营养补充，同时还应注意多种蔬菜水果的摄入，保证体内足够的微量元素；主动饮水，保证每天水的摄入量不少于 1500ml。关于就医问题，在不影响治疗效果的前提下，肿瘤患者应尽量减少去医院次数，可选择线上问诊、药店购药等方式。

另外，疫苗接种仍是目前预防新冠病毒感染及重症的主要有效手段。我国《新型冠状病毒感染疫情期间实体肿瘤患者防护和诊治管理相关问题中国专家共识（2022 年版）》中明确指出，实体恶性肿瘤患者新冠病毒感染风险、感染后的重症率及死亡率均高于正常人群，更需疫苗防护。针对疫苗接种的安全性及有效性，大量临床研究结果显示，肿瘤患者接受新冠疫

苗短期内安全性较好，但长期安全性仍需要进一步随访观察。在有效性方面，肿瘤患者接受新冠疫苗接种后，与健康人群相比，虽然抗体滴度较低，但感染率及病死率显著降低。因此在综合评价患者身体状态、免疫功能后，应鼓励患者积极接种新冠疫苗。根据新冠疫苗接种技术指南（第一版）第四条第五项提出的内容，恶性肿瘤患者属于免疫功能受损人群，建议恶性肿瘤患者接种灭活疫苗或重组蛋白亚单位疫苗。另外，由于目前缺乏关于剂量调整的研究，暂不推荐肿瘤患者在接种新冠疫苗时进行剂量或频次调整，建议足量、足疗程、按照推荐剂量和剂次完成。

■ 三、肿瘤患者合并新冠感染后的抗新冠病毒治疗

肿瘤患者感染新冠后激活的全身炎症反应易导致患者病情的进一步加重，因此在肿瘤患者感染新冠后，应暂停或延缓抗肿瘤治疗，首先进行抗新冠病毒治疗。根据《新型冠状病毒感染诊疗方案（第十版）》，对于轻中型新冠感染患者，应主要进行对症治疗，保证患者充分的能量和营养摄入，注意水电解质平衡，维持内环境稳定。对于重症高危人群，应进行生命体征监测，尤其是血氧饱和度的监测，必要时根据病情进行规范的氧疗措施，注重对症支持治疗，预防继发感染，及时进行器官功能支持。

对于抗新冠病毒药物的选择，应根据病情的轻重及进展为重症的风险，合理选择抗新冠病毒药物。目前口服的抗新冠病毒药物主要有奈玛特韦片/利托那韦片、阿兹夫定片及莫诺拉韦胶囊三种。奈玛特韦片/利托那韦片及莫诺拉韦胶囊主要适用于发病 5 天内，轻中型且伴有重症高风险因素的成年患者，主要用法为奈玛特韦片 300mg 与利托那韦片 100mg 同时服用，每 12 小时 1 次；莫诺拉韦胶囊为 800mg，每 12 小时口服 1 次。阿兹夫定片适用于中型新冠感染成年患者，每次 5mg，每日 1 次，空腹吞服，疗程最多不超过 14 天。上述药物在使用前均需要详细阅读说明书，警惕药物相互作用。除此之外，还有单克隆抗体，如安巴韦单抗/罗米司韦单抗，主要用于轻中型且伴有重症高风险因素的成人和青少年的联合抗病毒治疗。而新冠病毒人免疫球蛋白适用于疾病早期、病毒载量高、病情进展较快的患者。

对于机体炎症反应过度激活的危重症病例，酌情短期内可使用糖皮质激素或白介素 –6 抑制剂（托珠单抗）进行免疫治疗。新冠病毒感染患者使用糖皮质激素可以降低 28 天住院死亡率。对于肿瘤患者，若既往合并慢性乙肝，类固醇激素的使用可能导致慢性 HBV 感染患者的 HBV 再激活。因此，建议在治疗前筛查 HBsAg，对 HBsAg 呈阳性的所有重度新冠感染患者应使用核苷类似物进行抗病毒预防。关于抗肝炎病毒药物及抗新冠病毒药物间的相互作用，有报道称抗新冠病毒药物和富马酸替诺福韦二吡呋酯或富马酸替诺福韦艾拉酚胺共同给药可能会使替诺福韦的浓度增加，增加肾损害风险；不推荐调整富马酸替诺福韦二吡呋酯的剂量，用药期间可监测肾功能，或在抗新冠病毒治疗期间，将富马酸替诺福韦二吡呋酯或富马酸替诺福韦艾拉酚胺调整为恩替卡韦。在 HCV 抗新冠病毒治疗中，抗新冠病毒药物同样会增加含蛋白酶抑制剂的抗 HCV 药物浓度，增加 ALT 升高风险。

四、肿瘤患者合并新冠感染后的抗肿瘤治疗

由于肿瘤类型、抗肿瘤治疗和新型冠状病毒之间的相互作用较复杂，抗肿瘤治疗对新冠感染临床预后的影响可能与治疗方法、化疗强度、变异毒株、患者的身体状况等有关。因此，临床上应该从癌症的轻重缓急、新型冠状病毒变异株的毒性及患者的身体状况等多个方面权衡抗肿瘤治疗的利弊并确定治疗时机及方式。

（一）肿瘤患者合并新冠感染治疗时机的选择

美国临床肿瘤学会（American Society of Clinical Oncology，ASCO）、美国国家综合癌症网络（National Comprehensive Cancer Network，NCCN）发布了合并新冠感染肿瘤患者处理方法的推荐，建议确诊新冠感染后暂停抗肿瘤治疗，从出现症状之日或首次核酸检测阳性之日起，至少延迟抗肿瘤治疗 10 天，在症状改善后且 24 小时内无发热时才可考虑恢复抗肿瘤治疗。

（二）肿瘤患者合并新冠感染抗肿瘤治疗方式的选择

针对抗肿瘤方式的选择，目前主要有化疗、放疗、靶向治疗及免疫治疗等几种方法。新冠感染对肿瘤患者化疗的影响，部分研究认为感染新冠病毒后接受化疗会增加肿瘤患者的不良反应及死亡率，另一部分研究则认为感染新冠病毒并未对接受化疗的肿瘤患者结局产生影响。感染新冠病毒后引发的免疫炎症反应和癌症本身所致的免疫抑制状态及化疗导致的骨髓抑制，均增加了肿瘤患者严重并发症及死亡率的风险。因此，原则上惰性肿瘤可暂时延缓使用化疗；症状重或发展快的晚期恶性肿瘤，如果化疗敏感，可在充分知情的情况下，谨慎给予化疗。

与其他治疗方式相比，放疗并未产生严重的免疫抑制，暂未观察到新冠感染与接受放疗的肿瘤患者严重不良事件的相关性。在肿瘤患者抗肿瘤治疗过程中，可根据患者具体情况选择放疗治疗。靶向治疗由于药物进入体内后会特异性地与致癌位点结合对肿瘤细胞发挥作用，较少损伤周围正常细胞，因此相比于化疗放疗等方式，不良反应较小。现有研究表明肿瘤患者合并新冠感染时，继续靶向治疗并未增加肿瘤患者不良结局的发生。另外，通过计算机分析药物靶点和病毒－宿主相互作用时发现，某些靶向抗肿瘤药物（如阿法替尼）也可能在抗冠状病毒方面起作用，但这些尚需临床试验去进一步证实。

免疫治疗是通过激活机体免疫系统，对肿瘤进行杀伤。新冠感染时，同样通过激活免疫系统，导致器官的损伤，这与免疫治疗本质一致。合并新冠感染的肿瘤患者接受免疫治疗后，可能导致机体免疫系统过度激活，释放细胞因子，导致细胞因子风暴及免疫系统失调，加重不良结局的发生。研究表明，在合并新冠感染的肿瘤患者中，接受免疫治疗与较高的住院率及严重的呼吸疾病发生有关；另外，接受免疫治疗的新冠感染肿瘤患者死亡率明显增加，急性呼吸窘迫综合征是死亡的主要原因。这可能与免疫过度激活及大量细胞因子的释放、正常肺泡上皮细胞受损有关。

因此，肿瘤患者合并新冠感染时，抗肿瘤治疗应尽量选择内分泌治疗药物或不良反应小的靶向治疗药物，禁用同时具有抑制细胞免疫和体液免疫功能的药物。化疗应选择治疗间隙时间较长的方案或口服化疗方案，并密切观察，随时调整给药方案。对于一些特殊病例，如肿瘤负荷大或发展迅速、已危及生命急需抗肿瘤治疗者，在肿瘤内科医师与感染科医师等会诊及充分知情的前提下，可采用积极的抗肿瘤治疗，同样应该尽量选择毒性低的靶向治疗及放、化疗等。

（三）肿瘤患者新冠感染康复后抗肿瘤治疗的重启

肿瘤患者在感染新型冠状病毒后，由于机体免疫功能受损，导致体内病毒清除时间延长。一项回顾性研究显示，约 20% 的国内患者出现核酸检测复阳，复阳检出时间多在出院后 7~17 天之间。考虑到肿瘤患者机体低免疫及康复后存在一定程度的复阳比例，因此肿瘤患者在康复后重启抗肿瘤治疗的时机较为重要。ASCO 和 NCCN 发布的关于合并新冠感染肿瘤患者总体处理方法的推荐中建议在症状改善后且 24 小时内无发热时才可考虑恢复抗肿瘤治疗。《新型冠状病毒感染疫情期间实体肿瘤患者防护和诊治管理相关问题中国专家共识（2022 年版）》中建议肿瘤患者在达到出院标准后 2 周再次进行核酸检测，达到新冠病毒核酸检测阴性（连续 2 次，间隔 24 小时）后考虑重启治疗。在我国《新型冠状病毒感染诊疗方案（试行第九版）》出院标准中规定：连续 2 次新型冠状病毒核酸检测 N 基因和 ORF 基因 CT 值均 ≥ 35（荧光定量 PCR 方法，界限值 40，采样时间至少间隔 24 小时），或连续 2 次新型冠状病毒核酸检测阴性（荧光定量 PCR 法，界限值低于 35，采样时间至少间隔 24 小时）。同时，在后续抗肿瘤治疗过程中，仍需严密动态监测新冠病毒核酸情况。

五、新型冠状病毒感染疫情期间肿瘤患者的心理状态及干预

与普通人群相比，肿瘤患者合并新冠感染及重症发生率较高；另外，肿瘤患者的治疗具有周期性、不可间断的特点，故在疫情期间必须住院治疗。住院期间肿瘤患者会出现紧张、焦虑、恐惧、无助等不良情绪，因此有必要对肿瘤患者的心理状态进行动态评估及管理。在肿瘤患者住院期间，

医护人员应及时关注患者的心理动态，可由具有心理专业知识的人员成立心理小组，对住院治疗期间的患者心理状态做好动态评估。通过人文活动、科普讲座等方式，加强人文关怀及心理疏导，帮助肿瘤患者建立就医自信及对生活的信心，尽可能降低新冠感染带来的影响，降低患者紧张、恐慌、焦虑等不良心理应激，提高患者处理突发危机事件的能力，使其冷静面对因新冠感染带来的生活变化及在新的医疗秩序下的就医体验。

王小霞　阎军　首都医科大学附属北京佑安医院

20 器官移植受者新冠病毒感染常见临床问题及防治对策

器官移植受者人群长期接受免疫抑制治疗，为新冠病毒感染高危人群，且该人群往往合并不同程度的基础疾病，其在新冠病毒感染后的住院率、重型/危重型及死亡风险明显高于普通人群。不仅如此，该人群在新冠病毒感染后的临床表现、诊断及治疗等都有别于普通人群。器官移植受者感染新冠病毒后的重型/危重型发生率和病死率更高。高龄和基础合并症较多的器官移植受者新冠病毒感染后的预后可能更差。

一、流行病学

器官移植受者新冠病毒感染的潜伏期为 1~14 天，多为 3~7 天，在潜伏期即具有传染性。奥密克戎变异株感染者的排毒期中位时间为 11.3 天，而器官移植受者排毒期可延长至 14 天，由此可见，器官移植受者具有传染性时间可能更长的特点。

二、临床表现

器官移植受者感染新冠病毒的症状与普通人群相似，主要临床表现为发热、乏力和肌肉酸痛，部分患者表现为咽痛、咳嗽、呼吸短促、腹泻、头晕、头痛、嗅觉丧失和厌食等。由于免疫抑制的应用，部分器官移植受者可能会出现早期症状隐匿而后期病情进展较快，应予以警惕。年龄和潜在合并症是决定器官移植受者感染新冠病毒后严重程度的重要因素。

三、实验室检查

器官移植受者如果有流行病学史，且一旦出现发热等相关症状，应立即进行新冠病毒核酸或抗原检测。在病程最初 5~7 天内检测，阳性率较高。在确诊 6 天后，可定期检测新冠病毒核酸或抗原以评估患者新冠病毒是否转阴（2 次采样至少间隔 24 小时）。核酸检测可采用呼吸道标本（鼻咽拭子、咽拭子、痰、肺泡灌洗液等）。因取材条件的差异，可能会导致假阴性的检测结果。对于高度怀疑新冠病毒感染且上呼吸道拭子检测阴性的患者，对下呼吸道分泌物（如痰液或支气管肺泡灌洗液）进行新冠病毒核酸检测的阳性率更高。由于器官移植受者长期服用免疫抑制剂，其产生的抗体滴度往往低于普通人群，因此不推荐新冠病毒抗体检测作为器官移植受者新冠病毒感染的确定诊断标准。

器官移植受者，因长期服用免疫抑制剂，合并细菌和（或）真菌感染风险更高。感染新冠病毒病程 ≥ 2 周以上，若患者仍出现反复发热、咳嗽且伴有较多痰液，要警惕合并或继发细菌和（或）真菌感染可能，建议尽早进行相关实验室检测、留取标本检测和培养以及完善胸部影像学检查。留取的标本除了送相应的涂片和培养等病原学检查，还可以进行如 1,3-β- 葡聚糖检测、曲霉半乳甘露聚糖检测、C- 反应蛋白检测、结核 T 细胞检测等免疫学检测以及如多重聚合酶链反应（PCR）、宏基因二代测序等分子生物学检测。对于常规标本（痰或血）培养阴性的患者，必要时可行肺泡灌洗液病原学培养。

四、重型 / 危重型预警指标

器官移植受者新冠病毒感染后可出现一系列病理生理学及检验学指标异常，如低氧血症进行性加重、外周血淋巴细胞进行性减少、炎症标志物和细胞因子水平升高、D- 二聚体等凝血功能相关指标持续异常、乳酸脱氢酶、天冬氨酸氨基转移酶、丙氨酸氨基转移酶、肌酸激酶、高敏肌钙蛋白等指标明显升高、胸部影像学显示肺部病变明显进展以及移植物功能不全，以上都是器官移植受者感染新冠病毒后重型或危重型的重要预警指标。由此可见，对老年人和伴有基础疾病（心血管疾病、糖尿病、慢性呼吸道疾病、高血压、肥胖症和癌症）的新冠病毒感染重型高危患者进行动态监测，这将有助于对疾病严重程度进行预警。

五、治疗

对于器官移植受者，一旦出现新冠病毒感染的症状，应尽早在专科医师指导下明确诊断、评估各项生命体征和高危预警实验室指标，并完善胸部影像学检查。应在专科医师指导下，综合患者病情调整免疫抑制剂的剂量，对符合抗新冠病毒治疗条件的患者应尽早使用抗新冠病毒药物。对于中型、重型或危重型患者，建议住院治疗。

1. 抗病毒治疗

器官移植是轻型和中型新冠病毒感染患者进展为重型或危重型的高风险因素之一，应结合患者病程、病情及基础用药情况，尽早合理地选用抗新冠病毒药物，抑制病毒复制并控制病毒感染进程。对于重型和危重型患者，若新冠病毒核酸阳性（CT 值 ≤ 30），亦建议使用抗病毒药物治疗。

目前抗新冠病毒的小分子药物包括奈玛特韦 / 利托那韦、阿兹夫定、莫诺拉韦、氢溴酸氘瑞米德韦和先诺特韦 / 利托那韦。奈玛特韦 / 利托那韦适用于发病 5 天以内的轻、中型且伴有进展为重型高风险因素的成年患者。用法：奈玛特韦 300mg 与利托那韦 100mg 同时服用，每 12 小时一次，连续服用 5 天。根据药物说明书，不得与高度依赖细胞色素 P450 进行清除的不良反应高危药物联用。哺乳期患者慎用。中度肾损伤者应将奈玛特韦减半服用，重度肝、肾损伤者不应使用。在使用奈玛特韦 / 利托那韦或先诺特韦 / 利托那韦时应注意其与免疫抑制剂的相互作用，注意调整钙调磷酸酶抑制剂（calcineurin inhibitor，CNI）、雷帕霉素靶蛋白（mammalian target of rapamycin，mTOR）抑制剂和糖皮质激素的剂量，密切监测药物浓度。

2. 免疫抑制剂的使用与调整

器官移植受者长期服用免疫抑制剂，主要包括他克莫司和环孢素为代表的钙调磷酸酶抑制剂（CNI）类药物、霉酚酸酯（mycophenolic acids，MPA）类药物、雷帕霉素靶蛋白（mTOR）抑制剂和糖皮质激素类药物。这为新冠病毒感染的治疗带来了挑战。

对于新冠病毒感染轻型的器官移植受者，建议维持原有的免疫抑制方案（推荐强度 B，证据等级 3a）。对于新冠病毒感染中型的器官移植受者，建议减少或停用 MPA 类药物，综合评估病情后个体化 CNI 或 mTOR 抑制剂方案。对于新冠病毒感染重型或危重型的器官移植受者，应停用所有非激素类免疫抑制剂，期间应密切监测病情以及血药浓度变化。

3. 抗生素治疗

普通人群感染新冠病毒后局部呼吸道黏膜损伤，加之免疫系统紊乱、使用糖皮质激素、气管插管等因素，很容易继发细菌和（或）真菌感染；而明确合并或继发感染的病原体，应减少广谱抗生素的使用，有助于减少耐药菌感染的发生。根据病原学证据以及药敏试验结果，合理选用抗生素治疗。

4. 被动免疫药物治疗

中和抗体药物具有特异性好、安全性高、作用机制明确、能够同时用于预防和治疗等优点。安巴韦单抗/罗米司韦单抗注射液可联合用于治疗轻、中型且伴有进展为重型高风险因素的成人和青少年（年龄 12~17 岁，体重 ≥ 40kg）患者。处于免疫抑制状态的器官移植受者，其感染新冠病毒后越早进行中和抗体治疗其获益可能越大。此外，康复期血浆及新冠病毒感染人免疫球蛋白也可考虑用于治疗新冠病毒感染，但由于异体血浆存在多种蛋白成分，可能增加器官移植受者发生排斥反应的风险，需谨慎应用。

5. 氧疗支持

急性低氧性呼吸衰竭是新冠病毒感染最常见的并发症，且与患者不良预后密切相关。氧疗支持对于新冠病毒感染重型或危重型的救治至关重要。感染新冠病毒的器官移植受者，呼吸支持策略与普通肺部感染患者基本类似。根据患者的病情，可以选择普通氧疗（鼻导管、普通面罩、文丘里面罩或非重复呼吸储氧面罩等）、经鼻高流量氧疗、无创正压通气、有创正压通气和 ECMO。氧疗目标：①无高碳酸血症风险患者，脉搏血氧饱和度（SpO$_2$）92%~96%；②高碳酸血症高风险患者，SpO$_2$ 88%~92%。具有重症化危险因素、病情进展较快的中型、重型和危重型病例，应当早期给予规范的俯卧位通气治疗，建议每日不少于 12 小时。

6.抗凝治疗

新冠病毒感染后的血栓形成和肺栓塞风险显著增加。对于重型或危重型高危人群、病情进展较快的中型病例以及重型或危重型病例，无禁忌情况下推荐预防剂量低分子肝素或者普通肝素进行预防性抗凝；治疗性抗凝适用于确诊血栓形成的患者。如使用利伐沙班等其他抗凝方案，应注意抗凝药物与抗新冠病毒药物的相互作用。

六、健康监测和出院后随访

出院指导和随访基本同移植术后，需补充新冠病毒防护的相关内容。推荐在移植专科医师指导下进行规律随访。由于器官移植受者的情况特殊，容易合并其他疾病，且症状可能不典型，因此应教育其出院后加强自我防护和居家健康监测。自我防护包括适当的社交距离、咳嗽礼仪、清洁消毒和口罩的应用等。在健康监测过程中，如有发热、咳嗽、移植器官功能不全等异常情况应及时就医。除外门急诊外，还可选择远程医疗作为补充，如通过电话、视频、看诊应用程序等途径积极与移植科医师联系，进行规律随访。

孙力波　栗光明　首都医科大学附属北京佑安医院

21 艾滋病患者新冠病毒感染常见临床问题及防治对策

由于 HIV 感染导致机体免疫功能缺陷，HIV 感染人群（PLWH）合并新冠病毒感染的临床表现、免疫学特征、治疗方法和疫苗接种等均可能与普通人群存在差异。全球范围内已开展了一系列关于 HIV 合并新冠病毒感染的单中心或多中心队列研究，并报告了艾滋病与新冠病毒的流行病学特征、临床表现和结果等，为艾滋病合并新冠病毒感染的治疗和预防提供了极大参考与研究价值。

一、流行病学

WHO 发布的全球新冠临床数据报告显示：9.2% 疑似或确诊新冠病毒感染患者为 HIV 阳性，其中被纳入分析的 HIV 感染者 96.1% 来自世卫组织非洲区域。与 HIV 阴性者相比，年龄在 45 岁以下女性的 HIV 感染者更易感染新冠病毒。在 HIV 携带者中，患有慢性心脏病或高血压等会增加严重新冠病毒感染的风险；另外，年龄超过 18 岁的男性，患有糖尿病、高血压、恶性肿瘤、结核病或慢性肾脏疾病以及 CD4$^+$T 细胞计数低会增加住院死亡的风险。抗反转录病毒治疗 (antiviral therapy, ART) 或病毒载量抑制与不良结局的风险降低相关；然而，与非 HIV 感染者相比，HIV 感染者无论 ART 和病毒载量抑制状态如何，HIV 感染仍然是新冠病毒感染严重程度和死亡率的独立风险因素。

二、临床特征

研究表明：HIV 感染者在感染新冠病毒后的临床表现与健康人群相似，

171

均以发热、咳嗽、疲乏和呼吸困难为主，部分伴有头痛、肌痛和吞咽痛（咽喉痛）等，影像学表现也与健康人群无明显差异，表现为斑片状的双侧肺泡间质浸润，临床结果相关数据显示：共感染者中约 66.5% 的人症状轻微，21.7% 的人症状严重，11.8% 的人需要重症监护。然而，虽然越来越多的 HIV 合并 COVID–19 队列研究出现，但样本各方面差异较大，还有待于对更多的数据进行归纳及总结。

近年来，有几项样本量较大的研究显示：HIV 合并新冠病毒感染者，尤其是免疫抑制或未接受 ART 的患者临床结局较差，而影响临床结局的因素主要为年龄、性别、合并症及 $CD4^+T$ 淋巴细胞计数。2020 年南非队列研究数据显示：与未感染 HIV 的患者相比，年龄在 50 岁以下的 HIV 感染者患新冠病毒感染后死亡比例更高；同年英国的队列研究也显示：在因新冠病毒感染住院的患者中，HIV 阳性状态与第 28 天死亡风险增加相关；2021 年纽约队列研究数据也表明：HIV 阳性患者的插管及死亡率均高于 HIV 阴性患者。另外，2020 年有多项研究发现了影响临床结局的重要因素：男性患新冠病毒感染重症的比例显著高于女性，且风险随着年龄的增长而增加，同时受到某些慢性疾病的影响（如动脉高压，心血管疾病、慢性肺病、肥胖和糖尿病等），有三种或三种以上合并症的 HIV 感染者的临床结局较差；$CD4^+T$ 淋巴细胞计数较低也与住院结果显著相关。

以上研究均纳入了数百甚至数千位参与者，样本量大，数据更为可靠，也更具有研究价值。其研究结果均提示，HIV 阳性与否对于新冠病毒感染患者的临床结局有一定影响，另有研究表明炎症因子以及吸烟史或许也对共感染者的临床结局有影响，说明仍有更多的影响因素需要研究者们去探索。

三、免疫学特征

HIV 合并新冠病毒感染的免疫状态对疾病的发展及预后起到重要的作用。因此，HIV 和新冠病毒感染对人类免疫系统的影响是否有协同作用，新冠病毒感染是否导致 HIV 患者免疫状态恶化是一个值得关注的免疫学问题。

早期产生针对新冠病毒刺突蛋白的强大功能性 IgG 抗体与严重新冠病

毒感染患者的生存相关；此外，在康复患者中观察到广泛、强烈的 CD4$^+$T 和 CD8$^+$T 记忆细胞反应，这表明协调的抗原特异性 B 细胞和 T 细胞反应提供了对严重新冠病毒感染和死亡的保护性免疫。在 HIV 感染者中，T 细胞和 B 细胞功能的缺陷可能导致 HIV 感染合并新冠病毒感染患者严重的临床病程和预后不良，特别是在 CD4$^+$T 细胞计数较低的情况下。有研究表明：在确诊新冠病毒感染的人群中，HIV 感染者的 IgG 浓度和假病毒中和抗体滴度较非 HIV 感染者低，可能反映了 PLWH 对新冠病毒感染的血清学反应减弱。另外，在新冠病毒感染康复期，HIV 感染者细胞反应减少和血浆细胞因子改变以及针对新冠病毒的有效抗体反应降低；相反，有研究发现在新冠病毒感染康复期，HIV 感染者具有短期和长期的功能性细胞和体液免疫反应，且受新冠病毒感染的临床严重程度的影响。接受 ART 治疗，具有良好的临床、病毒学和免疫学控制的 HIV 感染者和对照组在新冠病毒特异性免疫体液反应的定量和定性分析上未发现差异，可对新冠病毒产生可检测到的适应性免疫应答。因此，成功的 HIV 抑制对新冠病毒感染后的体液免疫反应至关重要。

▌ 四、治疗

关于治疗方法的研究大多是在 HIV 阴性个体中进行的，没有证据表明对 HIV 感染者应该考虑不同的治疗方法。目前的治疗策略为在 ART 的基础上，严密监测患者的病情变化及合并症情况，适时应用抗病毒药物并辅以对症治疗和激素的应用。

1. 抗病毒药物

在 HIV 合并新冠病毒感染时，ART 方案不应停止或修改，以促进抗新冠病毒活性，同时也要考虑药物 – 药物相互作用的问题。一些 ART 药物对新冠病毒有一定的作用。研究表明：替诺福韦（TNF）可以与一种关键的新冠病毒生命周期酶，即 RNA 依赖的 RNA 聚合酶紧密结合，体外实验也显示其有抗新冠病毒的活性；一项使用 ART 的 PLWH 队列研究表明：与接受其他治疗的患者相比，接受富马酸替诺福韦二吡呋酯（TDF）/ 恩曲他滨（FTC）的 HIV 患者发生新冠病毒感染和相关住院的风险更低。另外，TDF/FTC 或泰诺福韦（TAF）/FTC 使用者的新冠病毒血清阳性率高于对照组；在对于治疗方案的探索中，也发现一些药物如洛匹那韦 / 利托那韦在改善患者症状或临床结局方面并无作用。

2. 其他治疗

瑞德西韦（一种病毒 RNA 依赖的 RNA 聚合酶抑制剂）单药治疗或与巴瑞克替尼联合治疗，与标准治疗或安慰剂相比，能够改善患者的恢复时间。另外，抗炎药物，如全身皮质类固醇、IL-6 抑制剂（如托珠单抗、西妥昔单抗和沙利鲁单抗）、IL-1 抑制剂（如阿纳金拉）、秋水仙碱和巴利西替尼（JAK 抑制剂），在严重新冠病毒感染导致的过度炎症和细胞因子风暴中可能会发挥作用。迄今为止，没有数据表明抗炎药物的使用会增加 HIV 感染者机会性感染重新激活的风险。

五、疫苗

关于 HIV 感染者是否应该被视为优先接种新冠病毒疫苗的高危群体目前仍存在争议，但有合并症或 $CD4^+T$ 细胞计数较低的 HIV 感染者发生严重新冠病毒感染的风险更高，因此尽早接种疫苗对 HIV 感染者有益。欧洲艾滋病临床协会关于 HIV 感染者合并新冠病毒感染的声明也支持疫苗接种优先计划。尽管已经推荐了几种疫苗用于 PLWH，但它们在 PLWH 中的安全性和有效性仍需进一步研究。

我国的一项前瞻性研究表明：灭活疫苗在 PLWH 中具有良好的耐受性，但免疫原性较低。因此，在 PLWH 中应优先接种新冠病毒疫苗和加强剂量，尤其是 $CD4^+T$ 细胞计数低的患者。另外，有研究表明：PLWH 人群接种 mRNA 疫苗是安全的，在一项 HIV 感染者接种第一剂 mRNA 疫苗的研究中，所有参与者均可检测到抗新冠病毒受体结合域抗体，在 $CD4^+T$ 细胞计数较低的人群中观察到较低的抗体水平，并且疫苗反应温和；另一项针对晚期 HIV 感染者接种新冠 mRNA 疫苗的研究表明，严重免疫失调的 PLWH 接种第三剂量疫苗后具有较好的免疫原性和安全性。HIV 感染者接种新冠病毒疫苗（尤其是加强针接种）可有效抵抗新冠病毒感染，并且接种疫苗的 HIV 感染者和未感染者在新冠病毒突破性感染后 28 天内发生严重疾病的风险较低。因此，HIV 感染者，尤其是伴有中度或重度免疫抑制的感染者应优先接受额外疫苗剂量。

总之，新冠病毒灭活疫苗和 mRNA 疫苗在 HIV 感染者中安全性与耐受性均良好，但由于 PLWH 人群免疫力相对低，接种新冠疫苗后产生保护性免疫反应的强度及持续时间可能弱于普通人群，特别是在 CD4$^+$T 细胞计数较低的 PLWH 中。因此，应优先为这一特殊人群接种新冠病毒疫苗和加强剂量。

六、总结

综上所述，HIV 感染者可能会导致新冠病毒感染出现更严重的临床结局，因此，HIV 感染者应保持警惕，严格遵守预防新冠病毒感染的指导方针和建议，并及时接种疫苗。PLWH 合并新冠病毒感染后产生的诸多临床及基础研究等方面的问题仍需进一步研究。

张彤　吴昊　首都医科大学附属北京佑安医院

22 慢性肝病患者新冠病毒感染常见临床问题及防治对策

慢性肝病患者感染新冠病毒需同时关注慢性肝病和新冠病毒感染的治疗，积极防治并发症，预防继续感染，及时进行器官功能支持。

慢性肝病是新冠病毒感染重症的高危因素，当慢性肝病感染新冠病毒时，应密切监测患者基础肝病及组织氧合、炎症指标、肺部影像学变化，谨慎疾病进展致重症或危重症发生。

一、慢性肝病治疗

目前多项研究显示慢性肝病患者感染新冠病毒后死亡率显著升高，且肝功能越差，病死率越高，死亡原因多为慢性肝病进展所致。所以慢性肝病感染新冠病毒后需关注基础疾病的治疗。

1. 慢性肝病治疗

针对基础肝病，比如慢性乙型肝炎、慢性丙型肝炎、自身免疫性肝病、酒精性肝病、非酒精性脂肪性肝病、原发性肝癌等，治疗基础疾病及基础疾病并发症（腹腔积液、上消化道出血、继发性严重感染、肝性脑病、肝肾综合征、肝癌破裂等），具体治疗按照相应指南进行。

2. 警惕肝脏疾病进行性加重

慢性肝病患者感染新冠后会导致原有疾病进展，尤其是出现多脏器衰竭时，肝脏疾病进行性进展，由肝硬化代偿期进展至失代偿期、甚至出现肝衰竭。

肝硬化患者感染新冠病毒会随着肝硬化的严重程度增加而逐步增加，以 Child-Pugh 等级衡量，新冠相关死亡率与原有肝硬化的严重程度显著相关，并且在肝硬化的各个阶段死亡比增加：Child-Pugh-A 1.90 倍，Child-

Pugh-B 4.14 倍和 Child-Pugh-C 9.32 倍。被归类为 Child-Pugh-C 的患者一旦接受机械通气，只有 10% 的生存率。对于肝硬化患者加强保肝及并发症的治疗，应谨慎肝功能进行性恶化。

慢性肝病感染导致慢加急性肝衰竭，诱因多来自细菌感染，因此对于新冠感染患者谨慎细菌感染，合并细菌感染时，应及时加用抗菌药物。

3. 监测肝功能

14%~35% 的新冠病毒感染患者在疾病进展过程中出现丙氨酸氨基转移酶（ALT）和天冬氨酸氨基转移酶（AST）异常，可能原因有新冠病毒直接损伤肝细胞、治疗新冠病毒感染过程中应用药物（如非甾体消炎药、抗菌药物、中草药等）致药物性肝损伤、免疫因子风暴导致的肝损伤、肝脏缺血 – 再灌注导致的肝损伤、应用激素或单克隆抗体导致乙肝病毒再激活等，所以慢性肝病患者感染新冠病毒后需密切监测肝功能、HBV-DNA，警惕肝损伤，如出现肝损伤，应鉴别肝损伤病因，给予保肝对症及对因治疗。

4. 监测其他指标

根据病情监测血常规、尿常规、生化指标（肝酶、心肌酶、肾功能、电解质等）、凝血功能、HBV-DNA/HCV-RNA、甲胎蛋白、腹部超声、腹部增强 CT/MRI 等。

二、新冠病毒感染治疗

由于慢性肝病是新冠病毒感染重型 / 危重型的高危因素，所以在慢性肝病感染新冠病毒后需密切监测患者呼吸频率、组织氧合指标（如指氧饱和度、氧合指数）、乳酸、外周血淋巴细胞计数、白细胞介素 –6（IL-6）、C– 反应蛋白、铁蛋白、D– 二聚体及胸部影像学等，警惕重型 / 危重型出现。

1. 一般治疗

按呼吸道传染病要求隔离治疗。保证充分能量和营养摄入，注意水、电解质平衡，维持内环境稳定。根据病情给予退热、止咳、祛痰、改善卡他症状、改善咽痛等对症药物。监测患者生命体征，特别是静息和活动后的指氧饱和度等。

2. 氧疗措施

根据病情给予规范有效氧疗措施，如鼻导管或面罩吸氧、经鼻高流量氧疗或无创通气、有创机械通气、体外膜肺氧合（ECMO），进行规范的气道管理。具体请参照相应指南进行。

3. 抗病毒治疗

（1）奈玛特韦片 / 利托那韦片组合；阿兹夫定片；莫诺拉韦胶囊；单克隆抗体：安巴韦单抗 / 罗米司韦单抗注射液；静脉注射 COVID-19 人免疫球蛋白；康复者恢复期血浆。使用前详细阅读说明书及按照相应指南应用。

（2）应用抗病毒药物时，不得与高度依赖 CYP3A 进行清除且其血浆浓度升高会导致严重和（或）危及生命的不良反应的药物联用，比如 TAF、TDF，同时应用时会导致 TAF、TDF 血药浓度升高，增加肾损伤风险，必要时更换抗病毒药物或减量；禁止与他克莫司联用，肝移植术后患者应用时需暂停他克莫司；重度肝功能不全患者，不建议使用。

（3）中重度肝损伤者，慎用阿兹夫定片及安巴韦单抗 / 罗米司韦单抗注射液。

4. 免疫治疗

（1）糖皮质激素，应用激素会增加消化道出血及感染风险，且有导致乙肝病毒再激活可能，应用前需严格评估激素适应证，应用后密切监测激素可能出现的并发症。

（2）白细胞介素 -6（IL-6）抑制剂（托珠单抗）：当 ALT 或 AST > 10 倍正常上限时避免使用。托珠单抗有乙肝病毒再激活风险，治疗过程中需密切监测肝功能、HBV-DNA。

5. 抗凝治疗

慢性肝病为新冠病毒感染重型 / 危重型高危因素，但慢性肝病属于凝血功能失衡状态，建议给予预防量低分子肝素（如速碧林 0.3ml 皮下每日 1 次），注意监测血栓及出血风险。具体请参照相应指南进行。

6. 俯卧位治疗

给予规范的俯卧位治疗，建议每天不少于 12 小时。

7. 心理干预

患者常存在紧张焦虑情绪，应当加强心理疏导，必要时辅以药物治疗。

8. 根据病情进行检查

如血常规、尿常规、C- 反应蛋白、生化指标（肝酶、心肌酶、肾功能等）、凝血功能、动脉血气分析、胸部影像学等。

9. 中医治疗

针对非重点人群的早期新冠病毒感染者，可参照《新冠病毒感染者居家中医药干预指引》《关于在城乡基层充分应用中药汤剂开展新冠病毒感染治疗工作的通知》中推荐的中成药或中药协定方。

应用前详细追问患者病史，既往是否有药物性肝损伤病史，谨慎应用中药再次出现药物性肝损伤。治疗前请专科医生进行指导，治疗过程中注意监测肝功能。

三、其他脏器功能支持

1. 循环支持

危重型病例可合并休克，应在充分液体复苏的基础上，合理使用血管活性药物，密切监测患者血压、心率和尿量的变化以及乳酸和碱剩余，必要时进行血流动力学监测。

2. 急性肾损伤和肾替代治疗

危重型病例可合并急性肾损伤，应积极寻找病因，如低灌注和药物等因素。在积极纠正病因的同时，注意维持水、电解质、酸碱平衡。连续性肾替代治疗（CRRT）的指征包括：①高钾血症；②严重酸中毒；③利尿剂无效的肺水肿或水负荷过多。

四、营养支持

应加强营养风险评估，首选肠内营养，需保证热量 25~30kcal/（kg·d）、蛋白质＞1.2g/（kg·d）摄入，必要时加用肠外营养。可使用肠道微生态调节剂，维持肠道微生态平衡，预防继发细菌感染。

五、早期康复

重视患者早期康复介入，针对新型冠状病毒感染患者呼吸功能、躯体功能以及心理障碍，积极开展康复训练和干预，尽最大可能恢复体能、体质和免疫能力。

有研究表明，肝硬化等严重肝病患者存在免疫功能障碍，与T细胞计数降低及功能受损、肠道损伤、肝纤维化及全身炎症反应相关，而免疫屏障受损的这类患者感染新冠病毒的病死率极高，是需要重点关注的人群。目前，奥密克戎变异株已成为我国境外输入和本土疫情的优势流行株，现有研究提示，奥密克戎变异株平均潜伏期缩短，多为2~4天，传播能力更强，传播速度更快，感染剂量更低，致病力减弱，具有更强的免疫逃逸能力，现有疫苗对预防该变异株所致的重症和死亡仍有效。为预防慢性肝病患者感染新冠病毒，一方面，要做好常态化疫情防控；另一方面，要加快慢性肝病患者的新冠病毒疫苗接种速度，扩大接种范围，提高疫苗接种率。

（一）做自己健康的第一责任人

向肝病患者加强预防新冠感染知识的宣传，消除恐慌心理。倡导患者坚持勤洗手、科学佩戴口罩、注意咳嗽礼仪、少聚集、文明用餐、遵守1米线、常通风、做好清洁消毒、保持厕所卫生等良好的卫生习惯和保持合理膳食、适量运动等健康的生活方式，自觉提高健康素养和自我防护能力，肝病患者尤其要保证充足睡眠及严格戒酒，做好每日健康监测，保持自我健康管理意识，提高身体免疫力，出现不适症状应及时就医。

（二）疫苗接种

中国、美国和欧洲各国发布的关于慢性肝病患者进行新冠疫苗接种的指南提出，由于慢性肝病，特别是肝硬化和肝癌患者感染新冠病毒的病死率极高，建议这部分人群优先接种新冠疫苗。重症肝病患者疫苗接种率较低，其主要原因是患者和接种人员对疫苗在特殊人群中的安全性和有效性难以确定，因而拒绝接种。现有研究表明，研发及上市的针对新冠病毒活性、核酸、病毒载体和病毒蛋白为靶点的疫苗，具有较好的保护效力，其不良反应发生率较低，总体安全性良好，已成为预防新冠病毒的有效手段。但肝硬化、肝移植等重症肝病患者接种新冠疫苗后免疫应答率低，且抗体滴度下降迅速，提示其中和抗体持续时间短于普通人群，现有的免疫策略与普通人群相同，可能还需改进疫苗接种策略。

1. 慢性肝病患者

慢性肝病患者（包括慢性病毒性肝炎及各种非感染性慢性肝病患者），如果病情稳定、肝功能正常或基本正常，且无疫苗接种的其他禁忌证，可以接种新冠病毒疫苗。非急性发作期慢性肝病患者，包括代偿期肝硬化患者及病情稳定的失代偿期肝硬化患者（无急性食管胃静脉曲张破裂出血、肝性脑病、自发性细菌性腹膜炎及肝肾综合征等严重并发症），可以接种新冠病毒疫苗。所有与慢性肝病患者有密切接触的人员（如其家庭成员和医护人员）均建议接种新冠病毒疫苗。正在接受药物治疗且病情控制良好的慢性肝病患者（如慢性乙型肝炎、慢性丙型肝炎、酒精性肝病、代谢相关脂肪性肝病、原发性胆汁性胆管炎、原发性硬化性胆管炎或自身免疫性肝炎等），可以接种新冠病毒疫苗，在接种期间均不应停药（包括治疗乙型肝炎、丙型肝炎的抗病毒药物等）。对于正在接受干扰素治疗者，接种新冠病毒疫苗的时间应与注射干扰素的时间相隔 2~3 天。慢性肝病患者不需要增加新冠病毒疫苗的剂量和注射次数。近期出现发热、明显乏力、纳差、肝区不适的慢性肝病患者，应尽快就医诊治，在病情稳定后可以接种新冠病毒疫苗。慢性肝病患者在自然感染新冠病毒 6 个月后，可接种 1 剂新冠病毒疫苗。所有慢性肝病患者，包括已接种新冠病毒疫苗者，应继续保持降低新冠病毒暴露风险的措施，如戴口罩、手卫生、保持社交距离等。

2.肝脏恶性肿瘤患者

病情稳定的肝脏恶性肿瘤患者可以接种新冠病毒疫苗。正在接受局部或全身治疗的肝脏恶性肿瘤患者也可接种新冠病毒疫苗，且不应中断当前治疗。建议与肝脏恶性肿瘤患者密切接触的人员（如其家庭成员和医护人员）接种新冠病毒疫苗。

3.肝移植供体、等待肝移植及肝移植术后患者

对于计划进行活体供肝者和受者，应尽可能在肝移植前至少2周完成新冠病毒疫苗全程接种。对于术前未接种新冠病毒疫苗的肝移植受者，一般建议术后至少3个月开始接种。但是，如果社区新冠病毒感染流行严重，可考虑在肝移植术后至少6周开始接种新冠病毒疫苗。如果肝移植受者在术前接种过第一剂新冠病毒疫苗，第二剂疫苗可以推迟到术后6周，以尽量减少术后早期大剂量免疫抑制剂对疫苗免疫应答的不良影响。建议肝移植受者按照标准剂量和方案接种新冠病毒疫苗。在肝移植受者中，不建议仅仅为了激发对新冠病毒疫苗的免疫应答而降低免疫抑制剂的用量，因为降低免疫抑制有可能增加急性细胞排斥反应的风险。对于近期出现感染或者发热的患者，应在病情稳定后接种新冠病毒疫苗；对发生急性细胞排斥反应或正在接受急性细胞排斥反应治疗的肝移植受者，应暂缓接种新冠病毒疫苗。建议与肝移植受者密切接触的人员（如其家庭成员和医护人员）接种新冠病毒疫苗。

郭海清　许姗姗　张晶　首都医科大学附属北京佑安医院

23

慢性阻塞性肺病患者新冠病毒感染常见临床问题及防治对策

一、慢性阻塞性肺病的概况

慢性阻塞性肺病（chronic obstruction pulmonary disease，COPD）是最常见的慢性气道疾病。其特征是持续存在的气流受限和慢性呼吸系统症状（呼吸困难、咳嗽、痰液分泌、病情加重），其病理学改变主要是气道和（或）肺泡异常，通常为个体及环境两因素的相互作用共同促成。环境因素（如烟草暴露、燃料烟雾、空气中有害颗粒及粉尘等），尤其是吸烟，在促进疾病发生发展中尤为关键。严重者可合并肺动脉高压、慢性肺源性心脏病和呼吸衰竭。COPD 患者往往同时存在多种全身合并症，并与疾病严重程度相关。

COPD 的发病机制较为复杂，气道氧化应激、炎症反应以及蛋白酶 / 抗蛋白酶失衡等多种途径参与 COPD 发病过程中。COPD 的病理改变主要在气道、肺实质和肺血管。当气道上皮细胞暴露于烟草粉尘等有害颗粒或气体，巨噬细胞、中性粒细胞以及 T 淋巴细胞、B 淋巴细胞等分泌大量炎性介质，诱导气道上皮细胞杯状化生和气道黏液高分泌，慢性炎症则刺激气道上皮细胞释放生长因子，促进气道周围平滑肌和成纤维细胞增生，导致小气道重塑。巨噬细胞分泌基质金属蛋白酶和中性粒细胞弹性蛋白酶，可引起肺弹性蛋白破坏，Tc1 淋巴细胞释放颗粒酶穿孔素损伤肺泡上皮，导致不可逆性肺损伤，引发肺气肿。肺小血管管壁出现炎症细胞浸润、血管内膜增厚，加之低氧、肺结构破坏，造成肺毛细血管数量减少。COPD 患者的肺小血管内皮细胞功能障碍，血液循环中促凝因子水平升高，在病情加重时进一步升高，使得肺小动脉微血栓形成概率增加。

COPD 患者的保护性免疫应答减弱。干扰素 IFN（如 IFN-α，IFN-β）

可诱导机体产生抗病毒蛋白，同时促进抗原呈递和淋巴细胞、巨噬细胞的活化，参与多种宿主途径和抗病毒应答，吸烟可使干扰素产生显著减少。COPD患者气道上皮纤毛清除障碍，肺泡巨噬细胞、T细胞和B细胞的活性及抗体产生的能力下降。上述因素有助于增加COPD患者感染的易感性。

二、肾素－血管紧张素系统（RAS）与ACE2

肾素－血管紧张素系统（RAS）是人体重要的体液调节系统。血管紧张素Ⅱ通过血管紧张素Ⅰ型（AT1）受体直接作用于血管平滑肌细胞，引起细胞收缩，从而增加血管张力、增加微血管通透性。血管紧张素Ⅱ也可以导致促炎因子产生。

血管紧张素转换酶2（ACE2）是RAS系统的主要活性肽，可将血管紧张素Ⅱ转化为七肽血管紧张素Ⅰ-7，从而减少对血管张力和通透性，舒张血管，对肾素－血管紧张素系统进行负调节。ACE2在整个呼吸道呈梯度表达，在鼻上皮细胞中表达最高，其次是较大的气道上皮细胞，小气道上皮、肺泡2型肺细胞和内皮细胞中有表达。ACE2对肺具有稳态保护作用，ACE2功能丧失可能会增强宿主的炎症反应，引起血管收缩和血管损伤，引起肺水肿，造成肺损伤。

三、COVID-19与COPD

1. COPD患者对新型冠状病毒的易感机制

新型冠状病毒（SARS-CoV-2）通过S蛋白受体结合区域（RBD）与宿主ACE2结合，吸附到宿主细胞。在细胞表面跨膜丝氨酸蛋白酶2（TMPRSS2）的协助下，SARS-CoV-2融合肽暴露，其遗传物质通过融合孔进入宿主细胞。SARS-CoV-2感染引起的ACE2下调可扰乱肾素－血管紧张素－醛固酮系统，与疾病严重程度有关。

COPD患者对SARS-CoV-2易感有以下几种机制：ACE2及蛋白酶表达增加，抗病毒免疫力降低。

SARS-CoV-2对上皮细胞的感染程度与ACE2的表达水平有关。吸烟与 ACE2 过表达显著相关，其机制可能为尼古丁通过存在于神经元和非神经元细胞中的 α7-nAChRs 上调 ACE-2。吸烟者肺部 ACE2 水平始终高于不吸烟者，但当吸烟者停止吸烟时，ACE2 水平下降。吸烟者和 COPD 患者与不吸烟者和健康患者相比，TMPRSS2 在气道内的表达显著上调。ACE2 以及 TMPRSS2 的表达差异可调节个体对 SARS-CoV-2 感染的易感性和临床结局。另外，体重指数高、反复急性加重的 COPD 患者中 ACE2 表达进一步增加。ACE2 会升高表达可能促进病毒进入和复制量增加。吸烟与住院的 COVID-19 患者的疾病严重程度和死亡风险的增加有关。

长期吸烟可造成机体免疫应答受损。吸烟可诱导肺泡巨噬细胞数量的增加，但巨噬细胞的吞噬能力、抗病毒介质表达和凋亡细胞的清除在 COPD 中是降低的。肺泡巨噬细胞表达的金属蛋白酶 17（ADAM17）可释放 SARS-CoV-2 S 蛋白，诱导病毒进入宿主细胞。烟草刺激特定的丝氨酸磷酸化依赖的泛素化和 I 型 IFN 受体亚基的降解，导致 IFN 信号的衰减和对病毒感染的抵抗力下降，造成病毒清除延迟、肺部细菌负荷增加。此外，COPD 患者经常使用糖皮质激素治疗，皮质类固醇的使用使得宿主处于免疫抑制，增加了病毒感染的风险和严重程度。

2. 诊断及病情评估

新冠感染（COVID-19）流行期间，当出现呼吸道症状、发热或出现可疑病毒肺炎的影像时，COPD 患者应常规进行病毒核酸检测。应结合患者年龄、季节等因素，鉴别其他呼吸道病原体共感染的可能性。SARS-CoV-2 感染引起了独特的病理生理变化模式，包括高水平的全身性炎症（细胞因子风暴）、与低氧血症相关的肺炎、血管损伤、凝血功能障碍，严重者甚至出现多器官受累，可出现 IL-6、CRP、红细胞沉降率和纤维蛋白原升高。在明确诊断后需要进行病情严重程度的评估，包括完善炎症指标的检测、氧合状态的检测以及影像学的评估。COVID-19 患者的深静脉血栓和肺血栓栓塞的发生率增加，高凝状态可能会加重新冠感染后的临床结局，因此应监测凝血指标，怀疑血栓形成时应进行下肢血管或肺栓塞的检查。因存在气溶胶的播散风险，除非必要，否则应避免感染期间的气管镜、肺功能检查。

3. COPD 治疗

激素对 COPD 或 SARS-CoV-2 所致的炎症反应均有抑制作用。吸入用糖皮质激素（ICS）可降低 SARS-CoV-2 的增殖能力，同时可通过减少干扰素（IFN）的产生来减少 ACE2 的表达，从而限制病毒进入细胞。免疫抑制可能会增加呼吸道感染的易感性，导致继发性细菌定植，并增加罹患肺炎的风险。目前尚无证据表明激素的使用会改变 SARS-CoV-2 感染的易感性或使结果恶化。支气管扩张剂的应用对于 SARS-CoV-2 感染的临床结果（风险）的方面是否有影响目前也无相关的研究。慢性阻塞性肺疾病全球防治创议 2023（GOLD）建议，除非有证据，否则建议患者继续服用治疗 COPD 的口服和吸入性呼吸道药物（包含皮质激素及支气管扩张剂）。应避免雾化，避免气溶胶传播疾病的风险。

COVID-19 的 COPD 患者更经常出现细菌或真菌的合并感染，急性加重患者根据适应证选择合适的抗生素。对严重的 COVID-19 患者使用广谱抗生素。COVID-19 感染可导致宿主出现高凝状态，ICU 和病房患者的静脉血栓栓塞（VTE）发生率比预期高 2~4 倍，应遵循指南进行规范性抗凝。部分研究认为，COPD 呼吸衰竭及进入 ICU 的风险增加，呼吸支持与非新冠感染 COPD 患者的救治策略一致。

4. COPD 患者的 COVID-19 的治疗

目前缺乏 COPD 患者人群的新冠病毒治疗的研究分析。指南推荐 COPD 患者与其他 COVID-19 患者一样接受标准治疗。

5. 康复及随访

轻症患者居家进行康复锻炼。患有 COVID-19 的 COPD 重症患者营养不良风险高，注意营养支持，出院后的 6~8 周进行康复治疗。

新冠流行期间可以通过电话或在线等方式进行远程跟踪随访。

6. 预防

物理防护：在 COVID-19 的流行期，戴口罩或面罩以减少感染的风险。

疫苗接种：①应根据国家建议进行 COVID-19 疫苗接种；②患者应该接受每年一次的流感疫苗接种。流感疫苗接种减少了下呼吸道感染的发病率。

戒烟是关键：尼古丁替代物和药物治疗可以可靠地提高长期戒烟率。

7. 中医药防治

新冠感染属于中医"疫病"范畴，感受"疫戾"之气而发。应顾护正气，未病先防，方能获益。适当中药内服，酌情选用中药外治法，选择中医特色的家庭肺康复方法，在医师指导下进行辨证施治。

四、小结

根据目前的证据，COPD 患者感染 SARS-CoV-2 还有诸多悬而未决的问题，需要在临床实践中进一步研究证实。

刘岩岩　王宇　首都医科大学附属北京地坛医院

24 慢性心脏病患者新冠病毒感染常见临床问题及防治对策

新冠病毒感染可能通过不同机制使慢性心脏病患者的病情加重，产生"1+1 大于 2"的不利影响。而在病情判断时，需要正确鉴别哪些是新冠病毒感染表现，哪些是基础心脏疾病的加重。一些常见慢性心血管疾病（如高血压、冠心病、心衰、心律失常等）合并新冠感染时均属于发生重症的危险因素，也存在需要注意的问题。此外，在治疗新冠感染和治疗心脏疾病时，要重视抗新冠病毒药物与治疗心血管疾病药物之间存在的相互作用，针对患者的主要矛盾、新冠进展的阶段以及心血管疾病的具体情况，权衡药物的合用或取舍。

一、新冠病毒感染合并心血管疾病的监测

心血管疾病合并新冠病毒感染患者要进行生命体征（包括体温）、血氧饱和度（SpO_2）及临床常规器官功能评估。根据病情需要监测：血常规、尿常规、生化指标（肝肾功能、乳酸、血糖、电解质、乳酸脱氢酶等）、心肌损伤标志物、C- 反应蛋白、降钙素原、凝血功能、动脉血气分析、心电图、胸部影像学检查（X 线胸片、肺部 CT）以及超声心动图等，并根据结果对病情进行准确评估。

二、常见慢性心脏病合并新冠感染的注意事项

1. 心力衰竭

新冠病毒感染及心衰都会产生胸闷、气短、喘憋、活动能力下降等症状，监测血氧饱和度也均会有降低，因此临床的鉴别及判断十分重要。单

纯新冠病毒感染患者多无基础心脏病，上述症状随感染加重而进展，无夜间阵发性呼吸困难或需坐起，无下肢浮肿。而发生心衰患者一般存在器质性心脏疾患，在感染、入液量多、缺血发作、心率增快等诱因下会出现上述症状，常伴夜间不能平卧或下肢浮肿。BNP/NT-proBNP 水平显著升高也提示急性心衰或慢性心衰急性加重。新冠病毒感染在 X 线或 CT 影像上表现为肺野外带为主的斑片样渗出、间质改变及毛玻璃影，多于下肺更明显；心衰肺水肿则表现为以肺门为中心的渗出及密度增高影，类似"蝴蝶"样，可伴有心脏增大和（或）双侧胸腔积液。当然，若慢性心脏病患者并发新冠病毒感染，则会出现心衰与新冠并存，病情进一步加重，而影像学和临床表现也会兼而有之。心衰合并新冠感染的患者不良结局的风险显著增加，治疗需兼顾心衰及新冠。

心衰治疗方面，急性心力衰竭合并新冠的治疗应等同于未感染 COVID-19 的患者，并应注意及早发现和治疗并发症。慢性心力衰竭患者应继续进行基于指南指导的药物治疗（包括 ACEI、ARB 或沙库巴曲缬沙坦、β 受体拮抗剂、盐皮质激素受体拮抗剂和其他指南指导的药物），而无须考虑 COVID-19 因素。

2. 高血压

由于新冠病毒感染人体的机制是通过血管紧张素转换酶 2（ACE2）途径，很多人早期猜测服用 ACEIs 或 ARB 可能会增加 COVID-19 风险，但在期刊上发表的一系列来自世界各地的观察性队列研究的证据表明，与服用其他抗高血压药物的患者相比，既往或当前接受 ACEI 或 ARB 治疗并不会增加 COVID-19 风险或由 COVID-19 引起严重并发症或死亡的风险。因此高血压的治疗应遵循高血压指南中现有的建议，在 COVID-19 流行期间，不需要改变治疗方案。高血压患者可能由于基础心脏疾病或者因重症 COVID-19 出现的较高的低钾血症发生率，其发生心律失常的风险也随之增加。重症患者出现低血压或肾功能损害时，需要停止或调整降压药物。

3. 冠心病

新冠流行期间，若为 ST 抬高心梗患者，仍建议按照相应指南，如无禁忌，在规定时间窗内进行急诊 PCI（首选）或溶栓（次选）治疗，在新冠感染情况不明时，按照阳性进行乙类乙管的防护及手术管理。若为非 ST 抬高急性冠脉综合征（ACS），应先进行危险分层，极高危患者参照 ST 抬高心梗行急诊 PCI 治疗；高危患者在 24 小时内核酸检测后进行介入治疗；中危患者建议核酸检测后行冠脉增强 CT 检查；低危患者则保守治疗。慢性冠脉综合征（CCS）患者发生心血管事件的风险通常较低，应根据临床情况优化和（或）加强内科治疗。

4. 心律失常

在 COVID-19 住院患者中，心律失常尤其是新发或复发的心房颤动和心房扑动较为常见。严重心律失常是 COVID-19 严重程度的标志，并与较高的死亡率相关。治疗心律失常时，在联合用药前应考虑药物间的相互作用，包括抗病毒药、抗心律失常药和抗凝药。严重心律失常导致血流动力学不稳定的重症 COVID-19 患者，可选择静脉注射胺碘酮。在 COVID-19 恢复后，对于房颤（房扑）患者，应重新评估室率和节律控制的治疗方案，并根据 CHA2DS2-VASc 评分确定是否进行长期抗凝治疗。此外还需要重新评估针对心动过缓的永久性起搏、导管消融、二级预防性植入式心脏除颤器或针对室性心动过速的可穿戴式除颤器的必要性。

▊ 三、心脏病患者合并新冠感染的治疗

慢性心脏病患者是新冠感染重型及危重型的高危人群，因此一旦感染应尽早使用抗新冠病毒药物，最好在感染的第 1~3 天，不超过第 5 天，以阻断病情向重型或危重型发展，若病情加重，必要时应用糖皮质激素等免疫抑制治疗。心脏病患者若进展为新冠重型或危重型，只要无禁忌，均建议应用预防性抗凝治疗；若本身基础心脏病有抗凝治疗指征，则应使用治疗剂量抗凝。

具有重症高风险因素、病情进展较快的新冠中型、重型和危重型病例，应当给予规范的俯卧位治疗，建议每天不少于 12 小时，但若合并心脏疾病，如心衰、缺血、心律失常等，患者可能无法耐受长时间俯卧位，这种情况下应根据患者具体情况，尽量在能够承受的时间范围内进行俯卧位治疗，

可每日数次。

在呼吸支持或氧疗时，除按照新冠感染的治疗原则外，还应兼顾心脏疾病的需求，比如慢性阻塞性肺病患者尽量避免高流量吸氧，若氧合改善不明显应尽早进行有创呼吸机通气；合并心衰肺水肿的新冠感染患者也应根据情况提早考虑有创呼吸机通气，并适当增加持续正压通气（PEEP）的参数，帮助改善肺水肿情况。

当患者合并心肌酶（特别是肌钙蛋白）和（或）脑钠肽（BNP）显著升高时，需要密切监测心脏功能。肺部病变严重者容易在原有心脏病基础上发生急性右心功能异常，需加强监护，及早发现。严密监测患者循环状态，出现血流动力学不稳定状态（休克、收缩压 < 90mmHg 或比基础血压降低 40mmHg 或需要使用血管收缩药物、严重心律失常等）时，应仔细鉴别原因，正确处理不同类型休克，改善组织灌注，并积极处理严重心律失常。有心血管疾病的重症患者更易出现血流动力学不稳定，应首先进行容量状态评估，保持有效的组织灌注，避免容量过负荷，必要时使用去甲肾上腺素等血管活性药物。如果情况仍无明显改善，应结合心脏及肺部情况，尽早评估循环辅助 IABP 或心肺支持 ECMO 的应用指征。

重症病例应保证充分能量和营养摄入，加强蛋白质及总热量的摄入，注意水、电解质平衡，维持内环境稳定。合并心血管疾病患者需要密切观察出入量，做好容量管理，避免心衰加重。高热者可进行物理降温、应用解热药物。咳嗽咳痰严重者给予止咳、祛痰药物。避免盲目或不恰当使用抗菌药物，尤其是联合使用广谱抗菌药物。

四、慢性心脏病患者应用抗新冠病毒药物的注意事项

目前应用较多的新冠抗病毒药物为 Paxlovid（奈玛特韦/利托那韦），由于奈玛特韦和利托那韦均为 CYP3A4 的底物，利托那韦为不可逆的 CYP3A4 的强效抑制剂、CYP2D6 的轻度抑制剂，还可抑制 P-糖蛋白（P-gp）等，因此会与很多心血管系统的药物产生相互作用，应用时必须引起注意。例如抗血小板药氯吡格雷、替格瑞洛是禁忌，阿司匹林、双嘧达莫、普拉格雷允许使用；抗凝药利伐沙班禁止合用；艾多沙班、达比加群

需要减量；华法林需重新监测 INR；肝素、低分子肝素、阿加曲班可以使用；降脂药辛伐他汀、洛伐他汀禁用；阿托伐他汀、瑞舒伐他汀使用 10mg 剂量，且 Paxlovid 停用后分别间隔 2~5 天才能重启；普伐他汀、氟伐他汀、匹伐他汀、依折麦布、贝特类、PCSK9 抑制剂可以合用；抗心衰药物伊伐布雷定、托伐普坦禁用；缬沙坦、沙库巴曲、地高辛、吲达帕胺合用需密切监测；ACEI 类、部分 ARB 类（如坎地沙坦、奥美沙坦、替米沙坦）、利尿剂以及 SGLT-2 可以合用；抗心律失常药物胺碘酮、奎尼丁、普罗帕酮、决奈达隆均禁用；利多卡因、美西律谨慎使用；索他洛尔可以联用；降压药乐卡地平禁用；其他钙拮抗剂减量、谨慎使用或密切监测；其他还有治疗肺动脉高压药物、心脏移植药物等，很多都与 Paxlovid 有相互作用，建议使用前仔细了解患者常规使用的药物，决定是否联用、替换以及何时重启，避免出现问题。

在以上有明确禁忌的药物中，利伐沙班、替格瑞洛、胺碘酮、普罗帕酮、决奈达隆、辛伐他汀、洛伐他汀、伊伐布雷定、托伐普坦及波生坦、西地那非等部分肺动脉高压用药，环孢素、他克莫司等部分心脏移植患者的免疫抑制剂等药物经 CYP3A4 广泛代谢，与 Paxlovid 合用时，因 Paxlovid 对 CYP3A4 的抑制作用导致药物自身的暴露大幅增加，使得血药浓度升高，导致严重和（或）危及生命的不良反应，增加药物毒性，因此不能与之联用。而抗血小板药物氯吡格雷是一种前药，可通过 CYP3A4、CYP2B6、CYP2C19 和 CYP1A2 转化为活性代谢物，与 Paxlovid 合用时将导致氯吡格雷活性代谢物的减少，从而使患者血小板聚集抑制不足，增加凝血事件风险（表 24-1）。

另一种抗新冠病毒药物阿兹夫定为 P-gp 底物及弱效 P-gp 诱导剂，一些 P-gp 抑制剂（胺碘酮、决奈达隆、维拉帕米等）、诱导剂（利福平等）或底物（地高辛、达比加群酯等）类的药物会与之产生相互作用，在使用时亦需查询了解。而较晚上市的莫诺拉韦则几乎不存在与其他药物的相互作用，且对肝肾功能异常的患者无须调整剂量，是较为安全的抗新冠病毒药物。

表 24-1 禁忌与 Paxlovid 联用的心血管药物作用机制及风险

药物	药物代谢机制	Paxlovid 对药物水平的影响	不良反应风险
氯吡格雷	通过 CYP3A4、CYP2B6、CYP2C19 和 CYP1A2 转化为其活性代谢物	降低	活性代谢产物减少，血小板抑制不足
替格瑞洛	CYP3A4 和 P-gp 的底物，通过 CYP3A4 代谢	增加	增加出血风险
利伐沙班	在肝脏通过 CYP3A4、CYP2J2 代谢，在尿液中经 P-gp、BCRP 消除	增加	增加出血风险
辛伐他汀	通过 CYP3A4 代谢	增加	严重不良反应风险增加，如横纹肌溶解
洛伐他汀	通过 CYP3A4 代谢	增加	增加药物毒性，增加肌肉损伤风险
伊伐布雷定	高度依赖 CYP3A4 代谢	增加	严重心动过缓
托伐普坦	几乎完全通过 CYP3A4 代谢	增加	脱水、低血容量、高钾血症等
胺碘酮	高度依赖 CYP3A4 代谢	增加	严重不良事件，如 Q-T 间期延长、尖端扭转型室速、肝功能损伤等
普罗帕酮	主要由 CYP2D6 代谢，少量由 CYP1A2 和 CYP3A4 代谢	增加	增加心律失常风险
决奈达隆	高度依赖 CYP3A4 代谢	增加	严重不良事件，如 Q-T 间期延长、尖端扭转型室速、肝功能损伤等
乐卡地平	通过 CYP3A4 代谢	增加	严重低血压
波生坦	通过 CYP2C9 和 CYP3A4 代谢	增加	肝损伤、低血压
西地那非	主要经 CYP3A4 代谢，部分经 CYP2C9 代谢	增加	视力异常、低血压、勃起时间延长和晕厥
他达拉非	通过 CYP3A4 代谢	增加	低血压、心动过速、脑卒中、晕厥等
伐地那非	主要经 CYP3A4 代谢，小部分经 CYP3A5 和 CYP2C9 代谢	增加	低血压、勃起时间延长等

续表

药物	药物代谢机制	Paxlovid 对药物水平的影响	不良反应风险
环孢素	在肠道和肝脏中主要由 CYP3A4，CYP3A5 代谢	增加	增加药物毒性
他克莫司	主要由 CYP3A4 代谢，其次为 CYP3A5	增加	增加药物毒性
西罗莫司	主要通过 CYP3A4 代谢	增加	增加药物毒性

五、慢性心脏病合并新冠患者的康复及预防

部分患者在新冠感染急性期之后，仍有疲劳、呼吸困难、心悸、胸痛、认知障碍、焦虑、抑郁等症状，持续 2 个月以上，且无法通过其他诊断来解释，这些症状被称为新冠急性感染后遗症（post-acute sequelae of SARS-CoV-2，PASC）。若患者存在心血管异常，则称为新冠急性感染心血管病后遗症（PASC-CVD），其管理主要基于心血管病指南。

心血管疾病患者新冠感染后需进行心肺康复，应在运动风险、运动能力评估后进行运动分层，制订个体化训练计划。患者常存在紧张焦虑情绪，应当加强心理疏导，必要时辅以药物治疗，进行心理康复。同时，还要注意营养支持，加强对睡眠障碍的调整，通过综合管理的措施，使患者回归日常，提高生活质量。

有基础心血管疾病的患者在新冠感染流行期间，建议做到以下几方面预防新冠感染：①做好个人防护：养成良好的卫生习惯、保持个人健康状态以及维护环境卫生至关重要。②关注生活方式：注意休息，多吃富含维生素的饮食，七分饱为宜，心血管患者尤其是心衰患者需注意适量饮水。③尽早接种冠状病毒疫苗：接种新冠病毒疫苗可以降低新冠病毒感染风险，降低感染新冠后转为重症以及死亡的风险。④合理规划基础疾病的复诊治疗：既往存在心血管基础病的患者于感染后不得擅自停用原有药物，建议多途径按时复诊，维持原有基础疾病的平稳状态。

总之，慢性心脏病患者若合并新冠病毒感染往往病情偏重，应注意早

期预防。感染新冠后的治疗应兼顾基础心血管疾病及新冠，并侧重于主要矛盾。治疗时需注意药物之间相互作用，选择适当的药物种类及剂量。新冠感染后身体及心理康复均十分重要，且应关注慢性心血管疾病的长期治疗及预防新冠复发。

梁岩　中国医学科学院阜外医院

25

脑血管病患者新冠病毒感染常见临床问题及防治对策

2019 年暴发的新型冠状病毒感染（COVID-19）已被世界卫生组织认定为国际关注的突发公共卫生事件。在全球范围内造成了很高的致病率及致死率。随着对冠状病毒感染的认识提高，其已经不再是单纯的呼吸道疾病，而是通过多种机制影响了几乎所有器官系统，其与脑血管病之间的相关性也备受关注。研究显示，新冠病毒感染与脑血管病之间具有一定的相关性，并且发现新冠病毒感染者脑卒中的发病年龄提前、病情重、预后差。发病机制主要与炎症机制、免疫机制、血管紧张素转换酶 Ⅱ、血液高凝状态和低氧状态有关。

一、COVID-19 大流行期间脑卒中的流行病学

在单中心回顾性研究中发现，SARS-CoV-2 感染的住院患者脑卒中发生率约 5.0%，其中 90.9% 为缺血性卒中，9.1% 为脑出血。88 名严重感染患者中有 5.7% 发生脑卒中，4 名缺血性脑卒中患者、1 名脑出血患者，相比之下，非严重感染患者中只有 0.8% 发生脑卒中。来自纽约市的一项研究也显示，COVID-19 相关脑卒中的发病率在因 COVID-19 住院的患者中为 1%~6%，在新冠感染严重的患者中更高。另一项针对 2020 年 2 月 21 日至 2020 年 4 月 5 日新冠病例激增期间入住意大利神经科病房的 111 名 COVID-19 患者的回顾性研究报告称，脑血管疾病在 COVID-19 阳性患者中占 76.8%，而在 COVID-19 阴性患者中这一比例为 58.1%。在一项针对多国 31 家医院的 COVID-19 患者和卒中患者的观察性研究中，14483 名 COVID-19 患者中有 1.13%（$n=172$）被诊断为脑卒中，大多数（$n=156$）

为缺血性脑卒中，脑卒中发病率从 0.19% 到 5% 不等。另一项针对全球 16 个国家 28 个分中心的连续 174 名 COVID-19 缺血性脑卒中患者的研究也有类似发现。一项荟萃分析也显示，在来自 18 项 COVID-19 队列研究的 67845 名患者中，1.1% 为缺血性脑卒中，0.2% 为出血性脑卒中，与 COVID-19 阴性对照相比，缺血性脑卒中的概率高出 3.5 倍以上，隐源性脑卒中的概率高出近 4 倍。

二、COVID-19 脑卒中的发病机制

COVID-19 患者有炎症反应的存在，在 COVID-19 患者中可以观察到淋巴细胞计数低、凝血酶原时间延长、C- 反应蛋白和乳酸脱氢酶水平显著升高。严重感染患者有低氧血症以及白细胞和中性粒细胞计数显著增加。此外，D- 二聚体、肌酐和肌酸激酶水平也增加。提示患者身体处于缺氧、炎症、高凝状态。白细胞、纤维蛋白原和 C- 反应蛋白等炎症标志物是缺血性脑卒中的独立预测因子。这些过程可能导致斑块破裂和血栓形成，增加脑卒中的风险。冠状病毒侵入破坏脑微血管内皮细胞紧密连接，导致血 - 脑屏障功能障碍、血 - 脑屏障通透性增强。病毒感染后释放出大量细胞因子 / 趋化因子，诱发炎症级联反应，促进动脉粥样硬化、斑块破裂和血栓形成。COVID-19 患者常因呼吸功能障碍出现缺氧，可以扩张颅内血管，增加颅内血流量、脑毛细血管压、组织液生成、脑自由基、膜脂过氧化、内源性抑制物等，这些可能会影响细胞能量代谢，启动了包括细胞内 Ca^{2+} 超载、谷氨酸兴奋性毒性和氧化亚硝化应激在内的损伤级联反应，最终导致神经元和星形胶质细胞坏死、细胞凋亡。低氧血症还可以使促红细胞生成素的产生增加，导致继发性红细胞增多症、血细胞比容水平升高、血液黏度增加和血流减慢。这些病理生理变化可能在脑卒中的发生发展中起到一定的作用，增加急性缺血性脑卒中的风险。细胞因子级联加重缺血性脑损伤，增加组织纤溶酶原激活剂治疗后脑出血的风险。IL-6 可有助于增加血栓形成事件的可能性，诱导血小板生成和促进斑块破裂。由于新冠病毒会与 ACE2 受体结合，部分高血压病患者感染新型冠状病毒后，可能会出现血压异常升高；另外，感染新型冠状病毒的危重症患者也常合并血小板

的严重减少；这些也可能是此类患者易出现急性脑出血的影响因素。

三、COVID-19 相关脑血管病临床特征

新冠病毒感染一般会有头晕、耳鸣、嗅觉减退、味觉减退等神经系统症状以及发热、乏力、肌肉酸痛等炎症症状，可以诱发脑卒中或使原有脑卒中病情加重，表现为偏侧肢体瘫痪、感觉障碍、言语障碍、交叉性症状等。

（一）COVID-19 与缺血性脑卒中

急性缺血性脑卒中是 COVID-19 感染患者中最常见的脑卒中类型，脑卒中通常发生在疾病过程的后期，即新冠感染后的第 8~24 天之间。通常在入院时表现出较高的美国国立卫生研究院脑卒中量表（NIHSS）评分、更严重的病情、免疫功能低下以及不同程度的心肺合并症，年龄范围通常超过 50 岁。大型队列研究显示 COVID-19 阳性脑卒中患者，主要为男性（71.9%），平均年龄为 62.5 岁，而 COVID-19 阴性脑卒中患者的平均年龄为 70 岁。此外，COVID-19 阳性缺血性脑卒中患者的死亡率高于对照组。一项大型多中心研究报道了来自 17 个国家 71 个分中心的 432 名 COVID-19 患者的脑卒中特征。与大流行前的人口研究相比，大血管闭塞的发生率更高，并且年轻患者脑卒中的发生率也更高。有 5 名 50 岁以下的 COVID-19 患者因大血管缺血性脑卒中就诊，且这 5 名患者中有 2 名以前是健康的，一位患有高血压和高脂血症，另一位患有未确诊的糖尿病，最后一位患者既往有轻度脑卒中和糖尿病病史。因此需要更多关注年轻 COVID-19 患者脑卒中发病率的数据和研究。因为大多数脑卒中患者年龄较大，存在严重感染和较多的合并症，尽管缺乏与 COVID-19 感染相关的卒中预后的明确数据，但总体效果较差。

COVID-19 也会增加脑静脉窦血栓形成（CVT）的风险。在一项对 13500 名 COVID-19 患者 3 个月的多中心队列研究发现，影像学证实的脑静脉窦血栓形成率为每 10000 例中 CVT8.8 例，高于预期（即每年每百万例中 5 例）。

（二）COVID-19 与出血性脑卒中

COVID-19 患者发生脑出血的比例较小。来自武汉的 214 名患者的回顾性研究仅报道了 1 例出血性脑卒中。另一个同样来自武汉的回顾性病例分析显示 13 例急性脑血管事件中仅一次为出血性脑卒中。另外有一些出血性脑卒中的个案报道，同时发现胼周区域和小脑后下动脉的动脉瘤破裂引起的出血性脑卒中，伴有不同的局灶性神经功能缺损、意识模糊和意识障碍等。

▌ 四、辅助检查

1. 血常规变化：新冠病毒感染后，血常规中会出现淋巴细胞百分率、淋巴细胞绝对值相应增高的情况，较为严重时还会有白细胞总数降低的表现。

2. 新型冠状病毒核酸检测：针对的新型冠状病毒核酸检测查，可以通过采集患者的鼻拭子、咽拭子或者是分离出病毒，结果也会显示为阳性。

3. C- 反应蛋白和血沉升高，D- 二聚体升高、LDH 升高。

4. 肺 CT 检查一般会呈现多发的小斑片影或者是肺间质的改变，病情较为严重时还可能发展成为双肺多发的磨玻璃影。脑 CT 在脑梗死患者可以看到病变区域低密度灶、在脑出血患者可以看到出血部位呈现高密度灶。

5. 脑 MR 扫描可以看到新发脑梗死在 DWI 呈现高密度灶，T1 呈低密度灶，T2 呈高密度灶。

6. 头颈部 CTA 或 MRA 检查明确是否有颈动脉系统或（和）椎 – 基底动脉系统狭窄或闭塞，也可以行经颅多普勒超声初步筛查脑血管情况。

▌ 五、新冠病毒感染和脑卒中的诊断

1. 脑卒中的诊断：中老年患者，有高血压、糖尿病、高脂血症等动脉硬化病史，急性起病，有相应的神经系统临床表现，有脑 CT、MRI 病灶性质证据即可确诊。

2.新型冠状病毒感染诊断标准有 4 个条件：即症状表现、血常规变化、CT 改变、新型冠状病毒核酸检测。如果患者有流行病学资料，即和新型冠状病毒感染确诊的患者有过接触，有新型冠状病毒感染的典型临床症状，如出现乏力、干咳、发热等症状，或者同时伴有腹泻、鼻塞、流涕、咽痛等表现。血常规提示白细胞不高或是淋巴细胞减少，出现肺部 CT 炎症改变，新型冠状病毒核酸阳性即可以确诊。患者可多次进行新型冠状病毒核酸检测并且做血清学检测，如果 IgM 阳性或者是 IgG 两份血清呈 4 倍以上增高，也可以确诊。

六、治疗

1.一般治疗，包括血压、血糖、血脂、心率（心律）、呼吸等生命支持以及营养，水电解质平衡以及其他危险因素的控制等。

2.新冠病毒感染的治疗：急性期（5 天以内）可以给抗病毒药物，奈玛特韦 300mg 与利托那韦 100mg 同时服用，每 12 小时一次，连续服用 5 天；或阿兹夫定片，空腹整片吞服，每次 5mg，每日 1 次，疗程至多不超过 14 天；重症可以静脉滴注丙种球蛋白。

3.脑梗死治疗，发病时间不超过 4.5 小时可以给予静脉溶栓，用重组组织型纤溶酶原激活剂（rt–PA，阿替普酶），用量 0.9mg/kg，总量的 10% 在 1 分钟内静脉推注，剩余的 90% 以输液泵持续滴注 1 小时。如果临床表现和影像学证实有大血管病变，必要时可以急诊行血管内介入治疗，完成取栓、血管成形等，以实现狭窄或闭塞血管的再通，恢复脑组织灌注，在排除出血倾向的前提下给予阿司匹林肠溶片、硫酸氢氯吡格雷片抗血小板聚集治疗。鉴于与感染相关的高凝状态，作为缺血性脑卒中的可能原因，国际血栓形成与止血学会建议对重症 COVID–19 患者进行低分子肝素预防性抗凝治疗。

4.中重度脑出血患者应给予甘露醇 125ml 或 250ml，每 6~8 小时快速静脉滴注，以减轻因脑出血导致的脑高压。如出血量较多有可能导致脑疝时应积极施行外科手术减压治疗。

5.还可以酌情选用一些改善循环、营养神经的药物。

七、预后

轻中度患者及时救治大多数恢复良好，由于各种原因没有得到及时诊治的患者会遗留不同程度残疾，重症患者可因多脏器衰竭死亡。

王培福　杜继臣　航天中心医院

26 糖尿病患者新冠病毒感染常见临床问题及防治对策

题目 26

■ 一、关于新冠病毒感染与糖尿病

1. 新冠病毒感染增加新发糖尿病发病风险

2022 年 3 月，《柳叶刀》子刊《柳叶刀·糖尿病与内分泌学》发表了一篇题为"Risks and burdens of incident diabetes in long COVID：a cohort study"的研究论文。这项对近 20 万人的大规模研究显示，感染新冠的人 1 年后患糖尿病的风险比没有感染新冠的对照组的人高出了近 40%。住院或重症的新冠感染者的糖尿病风险大约是对照组的 3 倍。2023 年 2 月 JAMA 子刊发表：新冠感染可增加新发糖尿病发病风险，感染新冠的患者新发糖尿病的风险增加，这也是心血管疾病的最重要危险因素。新冠这项研究提示了我们要为新冠大流行后的糖尿病和心血管疾病风险时代做好准备。为何新冠感染后糖尿病患者会增多？原因可能在于新冠病毒感染导致的炎症应激会加重外周组织的胰岛素抵抗，增加血糖控制难度，引发血糖增高。有研究报道，人类胰腺细胞表面有 ACE2 受体，也可能成为新冠病毒攻击的目标。感染新冠病毒后，胰腺细胞发生应激反应，导致人体内的胰岛 B 细胞功能受损，胰岛素分泌减少，血糖升高。

2. 既往糖尿病与感染风险增加相关

研究显示，99 名感染新型冠状病毒患者，有一半病例患有心脑血管、糖尿病等慢性疾病。糖尿病患者感染新冠病毒后，更容易出现重症。国际糖尿病联盟（IDF）报告指出：糖尿病患者的新冠病毒感染住院和严重疾病的风险增加 35%。其可能原因如下：①高血糖会降低免疫力；②胰岛素缺乏减少免疫细胞活力；③胰岛素缺乏减少免疫细胞活力；④代谢紊乱减少免疫蛋白等功能。此外，糖尿病患者大多合并大血管及微血管并发症，糖尿病本身和并发症都会增加感染的发生率和治疗的复杂性。

对病程较长、血糖控制不稳定的糖尿病患者，新冠病毒感染的风险及严重程度都可能增加。但是，良好的血糖控制、各种代谢指标（如血脂、血压等）达标加上疫苗接种，可以成为糖尿病患者抵御新冠病毒感染有效的"铠甲"，降低感染风险。

3. 糖尿病患者如果疑似是新冠病毒感染，但目前症状比较轻微，该如何采取措施

糖尿病患者出现发热、乏力、干咳等症状，不一定是感染了新冠病毒，可以行抗原检测，如症状轻微，可在家对症治疗并密切观察，一旦症状加重，应立即就医。感染性疾病往往会导致血糖的波动，所以及时监测血糖的波动也有助于评估肺炎病变的发生进展可能，同时积极利用互联网平台咨询专科医生。

4. 糖尿病患者易感染，但疼痛阈值会升高，使一些疾病症状变得不典型

新冠病毒感染起病隐匿，潜伏期长，老年人群、合并心脑血管等基础疾病的人群是冠状病毒感染的高危人群。感染新冠病毒的患者无论是否合并糖尿病，都可能出现感染的一般症状，包括发热、乏力、干咳，并逐渐出现呼吸困难。糖尿病患者由于长期高血糖状态，机体免疫力降低，是病毒感染的易染人群。部分糖尿病患者因为合并末梢神经炎的缘故，对疼痛不敏感，但新冠病毒感染主要出现呼吸道感染症状，末梢神经炎基本不影响呼吸道感染症状，由于糖尿病本身免疫力下降以及高血糖对多脏器的影响，发展成重症的概率增加，需要密切关注病情变化。

二、关于生活护理

1. 在疫情情况下，该如何适当增加运动

糖尿病患者的降糖药物方案是在饮食控制和运动量相对稳定的情况下制定的，所以运动量发生变化时，血糖也会随着波动。对于平时从事正常

社会活动和有规律运动的糖尿病患者，长期居家应适当进行室内运动，以维持血糖稳定，总的运动量尽量跟之前的保持大概一致。

有氧运动时运动有连贯性，血糖变化趋势是下降的，不会有大幅度变化或者暂时升高。中国糖尿病运动指南推荐室内有氧运动有：跳舞、打太极拳及适当的健身器进行四肢运动，也可在室内进行跑步机、固定自行车等活动；每周至少 3 次、每次不低于 20 分钟。同时注意运动的安全性和易行性，原则遵循由少至多，由轻至重，由简至繁，呈周期性。不同的运动对血糖影响不同，因此运动前后应该加强血糖监测，根据血糖变化及时调整治疗。

2. 疫情期间糖尿病患者吃保健品是否增加抵抗力，减少感染概率

保健品能否降低感染目前还没有相关数据支持。保健食品具有一般食品的共性，能调节人体的功能，适用于特定人群食用，但不以治疗疾病为目的。保健品不是药品，只能调节人体的功能，并没有临床治疗效果，无法替代药品的作用。

糖尿病患者可以服用维生素 C 泡腾片等增强免疫力的保健品，但在服用保健品时，一定要仔细阅读说明书，注意其成分是否会影响血糖，至于具体功效，因人而异。

3. 糖尿病患者如果需要居家隔离，应该注意什么

居家隔离期间糖尿病患者要积极配合最新政策要求，做好自己健康的第一责任人。

（1）不外出、拒绝探访。

（2）日常起居做好隔离。

（3）与家人保持距离，戴好口罩。

（4）勤通风、注意消毒、保持手卫生。

（5）合理膳食、坚持运动：室内运动可选择原地踏步、太极拳、广播操等。

（6）保持血糖平稳、保持乐观心态。

三、关于疾病管理

1. 糖尿病患者该如何预防感染新冠病毒

糖尿病患者应尽量避免感染，建议做好以下几点。

（1）个人防护要加强：规范戴口罩，注意手卫生，居家通风，注意个人卫生，保持社交距离，尽量不要去密闭的公共场所。

（2）生活方式要健康：戒烟，减少饮酒，均衡营养，注意休息，不要熬夜，保证睡眠时间，避免过度劳累。

（3）血糖控制要良好：合理膳食、适当运动、规律使用降糖药物并定期监测血糖。

（4）代谢指标要达标：对于糖尿病患者，需要重视血糖、血压、血脂及体重等综合达标。

（5）疫苗接种要尽早：病情控制稳定的糖尿病患者应尽早接种新冠疫苗。

（6）乐观心态要保持：避免焦虑，保持平和心态，能提高机体免疫力。

2. 一旦感染了新冠，糖尿病患者该如何是好

（1）感染新冠属于无症状感染或轻型病例且血糖控制平稳的糖尿病患者，可选择居家隔离。如血糖控制不佳，出现呼吸困难、气短等病情加重的表现需及时至医疗机构诊治。

（2）保证充足的睡眠，放松心情，作息规律。

（3）合理膳食、保证充足营养：主食可选择低升糖指数的食物，如全谷物（燕麦、小麦、小米、荞麦等）；减少高升糖指数食物的摄入，如淀粉类（包括米、面、土豆、红薯、南瓜和山药等）、高糖水果、含糖饮料等；多摄入新鲜蔬菜、适当增加优质蛋白摄入（鱼、肉、奶等食物）。当食欲不佳时，为保证身体对营养的需要，可以选择少量多餐，但是，要注意控制总热量的摄入，以免血糖剧烈波动。

（4）适当运动：以低强度运动为主，可因地制宜，根据自身的身体状况和活动范围选择合适的运动方式。可以慢步走，做广播体操，活动关节，不应大运动量活动。

（5）血糖监测：糖尿病患者的自我血糖监测也是重要的一环，应保持血糖平稳，减少低血糖的发生。感染时血糖可能会出现波动，可以增加血糖监测的频次，涵盖空腹、三餐后 2 小时及睡前等时间点的手指末梢血糖。

①年龄＜ 65 岁且无明显糖尿病慢性并发症者，建议空腹血糖维持在 6.1~7.8mmol/L，餐后 2 小时血糖 7.8~10.0mmol/L 为宜。

②年龄 ≥ 65 岁或已合并严重糖尿病并发症者，空腹血糖维持在 7.8~10.0mmol/L，餐后 2 小时血糖以 7.8~12.0mmol/L 为宜；同时需避免低血糖（＜ 3.9mmol/L），特别是老年患者。

（6）规律使用降糖药物：病情稳定者建议维持原有降糖方案，坚持用药，不应随意更改药物或停药，尤其是 1 型糖尿病及 2 型糖尿病胰岛功能很差的患者切勿自行停用胰岛素。如出现血糖持续升高或血糖波动大的情况，建议及时至医疗机构就诊，调整降糖治疗方案。

陈哲　徐援　首都医科大学附属北京朝阳医院

27 新冠病毒感染氢氧混合气体吸入治疗

题目 27

一、氢气生物学效应的发现

（一）氢原子的定义

氢原子是由一个质子和一个电子组成的最简单的原子。氢（hydrogen）是一种化学元素，在元素周期表中位于第一位，元素符号是 H。常温常压下，氢气是一种极易燃烧、无色透明、无臭无味的气体。氢气已知的密度只有空气密度的 1/14。

（二）氢气在生物学和生命科学中的地位及特性

1975 年《Science》首次报道了氢气对癌症的作用。2001 年，Gharib 等报道：高压氢气对小鼠血吸虫病相关慢性肝炎模型具有抗炎作用，并提出氢气与羟自由基直接反应是治疗炎症损伤的基础。2007 年 7 月《Natural Medicine》报道：氢气治疗脑缺血再灌注损伤的基础是选择性抗氧化作用。该研究迅速引起广泛关注，并引发了研究氢气治疗疾病的热潮。2019 年李时悦团队首次进行了利用氢气物理效应治疗呼吸系统疾病的研究，证明呼吸氢氧混合气可以降低气管狭窄患者气道阻力，减少呼吸耗能程度，缓解呼吸困难症状。2020 年钟南山、郑则广团队研究证明：氢氧混合气吸入辅助治疗慢性阻塞性肺病急性加重（AECOPD）能够有效改善患者的咳嗽、咳痰、呼吸困难等症状，且效果优于一般氧疗。

截至 2020 年，全球已有近 2000 多篇关于氢治疗作用的文章发表，与之相关的许多产品应运而生，并应用于食品和医疗器械领域：2014 年美国食品安全添加剂安全办公室发表声明，指出氢气溶于水中使用是安全的；

2015 年中国发布了氢气作为食品添加剂的国家标准：GB31633-2014《食品安全国家标准食品添加剂氢气》；2016 年日本厚生劳动省将"吸氢治疗心脏停跳综合征"纳入日本先进医疗 B 类体系；2020 年中国批准氢氧气雾化机注册上市，适用范围是辅助用于需住院治疗的 AECOPD 患者的症状改善。

（三）氢气分子生物学作用机制和病理生理学效应

1. 选择性抗氧化作用

2007 年日本医科大学 Ohsawa I 等在《Nature Medicine》发表论文，研究发现氢气对培养的人类细胞具有抗氧化作用，能快速渗透穿过细胞膜与最具毒性的活性氧（ROS）发生作用，降低活性氧的活性，因而保护细胞膜、避免受到氧化伤害。氢分子具有特异性清除羟自由基（–OH）和过氧亚硝酸盐（ONOO–）的作用，但保留具有正常生理作用的活性氧（过氧化氢或超氧化物），以维持氧化压力的稳定平衡。

2. 抗炎作用

炎症是许多疾病和亚健康状态的重要原因之一。2012 年 Zhang JY 等研究发现，H_2 的抗炎症作用主要通过下调各种促炎症性和炎症性细胞因子来实现，包括白细胞介素（IL-1β、IL-6）、肿瘤坏死因子（TNF–α）、细胞内细胞黏附分子（ICAM-1）、高迁移率组框（HMGB-1）、核因子（NF-κB）和前列腺素（PGE_2）等。

3. 抗凋亡作用，保护细胞

H_2 抑制细胞凋亡的机制主要是抑制 Caspase-3 和 Caspase-12 的活性。此外，H_2 尚能抑制促凋亡因子和 Bax 的表达，上调抗凋亡因子和 Bcl-2 的表达。

4. 调节信号通路

H_2 可影响多个信号通路。作为气体信号调节剂，H_2 的作用涉及信号分子网络，例如：调节 NF-κB，促进 Nrf2 在体内，尤其在肺、肝和肾等器官中的表达，Nrf2 是先天免疫反应的一种新型调节因子。H_2 可上调 Nrf2，维护机体免疫功能，诱导血红蛋白加氧酶 –1（HO-1）及其酶促反应。

5. 维护线粒体的正常功能以及调节免疫功能

氢气可以快速透过细胞膜进入线粒体。2011 年 Ohta S 报道，除了保护线粒体免受 OH 等 ROS 的影响外，H_2 可以对线粒体功能产生保护作用，包括维持线粒体膜电位、增加 ATP 的产生，维护线粒体生物能量的产生。且氢气能选择性下调促炎症性细胞因子基因表达，上调抗炎症性细胞因子基因表达；恢复处于耗竭状态的 $CD8^+T$ 细胞功能，增强机体自身的免疫功能。

■ 二、氢氧混合气体吸气治疗新冠病毒感染的作用机制

基于目前的流行病学调查，新型冠状病毒感染（COVID-19）潜伏期多为 2~4 天。主要表现为咽干、咽痛、咳嗽、发热等，发热多为中低热，部分病例亦可表现为高热，热程多不超过 3 天；部分患者可伴有肌肉酸痛、嗅觉味觉减退或丧失、鼻塞、流涕、腹泻、结膜炎等。少数患者病情继续发展，发热持续，并出现肺炎相关表现。重症患者多在发病 5~7 天后出现呼吸困难和（或）低氧血症。严重者可快速进展为急性呼吸窘迫综合征、脓毒症休克及多器官功能衰竭等。极少数患者还可有中枢神经系统受累等表现。

新型冠状病毒感染导致的肺脏发生急性炎症时，大部分肺泡被炎性渗出物堵塞填充，单位面积的肺泡气体交换率也降低，促进了呼吸衰竭的发生、发展。因此，提高剩余肺泡的气体交换效率极为重要。氢气（H_2）能改善气道阻力，增加氧气弥散度和氧流量，改善呼吸困难（急性呼吸窘迫症）症状。

氢气也有抗氧化作用：作为新型抗氧化剂，可以渗透到生物膜、细胞溶质、线粒体及细胞核中。H_2 具有抗炎作用，可有效抑制白细胞介素 -6（IL-6）的表达，进而延缓和降低炎症风暴发生的时间和强度以及器官炎症风暴造成的衰竭。此外，H_2 还能通过信号调节抑制细胞凋亡，加之其具有高穿透性，能进入细胞甚至线粒体内，进而保护肺组织细胞结构和肺泡气体交换功能。因此，氢氧气吸入能改善新型冠状病毒感染患者氧化应激，缓解呼吸困难、咳嗽、气促等临床症状，提高临床改善率，调节患者免疫

力，促进疾病恢复。

三、氢氧混合气体吸入治疗新冠病毒感染（包括急性期和恢复期）的疗效

2020 年关伟杰团队开展一项基于病历记录的回顾性队列研究，共筛选了 2020 年 1 月至 2020 年 3 月 11 个病区住院治疗的 COVID-19 患者共 103 例，按照是否吸氢氧气进行辅助治疗（暴露因素）分为研究组和对照组，每组分别为 52 例和 51 例。研究组中，排除入院时无呼吸困难的患者 0 例，排除入组前无呼吸困难的患者 8 例，最终纳入分析的研究组共 44 例。对照组中，排除入院时无呼吸困难的患者 3 例，排除入组前无呼吸困难的患者 2 例，最终纳入分析的研究组共 46 例。

综合有效性、安全性评价结果，治疗第 2 天、第 3 天、末次治疗后两组间临床改善率比较的差异均有统计学意义。临床症状（呼吸困难、气促、胸闷、胸痛和咳嗽）改善率以及静息状态下外周血氧饱和度（SpO_2）改善值的组间差异亦有统计学意义。安全性方面，两组不良事件发生情况差异无统计学意义，安全性相当。证明吸入氢氧混合气体能显著改善新冠病毒感染患者的气道阻力，增加氧气弥散度和氧流量，改善呼吸困难（急性呼吸窘迫）症状及病情严重程度。

无论是轻型、普通型、重型还是危重型的 COVID-19，在治愈出院后均可能出现或持续存在相关的功能障碍（如呼吸功能障碍、神经心理功能障碍、躯体功能障碍等），临床上主要表现为呼吸困难、睡眠障碍、焦虑或抑郁、疲劳等。氢氧混合气体吸入治疗可改善 COVID-19 出院后患者存在的呼吸功能（如呼吸困难）、躯体功能（如疲劳）、神经和心理功能障碍（如睡眠障碍、焦虑、抑郁），并在一定程度上改善肺脏的结构和功能，成为一种有效而安全治疗 COVID-19 预后功能障碍的新方法。

四、国内外对氢氧产品的品质和安全性标准要求

目前，国内外对氢氧机的品质和安全性有着严格的标准要求，如

ISO13485、CE、FDA 等认证。氢气产品列入三类器械管理主要依据三项原则。

（1）氢气为易燃易爆气体，必须按高风险器械管理。

（2）设备中的材料成分，易被氢分子分解吸入体内，需按照植入式风险管理。

（3）氢比药物分子小，更易于进入细胞核进行生物学作用，等同药物侵入式治疗。

医疗器械氢氧气雾化机 2020 年在中国注册上市。氢氧气雾化机由主机（含超声雾化模块、水电解槽模块、湿化过滤模块、电脑控制模块）和附件（鼻罩）组成，其中湿化过滤模块是指可拆卸的氢水杯、滤芯、内部湿化杯。产品通过电解槽模块对纯水进行电解，产生氢氧气混合气体，氢气与氧气的体积比为 2：1（$H_2/O_2=66.6\%/33.3\%$）。该设备通过了上海市医疗器械检测所的检查，检查的项目包括环境试验、电磁兼容性、机械强度、正常使用时的稳定性、生物相容性、电气安全性能、软件功能、网络安全、氢气浓度探测及保护系统等项目。

患者佩戴专用的鼻氧管或呼吸管路连接氢氧气雾化机出气口即可进行吸入治疗，吸入时患者需保持平静呼吸，推荐半躺或者平躺吸入；氢氧气雾化机额定产气量为 2.0L/min、2.5L/min、3.0L/min；氢气的剂量效应与吸入的浓度、流量和时间呈正相关，推荐使用 3L/min 的流量吸入治疗；可依据个人的生活作息，尽可能形成规律的治疗习惯，特别强调，单次使用时不少于1 小时；可以参考 AECOPD 的治疗方案：每天累计吸入治疗 6~8 小时。

综上所述，对于新冠病毒感染的临床实践，疗效的提高离不开全方位的优质医疗护理。氢氧混合吸入气可以作为一种辅助治疗方法，一方面氢气可有效地减轻气道阻力，具有选择性抗氧化、抗感染、给细胞赋能及改善组织细胞结构与功能等作用，另一方面氢氧混合气吸入可以改善新型冠状病毒感染患者的呼吸困难、咳嗽、咳痰等症状，加速患者康复过程。我们相信，在不远的将来，氢氧混合吸入气将成为新冠病毒感染临床治疗方案中不可或缺的一环。

李宁　首都医科大学附属北京佑安医院

28 新冠病毒感染远红外超高频深部组织穿透激活物理治疗

题目 28

一、阳光·红外线·远红外线

太阳光是一种电磁波，根据波长和可视性，分为可见光和不可见光，波长在 0.4~0.75μm 之间的光线为可见光，包括红、橙、黄、绿、青、蓝、紫。

波长在 0.4μm 以下的光线有紫外线、γ 射线及宇宙射线，波长在 0.75μm 以上的光线有红外线、微波射线，红外线中又分为近红外线、中红外线、远红外线、超远红外线。

远红外线是太阳光中的一种不可见光线，波长在 5.6~25μm 之间，是一种可传热并具有渗透力的光线，与人体组织产生的能量波（远红外线）具有同频共振生物温热效应。

自然阳光或加热陶土石块产生的远红外线对人体的渗透力约为 5cm。

人体组织细胞可以自然产生远红外线，波长约为 4~16μm，与射入人体组织内的自然远红外线相匹配，可产生同频共振温热效应，使局部温度微升，并产生负离子，活化组织细胞功能，增强修复能力，促进人体的新陈代谢。因此医学界把波长为 4~16μm 的远红外线誉为"生命光波"，是所有生物保持最佳健康状态的必要条件，其广泛应用于医疗康复养生等领域，对维持生命及人体健康有着十分重要的作用。

远红外超高频康复调理机发出的是波长为 8~14μm 的远红外线，与人体细胞发出的远红外线的波长属于同频段。

二、热传递方式

传导：是热度透过物体内部，从高温移动到低温的现象，如药罐。

对流：是热度经由液体或气体推动扩散的现象，如空调。

辐射：是将产生的热能通过光将热传导出去的现象，如红外线。

同频共振：从某一处发出的能量波与另一处能量波相遇时，如果波长不一致，则彼此会产生相互抵消减弱作用；如果二者波长相同，则会产生波形及能量放大效应，这种现象即称为同频共振作用。

远红外线的能量波与动植物细胞产生的能量波具有相同波长。因此，当远红外线射入组织细胞内时，二者会产生同频共振效应。使细胞能量产生增加，局部温度微升，新陈代谢增加，血液循环顺畅，自愈能力提高。

三、远红外线对人体的生物学效应机制

1. 人体辐射吸收理论

人体是一个天然的辐射体，又是一个良好的吸收体，人体发射率在常温下高达 0.98，其峰值波长为 9.35μm 左右，当采用适当能量的 4~16μm 的远红外线作用于人体时，人体就会最有效地吸收电磁能量，从而产生相应的生物效应，并且以较少的能量获得较大的效果。

2. 生物分子的功能调节理论

当远红外线能量波照射至与组织细胞同频波长的组织器官时，能量将被生物分子吸收，并产生同频共振作用，通过振动能态、电荷分布转移、质子转移等能量传递方式传递给机体组织细胞，活化细胞代谢，稳定细胞结构，修复突变基因，改善细胞功能。

3. 生物系统偶极子振荡理论

当生物系统吸收电磁能后，产生的不可归属温度变化的生物变化，称为热效应，也称为场的特异性效应。

当远红外线能量波照射至与组织细胞同频波长的组织器官时，能量将

被生物分子吸收，并产生同频共振作用，使组织细胞温度微升，这是一种生物学热效应，不是因温度变化所致的场特异性效应。这种现象在使用很低能量电磁波照射或远距离照射时，人体也可产生明显的生物学热效应。

科学家通过在分子和细胞水平上以及活性生物体上进行了大量实验发现，即使用很低能量的电磁波照射，也能引起明显的生物学效应，而且对人体远距离照射部位的器官或组织也是可以产生作用，而这些生物学效应是以热效应形成再现的。

四、"生命光波"与健康的关系

"生命光波"与人体生理反应息息相关，虽然与光线同样具有直射、折射、反射的性质，但与生理物质（尤其与水分性质相近物质）接触时易吸收，当然这些生理物质在不发生化学反应时，亦很容易放出远红外线。经过生理物质对远红外线的吸收与释放，会使周围的生理物质发生同样的对远红外线的吸收与释放的作用，这就是所谓的共振吸收，产生生理活化的现象，这个生理活化现象具有辅助人体细胞代谢和修复自愈能力的功能，恢复人体正常生理功能，进而改善人体健康。

"生命光波"是生命保持最佳健康的必需条件，属于零不良反应的清洁能源，有些国家广泛使用在医疗病房，婴儿监护室等场所。

由于"生命光波"与人体内细胞分子的振动频率接近，远红外线渗入体内之后，便会引起人体细胞的原子和分子的共振，通过共鸣吸收，分子之间摩擦生热形成热反应，可促使皮下深层温度上升，并使微血管扩张，血液循环加速，有利于清除血管囤积物及体内有害物质，加速新陈代谢，达到活化组织细胞、防止老化、强化免疫系统的目的。

所以远红外线对于血液循环和微循环障碍引起的多种疾病均具有改善和防治作用。

五、远红外线的生物效应对人体的益处

1.深部组织器官温度上升，使细胞活化。

2. 全身组织器官微循环开放，使循环速度加快。

3. 全身组织细胞产能增加、活力增强。

4. 全身组织器官物质代谢加快。

5. 免疫细胞活性及吞噬功能增强。

6. 深部组织细胞负氢离子产生增加。

7. 皮肤汗腺、皮脂腺排汗量增加。

8. 全身组织器官自愈能力显著增强。

六、新冠病毒感染的病理机制

1. 新冠病毒感染所造成的病理及病理生理学改变

（1）组织细胞结构的破坏：由于病毒侵入宿主细胞内大量复制及释放，导致组织细胞形态的破坏。

（2）组织器官生理功能的损害：器官组织细胞因其结构的损坏和营养成分的消耗，导致相应器官生理功能的减退、缺失或紊乱。

（3）脏腑系统平衡失调：各系统脏腑之间相互关联、相互作用、相互依存关系改变或失衡。

（4）炎症代谢产物积滞：由于炎症免疫反应所致大量氧化活性物质、乳酸等代谢产物在体内积滞，引起一系列毒性反应，如肌痛、酸中毒、肾功能不全等。

（5）营养成分消耗：炎症及免疫反应导致大量营养成分的消耗，包括碳水化合物、脂肪、蛋白、肽、酶、维生素、微量元素及水的消耗或（和）难以补充吸收。

2. 长新冠的病理生理学基础

新冠病毒感染后遗症（长新冠）的分子病理学基础是新冠病毒感染后遗留的慢性炎症反应，其核心问题是：自身免疫和自愈修复功能尚不能彻底清除和修复新冠感染急性期组织细胞的结构破坏和功能损伤，其主要表现为：①组织细胞炎症反应仍然存在；②免疫修复功能薄弱；③免疫调节功能不足；④自愈修复能力减弱。导致组织器官正常生理功能受到影响，恢复期可在 2~3 个月至 2~3 年不等，少数后遗症可能长期存在。

七、远红外超高频康复调理机对新冠病毒患者治疗及康复的作用

远红外超高频康复调理机采用远红外硅晶体发生器、超高频穿透发生器，将远红外在超高频穿透发生器的作用下，瞬间穿透人体组织，深度达到 30~70cm，身体内部皮肤、脂肪、肌肉、血管、神经、骨骼、脏器，与所有组织细胞发生同频共振热效应产生修复运动。①虚寒湿体质得到改善；②组织细胞炎症水肿减轻；③有害物活性氧排出增加；④骨关节、肌肉疼痛减轻；⑤高血压、高脂血症、高血糖、高尿酸改善；⑥病毒、癌细胞被抑杀清除；⑦睡眠改善、食欲增强；⑧生活压力综合征得到缓解；⑨自愈能力增强。

除病情危重及带有金属异物（如血管支架、人工关节等情况）以外，一般人群均可采用。超高频度选择由弱到强逐渐增加，治疗时间一般选择在每次 10~15 分钟，每天 1~2 次，症状缓解后改为每周 1~2 次，长期坚持可以使人体功能得到改善。

李宁　首都医科大学附属北京佑安医院

29 新冠病毒感染与全营养支持

"全营养支持"方案，是根据国际营养学的新进展以及对防御性营养的重视，尽量提供完备的营养，同时加强免疫系统和抗氧化系统的营养供给，应对新冠病毒感染。

一、新冠病毒感染对人体营养状况的影响

根据已有研究资料发现，新冠病毒感染不仅仅是攻击性强的传染病，而且也是人体营养的掠夺者和破坏者。

1.营养状况不良或有基础病的人更易受新冠病毒感染。

2.感染引起腹泻、呕吐等胃肠道症状，导致脱水和营养流失。感染影响味觉、嗅觉，引起食欲不振，营养摄入减少。已观察到严重的炎症反应，干扰身体吸收和利用营养物质的能力。

3.营养缺乏导致免疫力降低，抵抗病毒感染时免疫细胞和抗体的损失大、消耗快。新冠病毒在正常细胞内复制病毒，细胞营养资源转化为新冠病毒所用。重症阶段的细胞因子风暴一旦形成，会快速耗尽免疫细胞的营养资源，造成器官衰竭，最终导致死亡。

新冠病毒感染后，患者营养储备急速消耗，体内形成巨大的营养缺口，这使得感染者的营养水平减少，更容易转向重症状态，进一步受到细胞因子风暴的肆虐。由于身体羸弱，长期处于难以康复或长新冠的状态。

此时补充营养要采取非常规策略，不但要迅速填补巨大营养缺口，恢复和加强营养储备，还要为免疫系统和抗氧化系统协同对抗病毒攻击提供更多的优化营养素。全球各地都有一些更加全面的补充营养的尝试，共同的方向是大量增加微量营养素的补充。

二、全营养支持方案

全营养支持是一项努力提供完备营养的营养补充方案，在一些国家和地区的践行结果显示全营养支持的积极作用。它以营养学国际最新成果为依据，选择营养密度大、组方科学、协同作用强的高品质膳食营养补充剂作为主要营养载体，结合均衡膳食，启用"营养总动员"模式。首先填补营养缺口，恢复营养储备；其次增加免疫系统和抗氧化系统的防御性营养，对抗新冠病毒感染。

要理解全营养支持方案，需要知道的三个营养学最新知识点如下。

1.营养素的新分类，增加内源性和外源性营养素

每日所需要的营养：从原有的宏量营养和微量营养两大板块的七大营养素，演变为九大营养素。在微量营养板块增加了内源性和外源性两大营养素类别。它们的主要归类于起抗氧化保护作用的"防御性营养"（图29-1）。

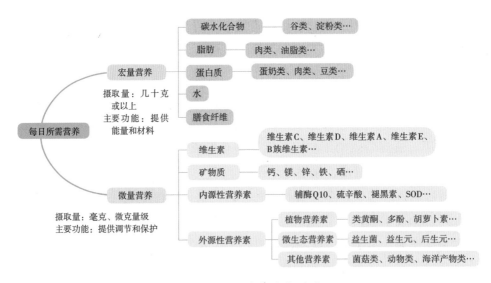

图 29-1　全营养结构谱系

2. 对抗新冠病毒感染不止有免疫系统，还有抗氧化系统

免疫系统识别和攻击病毒，使其无法在体内繁殖。抗氧化系统可以中和自由基防止细胞受损，有助于防止新冠病毒感染扩散。有些营养素同时在免疫系统和抗氧化系统中起重要作用。摄入它们可同时加强两个系统的功能。

细胞因子风暴是一种由免疫系统过度反应引起的炎症性疾病。免疫系统主要是通过抑制炎症反应来控制细胞因子的产生和释放，通过调节免疫细胞的功能来增强免疫系统的适应性。抗氧化系统可以通过减少氧化应激和炎症反应来减轻细胞因子风暴的症状。由两个系统共同对抗细胞因子风暴。

3. 重视抗氧化防御网络的作用

完整的抗氧化防御网络（图 29-2）有三大特点。

（1）各类抗氧化营养素形成全面覆盖的抗氧化立体防御系统。任何空间或介质中，自由基都无法逃避抗氧化网络营养素的中和作用。

（2）发挥各类抗氧化营养素互相支援、效能再生、功能互补的协同作用。

（3）避免特定抗氧化剂使用量过高可能产生有关健康或疾病的负面效应。单项抗氧化营养素的功能再强大，也远比不过抗氧化网络的整体防御协同作用。

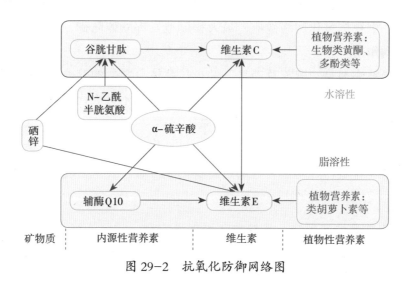

图 29-2　抗氧化防御网络图

三、全营养支持的步骤

第一步，夯实基础营养。

每天坚持均衡膳食，多用抗炎饮食。同时增加优质蛋白摄取。服用提升整体健康的基础性微量营养组合，加上广谱益生菌。

第二步，优化个性营养组合。

强化两套防御系统的营养供给，主要优化以抗氧化营养为主的微量营养素。

全营养支持的目的是通过增加基础营养储备和营养强化两套防御系统，加强自身抵抗疾病侵害的能力。其既提高免疫力，又加强抗氧化能力，可同时为抗击病毒攻击和压制细胞炎症因子风暴这两大任务，提供全面的营养支持。

四、讨论

1. 全营养支持的特点

全营养支持启动的营养总动员是基于对国际营养学的最新成果的理解。

（1）全面完备的营养供给，生命存活需要的营养素种类"一个不能少"。

（2）支持双重防御结构，不止加强免疫系统，而且加强抗氧化系统。

（3）重视抗氧化网络效应，最大程度地发挥立体防御、效能再生、协同增效的作用。

膳食补充剂是"营养总动员"的最佳载体，它们的营养密度大，含量精准，组方科学，是抗击新冠病毒的必不可少和不可取代的营养来源，与食物共同组成抵抗新冠病毒的营养屏障。

全营养支持努力提供完备的营养，只是加强自身抵抗能力，与医疗救治措施并不冲突。在对抗新冠病毒感染的全过程中，全营养支持都可以发挥作用。

2. 营养素的使用量：足够充沛，保证安全

营养素的使用量有几个重要节点（图29-3）。

推荐量（RNI）：97%~98% 的人营养不缺乏，这是维持生存的基本需求量。

优化量（ODA）：活得健康需要的充沛供应量。发达国家普遍提倡的摄取量。

最高限量（UL）：安全摄入量的边界。超过后营养素过量的风险会逐渐增加。

要填补新冠病毒造成的巨大营养缺口，通常的推荐量 RNI 远远不能满足需要。优化摄取量（ODA）能提供更充沛的供应量。ODA 明显低于最高限量 UL，这就保障了 ODA 不会有营养素使用过量的风险。

营养素的使用量要达到优化量 ODA，才能有足够强大的有效供应量对付新冠病毒造成的营养缺口，同时保证了足够的安全性。

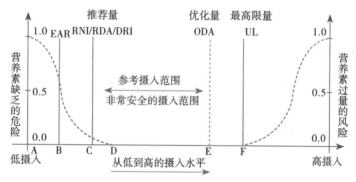

图 29-3　营养素摄入量与健康风险的关系

五、结论

全营养支持是医护人员在临床和公共卫生领域都适用的营养干预方法，在对抗新冠病毒感染的所有阶段都可以使用。掌握与运用全营养支持的关键是要有与时俱进的营养观念以及对膳食营养补充剂作用的深刻了解。

查理·赵　国家公众营养改善项目办公室

30 微生物酵素在防治新冠病毒感染中的辅助功效

一、新冠病毒感染机制

　　冠状病毒是一类存在于某种野生动物体内的条件致病性微生物，经一些未知环境因素改变而发生基因突变，产生人致病性新型冠状病毒。通过中间宿主释放病毒，经人呼吸道吸入引起感染，并可在人群中相互传播。临床表现以发热、干咳、乏力、肌肉酸痛、肺部散在多发小片状阴影为早期特征，进而出现重症呼吸衰竭综合征及免疫系统功能损伤，最终因多器官功能衰竭而致死。

二、黏膜免疫屏障

　　消化道是机体抵御微生物侵害人体的主要组织器官，其防御系统主要由五道屏障组成。

　　（1）菌膜屏障：是由 500~1000 种微生物菌群构成的，铺在黏膜的最表面，以正常菌群数量的优势阻挡、消杀病原性微生物。

　　（2）抗体屏障：是黏膜下 B 细胞经病原微生物诱导产生的抗体组成的，主要是 IgA 和 IgG 抗体，起抵御、中和病毒的作用。

　　（3）机械屏障：由黏膜细胞和细胞间紧密连接构成，阻挡微生物侵入组织细胞内和细胞外间隙。

　　（4）黏膜下淋巴屏障：由黏膜下 T、B 淋巴细胞及其产生的细胞毒因子和抗体组成，对病毒进行攻击和捕捉。

　　（5）肝脏免疫屏障：这是黏膜免疫的最后一道屏障，病毒突破前四道防线后经门静脉入肝。肝脏在细胞和体液免疫两个方面都具有强大的免疫功能。

三、黏膜免疫抗体形成机制

（1）肠道微生物（包括细菌、病毒等）作为抗原，其信号被黏膜下信号传导 T 细胞获取，经循环系统上传至免疫中枢（胸腺和脾脏），免疫中枢再发出指令通过信号传导 T 细胞下传至消化道黏膜下 B 细胞（70%）以及呼吸道、生殖道黏膜下 B 细胞（30%），产生特异性 IgA 和 IgG 抗体，进入黏膜细胞和循环系统，构成免疫抗体屏障。

（2）当机体再次遇到相应微生物抗原时，即可产生免疫中和效应，阻挡相应微生物于黏膜细胞之外，这就是为什么益生菌和非致病性微生物（如大肠埃希菌）或条件致病性微生物（如普通感冒病毒）不能入侵机体内部的免疫耐受现象（即免疫系统曾经见过它）。

（3）普通感冒病毒是一种条件致病性病毒，正常情况下，受益生菌群的竞争性抑制和特异性抗体的阻挡，不能侵入人体造成疾病。只有在机体免疫力低下或受损害时，才能乘虚而入引发疾病。所造成的炎症反应也往往局限在上呼吸道局部，不会引起多系统组织器官功能的损害。而新冠病毒是人类以前没有遇到过的新病毒，免疫系统不认识它，对它没有抵抗作用，对人类而言是普遍易感，很快就能突破菌群和抗体屏障进入敏感的靶细胞内进行复制繁殖，并释放进入循环系统，进而造成多器官组织细胞损伤。而免疫系统对新病毒的识别、攻击往往会延迟发生。所以新冠病毒感染与普通感冒不是一种或类似的疾病，不能相提并论，否则容易产生误解，引起不良后果。

四、微生态免疫营养

微生态免疫营养制剂（微生物酵素）是由多种复合益生菌与近百种蔬菜水果发酵制成，主要活性益生菌包括：酵母菌、乳酸菌、芽孢杆菌等，其次生代谢物质和营养物质包含六大类：①多种益生微生物；②多元活性酶；③多种植物次生代谢物；④多种营养物质；⑤细菌素；⑥微生物次生代谢产物。

口服或口腔、鼻腔局部应用微生物酵素，在新型冠状病毒感染的预防、治疗及康复中都将起到积极的重要作用。其辅助治疗效果在非典、甲流重症肺部感染及耐药菌感染的防治实践中已取得了肯定的临床效果。对保持体内微生态菌群平衡、维护黏膜免疫屏障功能、促进营养物质消化吸收、中和体内毒素、抵抗病原微生物侵害及全身各组织器官功能恢复等方面都能起到药物不能替代的作用。近年来，许多发达国家在基础研究领域也取得了一系列突破性进展，成为医学领域备受关注的热点。

五、微生物酵素抗病毒感染机制

在新型冠状病毒感染的预防、治疗及康复过程中可能发挥的疗效机制：①复合益生菌微生物酵素通过其数量优势和产生的多种广谱活性抗致病性微生物质及抗生素，如磷壁酸、乳酸、溶细胞素及细胞毒素等，可直接杀伤或抑制病原微生物（包括新型冠状病毒）；②益生菌本身作为抗原物质，可诱导黏膜下 B 细胞产生特异性抗体（sIgA、IgG、IgM 等），增强呼吸道、消化道、泌尿道、生殖道黏膜免疫屏障功能，抵御外来病原微生物侵袭并中和体内毒素；③多元生物活性酶（酵素）可促进激活人体各器官组织代谢功能，利于营养物质吸收合成并清除有害代谢产物；④多种营养物质和微生物次生代谢产物可修复组织器官及黏膜免疫屏障损伤，强化机体抵御病原微生物感染的自然免疫与特异性免疫功能。

李宁　首都医科大学附属北京佑安医院

31 免疫调节剂胸腺法新在新冠病毒感染中的应用

新型冠状病毒感染导致人类损伤的重要机制之一，是通过攻击人体细胞血管紧张素转换酶 Ⅱ（angiotensin-converting enzyme 2，ACE2）靶点引起多个系统功能损伤，人体出现严重的全身性炎症反应，即所谓的"炎症风暴"，是该疾病的重要特点，免疫系统在这一过程中承担着重要作用，尤其是 T 淋巴细胞数量变化。胸腺法新作为免疫调节剂，对于 T 淋巴细胞成熟及数量维持有益，同时，通过 Toll 样受体（Toll like receptor，TLR）平衡抗炎与促炎反应。本文主要对胸腺法新在新型冠状病毒感染中的应用进行阐述。

病毒性疾病的流行尤其是冠状病毒近年来呈现明显增长的趋势，因此，制定有效的防疫措施十分必要。虽然新型冠状病毒感染（新冠感染）的发病机制尚未最终阐明，但研究表明，病毒通过攻击人体 ACE2 靶点，可导致人体全身性炎症反应，即"炎症风暴"（cytokine storm），损伤机体免疫应答，尤其是在老年患者中，这种炎症反应失控和免疫应答障碍并存成为新型冠状病毒感染的典型特点之一。

胸腺法新为胸腺释放的由 28 个氨基酸组成的多肽免疫调节剂，研究表明，胸腺法新调节 T 细胞的成熟，包括 CD4$^+$ 和 CD8$^+$T 细胞；同时，通过 TLR 途径，具有抗炎与促炎双向调节作用，因此，国外有学者提出胸腺法新是重要的免疫调节剂，在免疫系统维护中有重要作用。另外，在胸腺的凋亡研究中，人们发现胸腺在出生后随着生长发育逐渐增大，25 岁后便开始逐渐退化，70 岁后胸腺功能成分小于 5%，显示老年人胸腺对免疫系统的维护能力大幅度降低。在性别方面，老年女性胸腺较男性萎缩的程度轻。老年患者在遭遇影响免疫系统的疾病中，受到的伤害更加严重。有鉴于此，国外曾有人尝试通过恢复胸腺功能实现逆转，发现在胸腺有形成分恢复的同时，生物学年龄年轻了 2.5 岁（2019 年《自然》杂志）。

疫苗是目前国际公认的预防病毒性疾病的有效手段，通过疫苗接种，产生抗体，特异性中和清除病毒，在多种疾病的预防中，起到了十分有效的作用。如何确保疫苗接种成功，并在病毒来临之时发挥有效的作用，阻止病毒的逃逸成为临床关注重点。临床研究中，疫苗接种时，联合使用胸腺法新有助于提高病毒疫苗接种的成功率，尤其是在老年人及身体状况衰退的人群，其疫苗接种成功率可以从 30% 以下提高到 60% 以上。在另一项研究中，人们发现血浆中胸腺肽 α_1 的水平与疫苗接种的成功有着密切关系，老年人中胸腺肽 α_1 水平高的，疫苗接种成功率高。因此，胸腺法新作为疫苗接种免疫佐剂纳入药品说明。

在新冠病毒感染救治研究中，国外的一项双盲随机研究表明：胸腺法新可以降低 COVID-19 严重患者的死亡率，缩短医院住院天数，通过影响氧气支持的需求，可有效增加恢复率和缩短恢复时间。进一步的研究表明：胸腺法新在 3.2mg/d（非说明书剂量 1.6mg，每周 2 次），皮下注射的情况下，其 $CD4^+$ 及 $CD8^+$ 阳性细胞数量有明显改善。国内学者的临床观察，提出胸腺法新辅助治疗可能会改善新冠感染患者 28 天病死率及炎症反应。在不同性别的研究中，国内学者发现，新冠病毒感染患者中，男性患者症状较女性明显，女性比男性具有更高的先天和适应性免疫反应，导致病毒更快清除，并有助于增加免疫病理的发展。在病毒感染后，人们观察到女性比男性产生了更强烈的体液和适应性免疫反应，由于对病毒的免疫力增强，女性的病毒感染的强度和流行率往往都低于男性。胸腺法新在男性的获益低于女性，年龄大于 65 岁的患者，男性的 IL-6、CRP 水平及 IL-6 与 IL-10 的比值均显著高于女性，反映病情严重性随年龄增加而加重。

关于疫苗接种，现有的使用剂量基本参照说明书，普遍偏低，结合药物安全性综合考虑，可以通过提高剂量进一步观察效果。在新冠病毒感染的治疗中，所有的国内外研究均提示：说明书剂量远远不能实现疾病改善的作用，建议其临床应用剂量应从 1.6mg/d，每日 1 次，增加到最大剂量 10mg/d，每日 1 次。

胸腺法新有局部红肿皮疹等不良反应。单剂量使用 20mg/kg，800 倍正常使用剂量时，未发生药物中毒表现。在慢性毒理研究中，每日 6mg/kg，

200 倍正常使用量，连续 13 周，及每日 1mg/kg，连续 26 周，未见毒性报告。反映胸腺法新药物安全性较高。

疫苗接种佐剂：根据目前国内外最新研究的设计，推荐方案一：每天 1.6mg，每周 2 次，共 8 次；方案二每天 3.2mg，每周 2 次，共 8 次。老年人建议增加频次。

新冠治疗：推荐方案一：1.6mg，每天 1 次，连续 7 天；推荐方案二：3.2mg，每天 1 次，连续 7 天。对于病情严重患者及老年患者，可以提高使用剂量，增加疗程时间。

邱宝安　中国人民解放军总医院第六医学中心

32

新冠病毒感染维生素 D 注射治疗

▌ 一、新冠病毒感染防治中维生素 D 的作用

研究表明，新冠病毒感染（COVID-19）与血清维生素 D 水平降低之间存在密切关系，维生素 D 缺乏者感染新冠病毒的风险显著增加。维生素 D 长期以来被认为可以改善免疫反应。

（一）主要证据

1. 一项发表在《英国医学杂志》（BMJ）上的荟萃分析对 25 项随机对照临床试验分析后显示，服用维生素 D 补充剂的患者急性呼吸道感染风险降低了 12%。

2. 一项法国研究：纳入 77 例老年 COVID-19 患者，其中 29 例在过去 1 年里常规补充维生素 D，他们中进展为重症或住院后 14 天内死亡的比例较未补充维生素 D 者（n=32）下降 90%。

3. 一项针对 COVID-19 感染住院患者（n=15968）的回顾性队列研究发现，在住院前 15 天服用维生素 D_2 可降低 33% 的死亡率，服用维生素 D_3 可降低 25% 的死亡率；另一项来自英国的试验研究显示，3 所医院 986 例 COVID-19 住院患者，16%（n=151）接受了维生素 D 强化治疗（7 周内给予 ≥ 280000IU 维生素 D_3）。单中心的初始队列包括 444 例患者，血清 25- 羟维生素 D 中位数为 31nmol/L（n=230），维生素 D 充足（> 50nmol/L）、不足（25~50nmol/L）和缺乏（< 25nmol/L）的占比分别为 27%、35% 和 38%；另 2 个中心为验证队列，包括 541 例患者，血清 25- 羟维生素 D 中位数为 44nmol/L（n=525），维生素 D 充足（> 50nmol/L）、不足（25~50nmol/L）和缺乏（< 25nmol/L）的占比分别为 41%、38% 和 21%。2 个队列均表明

维生素 D 治疗可显著降低 COVID-19 的死亡率。

4. 以色列进行的一项研究显示，相对于维生素 D 水平正常（≥ 40ng/ml）的新冠感染者来说，维生素 D 缺乏（< 20ng/ml）的新冠感染者重症风险增加了 14 倍。

5. 约翰·霍普金斯大学的研究人员在《科学报告》（《Scientific Reports》）期刊上发表研究论文显示，一大批美国退伍军人，补充维生素 D_2 和维生素 D_3 后与 COVID-19 感染风险分别减少 28% 和 20% 相关。在 COVID-19 感染后 30 天内，维生素 D_3 组死亡率降低 33%，维生素 D_2 组死亡率降低 25%。

6. 补充高剂量维生素 D 的人比补充低剂量维生素 D 的人获益更大。补充维生素 D 后，血液中维生素 D 水平在 0~19ng/ml 之间的人感染 COVID-19 的下降幅度最大。另一项研究显示，之前有规律补充维生素 D 的人，即使感染 COVID-19，其症状也轻于缺乏者，住院患者的生存率也高于缺乏者。

7. 印尼的一项研究：780 名 COVID-19 感染住院患者的数据：维生素 D 水平充足且 > 30ng/ml 的患者只有 4% 死亡，但相对不足（20~30ng/ml）组和严重不足（< 20ng/ml）组的死亡率分别为 87.8% 和 98.9%。

8. 西班牙科尔多瓦雷纳索非亚大学医院的一项小型维生素 D 干预双盲随机对照试验：76 例 COVID-19 患者随机分为对照组和干预组，比例为 1∶2。26 名患者被分配到对照组，50 名被分配到干预组。两组均接受羟氯喹和阿奇霉素的常规方案治疗。干预组在第 1 天服用了 532μg（略高于 21000IU）的骨化二醇形式的维生素 D，在第 3 天、第 7 天和之后每周服用 266μg（稍低于 11000IU）。结果：对照组中有 13 人或一半需要入住 ICU，2 人死亡；而干预组只有 1 人入住 ICU，没有死亡。维生素 D 干预组 ICU 病例减少 96%，死亡减少 100%。

9. 一项研究观察了 191779 新冠阳性的患者，结果发现维生素 D 水平与新冠感染具有明显的反向相关性，维生素 D 水平 < 20ng/ml 者，其新冠阳性率高于维生素 D 水平 > 30ng/ml 人的 54%。

10. 巴西一项双中心随机化安慰剂对照试验：纳入了 260 例重症 COVID-19 住院患者，其中 116 例伴维生素 D 缺乏（血清 25- 羟维生素 D < 50nmol/L），

入院后平均 1.4 天时随机分配到 200000IU 维生素 D_3 口服治疗组和安慰剂对照组。两组对象普遍肥胖（平均体重指数约 $32kg/m^2$），基线血清 25-羟维生素 D 水平均为 52.5nmol/L（21ng/ml），该研究显示 200000IU 维生素 D_3 治疗的安全性良好。有统计数据显示，我国大城市人群（20 岁及以上）的维生素 D 正常的人仅 0.67%，严重缺乏者达 21%。也就是说绝大部分人，其实根本没有摄入足够的维生素 D。

11. 近年来，维生素 D 不仅用于骨质疏松及佝偻病，而且被广泛应用以下疾病的辅助预防和治疗：糖尿病、高血压、冠心病、动脉粥样硬化、心力衰竭、肿瘤、呼吸道感染、自身免疫病、术后感染、肌少症、阿尔茨海默病、帕金森病等。

（二）维生素 D 预防和治疗新冠病毒感染的病理生理机制

1. 除了能阻止病毒进入肺细胞以外，维生素 D 还能有效阻止病毒的增殖。

2. 维生素 D 通过增强免疫细胞的活性直接杀死病毒，并具有一定的对抗免疫因子过度激活的调节作用。

3. 维生素 D 的代谢产物能刺激肺表面活性物质的产生，缓解严重肺损伤。

4. 维生素 D 具有抗血凝的作用，同时还可提高谷胱甘肽（抗氧化剂）和血栓调节蛋白（抑制血凝）的水平，降低组织中促凝血因子（导致血凝）的浓度。

二、合理应用维生素 D 注射疗法

（一）维生素 D 缺乏的判断

目前国际上公认的判断标准如下：血清 25-羟维生素 D 小于 12ng/ml，提示维生素 D 缺乏；在 12~20ng/ml 之间，为维生素 D 不足；大于 20ng/ml 为维生素 D 充足，说明维生素 D 是足够的，能够满足机体的需要；若大于 100ng/ml，则提示维生素 D 过量或中毒可能。

（二）维生素 D 缺乏的国内外现状

1. 美国全国营养调查显示：在 2005~2006 年美国人平均血维生素 D 水平是 22.4ng/ml，年龄越大的人血维生素 D 的水平更低。

2. 欧洲一项 5 万多人的研究显示：维生素 D 缺乏（＜ 12ng/ml）的比例有 13%，而维生素 D 不足（＜ 20ng/ml）的比例高达 40.4%。

3. 加拿大一项关于不同职业的人群维生素 D 水平的研究中显示：需上夜班的人群维生素 D 缺乏比例高达 80%，坐办公室的人群维生素 D 缺乏比例为 78%，而户外工作的人群维生素 D 缺乏比例为 48%。

4. 对北京城区 5500 位居民进行了维生素 D 水平调查，发现维生素 D 缺乏率高达 87.1%，其 25- 羟维生素 D 平均值水平在 12~15ng/ml。

5. 流感和其他呼吸道病毒流行多发生于冬春季节，此时正是维生素 D 水平的低谷。

维生素 D 缺乏及不足在全球是一个普遍问题，建议立即对高危人群进行血液维生素 D 水平测试，尤其在 COVID-19 流行期间，常规监测并针对性进行高水平的维生素 D_3 及维生素 D_2 补充。

（三）维生素 D 缺乏的治疗补充建议

美国内分泌学会推荐存在维生素 D 缺乏的成人每天补充 1500~2000IU 的剂量。建议每天补充 7000~10000IU 的维生素 D，在提升体内维生素 D 水平至 40~60ng/ml 后再每日补充 1500~2000IU 的维生素 D 作为维持，对于维生素 D 缺乏的儿童，建议每天补充 2000IU 的维生素 D，持续 6 周的时间，在正常后再每日补充 600~1000IU 的维生素 D 作为维持量。

研究表明，为了维持 40ng/ml 的血液水平，需要从多种来源组合摄取 6000~10000IU 或 250μg/d，即目前国内推荐的维持摄入量（400~800IU）的 20 倍。单次剂量太低、次数太少，不能确保血液中维生素 D 水平高于 40ng/ml 的最低防治水平。

维生素 D 中毒的情况非常罕见，成人维生素 D 的可耐受最高摄入量为每天 10000IU，而在临床试验中，平均每天 3300IU 长达 6 年的摄入也都没有发现任何不良反应，不管是美国内分泌学会还是欧洲内分泌学会，都建议维生素 D 缺乏者尽快地将维生素 D 补充到正常范围。本次 COVID-19 流行期间，也显示了维生素 D 治疗、强化治疗的安全性及有效性。

（四）维生素 D 注射疗法

COVID-19 的患者及高危人群，如需大剂量补充维生素 D，建议选择肌内注射。

1. 维生素 D_2 注射液适应证

（1）维生素 D 缺乏症的预防与治疗。

（2）骨质疏松及骨软化症的预防和治疗。

（3）骨折患者骨愈合的治疗。

（4）小儿早期佝偻病的预防和治疗，新生儿低钙惊厥的预防和治疗。

（5）慢性低钙血症、低磷血症、佝偻病及伴有慢性肾功能不全的骨软化症、家族性低磷血症及甲状旁腺功能低下症（术后、特发性或假性甲状旁腺功能低下）的治疗。

（6）维生素 D_2 可用于治疗急、慢性及潜在手术后手足搐搦症及特发性手足搐搦症。

（7）血液系统疾病的治疗。

（8）皮肤科疾病的治疗。

（9）COVID-19 的治疗可参照维生素 D 缺乏症的预防与治疗。

2. 维生素 D_2 注射液的用法用量

（1）成人：肌内注射，一次 7.5~15mg（30 万 ~60 万单位），病情严重者 2~4 周后重复使用。

（2）儿童：2 岁以上，肌内注射，一次 10mg（40 万单位），病情严重者 2~4 周后重复使用。

（3）6 个月 ~2 岁，肌内注射，一次 5mg（20 万单位），病情严重者 2~4 周后重复使用。

维生素 D_3 肌内注射与维生素 D_2 相同：即一次 7.5~15mg（30 万 ~60 万单位），病情严重者可于 2~4 周后重复注射 1 次。

3. 生物利用度

（1）由于存在首过效应、个体吸收不良，口服给药后的吸收率和利用度低，而肌内注射的生物利用度较高，吸收较好。

（2）肌内注射的维生素 D 同内源性合成的维生素 D 类似，进入血浆的同时几乎全部同维生素 D 结合蛋白结合，维生素 D 的肝脏代谢较慢，25- 羟维生素 D 水平的上升更持久。

（3）口服维生素 D 后通过乳糜微粒和脂蛋白吸收，维生素 D 的肝脏代谢较快，25- 羟维生素 D 水平会快速上升但持续性较差。

（4）国内有研究证实，单次给药（均为 60 万 IU）后第 6 周和第 12 周的血清 25- 羟维生素 D 水平，分别为肌注组 20.96ng/ml 和 40.58ng/ml，以及口服组 32.7ng/ml 和 28.07ng/ml，肌注组第 12 周显著高于口服组。

三、新冠病毒感染预防与康复阶段维生素 D 的应用要点

1. COVID-19 的患者，建议成人首次肌内注射维生素 D_2 15mg 或维生素 D_3 15mg，2 周后可重复使用一次。当达到理想水平 40~50ng/ml 后，在康复后以合适剂量维持（国内 400~800IU/d，对于严重缺乏者酌情加量）。同时监测血清 25- 羟维生素 D 水平及血、尿钙磷变化及肝肾功能等。

2. COVID-19 的预防：高危人群，尤其对于老年人，建议在疫情期间强化维生素 D 治疗，即首次肌内注射维生素 D_2 15mg 或维生素 D_3 15mg，余方法与监测内容同上。

3. 建议 COVID-19 的患者及高危人群在疫情期间，除肌内注射维生素 D 注射液外，同时口服活性维生素 D（如骨化三醇等），后者口服后迅速被肠道吸收而发挥作用，特点是起效快，但持续时间短。

4. 合并骨质疏松的患者，补充维生素 D 制剂时，应同时合理补充适量的钙及镁；监测并防止高钙血症、异位钙化、维生素 K 缺乏等不良反应。

5. 改善生活方式：平时要增加户外活动量，多晒太阳，多食含维生素 D 含量高的食物（蛋、奶、鱼等）。

6. COVID-19 患者早期，要避免与有些抗病毒复制的新药及常用的基础慢病药物与维生素 D 的配伍禁忌。虽然合理补充维生素 D 在一般情况下发生过量或中毒的情况非常少见，但大剂量、长期使用维生素 D 仍需监测其血液中水平。

刘淼冰　首都医科大学附属北京朝阳医院

33 经典中药处方介绍——
清肺排毒汤

清肺排毒汤是根据新冠感染的核心病机，结合《伤寒杂病论》中的方剂化裁而成，包括麻杏石甘汤、射干麻黄汤、小柴胡汤、五苓散等。

药物组成：麻黄9g，炙甘草6g，杏仁9g，生石膏15~30g（先煎），桂枝9g，泽泻9g，猪苓9g，白术9g，茯苓15g，柴胡16g，黄芩6g，姜半夏9g，生姜9g，紫菀9g，冬花9g，射干9g，细辛6g，山药12g，枳实6g，陈皮6g，藿香9g。

■ 一、药理研究

据刘斌等对"清肺排毒汤治疗新型冠状病毒感染的文献研究"[中医杂志，2021，62（21）：1882–1889]（图33-1）结果提示，清肺排毒汤基础研究共有22篇文献，该方主要成分包括槲皮素、木犀草素、山奈酚、柚皮素、汉黄芩素等，作用于白细胞介素、丝裂原活化蛋白激酶、肿瘤坏死因子等关键分子，通过影响Toll样受体通路、肿瘤坏死因子信号通路、白细胞介素信号通路等途径，进而发挥免疫调节、抗感染、抑制炎症风暴和多器官保护等作用，在临床中显示出良好的治疗效果和较好的安全性。

其中，有7项研究采用了分子对接技术预测得到清肺排毒汤中核心化合物通过与新型冠状病毒3CL水解酶或血管紧张素转化酶Ⅱ之间的结合，发挥治疗新冠感染的作用。1项使用计算机辅助设计的研究发现，清肺排毒汤等中成药对花生四烯酸通路具有潜在抑制作用，可能通过缓解细胞因子风暴抑制新冠感染。

其他研究则证明了清肺排毒汤治疗新冠感染可能与其对机体的内源性

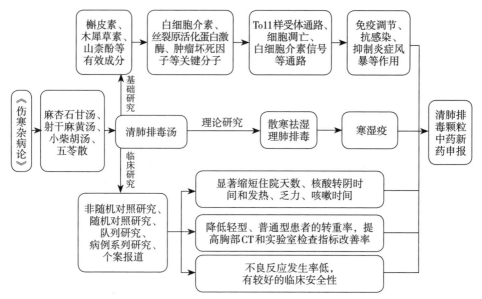

图 33-1　清肺排毒汤治疗新型冠状病毒感染的理论、基础、临床研究整合

代谢调控及肠道菌群组成调节有关，其抗炎作用与麻杏石甘汤抑制白细胞介素-6（IL-6）的作用相关。清肺排毒汤能有效灭活细胞色素 CYP3A，并显著调节其底物药物的药代动力学，有利于其在临床使用中避免潜在的药物相互作用风险。同时，清肺排毒汤对金黄色葡萄球菌、铜绿假单胞菌、肺炎克雷伯菌、普通变形杆菌也具有一定的抑制作用。

此外，2022 年发表的药理研究文章有 3 篇。

一是陈桂蓉等发表的"清肺排毒汤对冠状病毒感染 Huh7 细胞导致的细胞因子风暴相关炎症因子的影响"［中药新药与临床药理，2022，33（8）：1063-1070］。结果提示，清肺排毒汤可能不是主要通过抑制炎细胞趋化因子和病毒复制起作用，而是主要通过抑制细胞因子风暴相关的炎症因子起作用。

二是邱爱珠等发表的"清肺排毒汤对脂多糖诱导急性肺损伤小鼠的作用机制研究"［湖南中医杂志，2022，38（12）：142-146］，结果提示清肺排毒汤可能通过调节相关炎性因子表达，减轻炎性反应及肺水肿，对 LPS 诱导的急性肺损伤起到保护作用。

三是金冠男等发表的"基于网络药理学和分子对接技术分析黄芩在

清肺排毒汤治疗新型冠状病毒感染中的作用机制"〔名医，2022，（13）：39-41〕。结果提示，黄芩可以作用在多靶点、多条信号通路，对保证 COVID-19 治疗效果有积极作用。

■ 二、临床试验

王钰等进行了"清肺排毒汤联合西医治疗新型冠状病毒感染临床疗效的 Meta 分析"，主要通过对 COVID-19 患者的治疗总有效率、CT 好转率、核酸转阴时间、住院时间和不良反应发生率这 5 个结局指标进行 Meta 分析。结果显示，清肺排毒汤联合治疗在改善患者的总有效率、CT 好转率、核酸转阴时间、住院时间等疗效评价方面均优于对照组。提示清肺排毒汤联合治疗 COVID-19 在诸多方面要优于单纯西药。

在安全性评价方面，纳入的 6 篇文献中，有 5 篇文献提出了不良反应，结果显示清肺排毒汤联合治疗较对照组的发生率低，中药的安全性相对更高。此外，相关文献表明，中医治疗 COVID-19 的另一个优点是，使用中药治疗 COVID-19 的复发率低于使用西药时的复发率。现代药理学表明清肺排毒汤具有抗病毒、抗炎、免疫调节和解热的多种功能，且临床证明它对 COVID-19 有良好的作用。

但是，相关研究存在一定局限。首先，本文涉及的 6 篇文献均没有提供随机序列生成产生方法以及分配方案隐藏；其次，由于 COVID-19 为国际突发公共卫生事件，6 篇文献的实施者、参与者均未使用盲法，可能会影响结果的可靠性；再次，在异质性方面，核酸转阴天数和住院天数纳入文献的总体异质性较高，其中核酸转阴天数的异质性主要来源于 1 篇文献的清肺排毒汤加减有关，剔除分析后 I_2 降低为 6%；对于住院天数，进行亚组分析后结果表明异质性主要来源于干预时间 11~20 天组。

另由国家心血管病中心中国医学科学院阜外医院李静教授团队进行的研究，于 2021 年 2 月 28 日发表在 Phytomedcine 的《Association between use of QingfeiPaidu Tang and mortality in hospitalized patients with COVD-19：A national retrospective reaistry study》。该研究纳入的总样本量为 8939 例新冠感染患者，是 2020 年 1 月到 5 月国内 15 家医院的新冠感染患者的

数据。这一研究采用"倾向性评分分析"方法，使治疗组和对照组患者的主要临床特征达到基本一致。其中，29%接受了"清肺排毒汤"治疗（死亡率为1.2%），未接受"清肺排毒汤"治疗的患者院内死亡率为4.8%。清肺排毒汤是显示有明确降低死亡率的药物。

■ 三、处方来源

2020年3月21日，《人民日报》社主任记者王君平的文章《抗疫，中医药添加新力量》（13版），描述了"清肺排毒汤"的诞生过程。

2020年1月20日，国家中医药管理局副局长王志勇告知中国中医科学院特聘研究员葛又文，正在收集有关中医方剂，请他尽快研究并提出相应方案。葛又文判定新冠感染主要是因寒湿而起的寒湿疫，依据前期有关资料，综合分析本次疫情特点，统筹考虑汉代张仲景《伤寒杂病论》经典医籍里的处方，很快，在1月26日中午，葛又文就把拟好的处方递交给王志勇。北京中医药大学王伟教授看到葛又文拟好的方剂和方解时评价，这个处方融会贯通、古方新用、创新组合。

当天下午，在中国中医科学院会议室，中国工程院院士、中央文史馆馆员王永炎指出：传染病一直是以温病为主，而新冠感染是"寒湿疫"，是对中医药的大考。中国科学院院士、中国中医科学院首席研究员仝小林通过接诊患者，同样认为新冠感染为"寒湿疫"。国医大师、中国中医科学院广安门医院主任医师薛伯寿一直关注新冠感染的防控和救治，再次建议将"湿疫"改为"寒湿疫"。

葛又文的处方与多位专家对疫病的判断和思路不谋而合。中医药管理局科技攻关组和专家判定：此方可用。1月27日起，通过试用，很快证明有效率极高。2月6日，国家中医药管理局科技攻关组公布清肺排毒汤前期临床观察结果，并同时向全社会公布了处方和用法。国家卫生健康委办公厅和国家中医药管理局办公室联合发文，推荐治疗新冠感染中使用清肺排毒汤。

此后，在第六版到第十版国家诊疗方案中，"清肺排毒汤"是一直用于治疗轻型、普通型、重型和危重型患者的通用方剂，在全国28个省（区、市）得到广泛使用，是援助国际抗疫和治疗输入性病例使用量最大、效果最好的中药方剂。因此，葛又文于 2021 年 12 月 15 日入选全国科技系统抗击新冠感染疫情先进个人拟表彰名单；2022 年 4 月 15 日，专利"一种治疗新型冠状病毒感染的肺炎的中药复方及其应用"入选第二十三届中国专利奖评选；2022 年 8 月，获得第二十三届中国专利奖银奖。

聂广　深圳市第三人民医院

34 经典中药处方介绍——乾坤宁片

一、乾坤宁片处方来源

乾坤宁片是传承道家千年治疗瘟疫经典秘方，依据中医药理论，结合现代医药学、药理毒理学及近代气候和环境条件变化等因素精选优化而成。

二、乾坤宁片的药物组成及临床适应证

乾坤宁片由玄参、黄连、栀子、连翘、茵陈、茯苓、黄芪、黄精、三棱、莪术、延胡索、蛇床子、制天南星、五倍子 14 味中药组成，以清热解毒、化湿祛邪为主，兼有扶正固本、调和五脏的功能。

乾坤宁片适用于因湿热疫邪所致的瘟疫症，临床以发热或高热为主证，兼有肢体倦怠、酸楚、头痛、口渴、胸闷腹胀、脘痞呕恶、便溏不爽，舌质红、苔黄或黄腻，脉濡数或滑数。

三、乾坤宁片方解

湿热疫邪侵入机体，实热与湿邪内遏，湿热斗争从阳化热出现主证发热或高热不退。又因湿为长夏之气，是因重浊阴邪、湿邪郁遏而使邪热不能外透，湿遏热伏于内，故现肢体倦怠、酸楚。湿遏热伏于上焦，则现头痛、口渴、胸闷。湿遏热伏于中焦，则现腹胀，脘痞呕恶，甚至便溏不爽。

为达清热解毒、化湿祛邪的疗效，方中选用玄参、黄连二药为君药。玄参药味甘、苦、咸，性微寒，入肺、胃、肾经，既能凉血滋阴，又能泻火解毒。本证病机虽为湿热壅滞，但多从阳化热，致患者高热不退，阳热

不消，必会大量伤阴耗液，故用玄参作为君药，在泻火解毒的同时又凉血滋阴，顾护人体抵御病邪的阴血。药理试验证明：玄参具有中枢抑制、镇静、抗惊厥、解热、抑菌、杀菌等作用。方中第二味君药黄连，味苦、性寒，入心、脾、胃、肝、胆、大肠经，具有清热燥湿、泻火解毒的功能，对多种致病菌有较强的抗菌作用，对各型流感病毒、新城鸡瘟病毒、阿米巴原虫等均有抑制作用，并能拮抗细菌毒素。黄连的这些功能正好解决主证发热，甚或高热不退，以及湿热所致的头痛、脘痞呕恶、便溏不爽等湿热内壅的症状。玄参、黄连两药合用，共奏清热解毒、抑杀病毒之效，直清湿热郁邪，使湿热得清，肺脏宣肃，功能恢复；使三焦湿热之邪清化。虽然黄连苦燥易伤阴血，但有玄参凉血滋阴，二药扬长避短，祛邪之时兼能护正。

第一组臣药栀子和连翘协助加强君药清热解毒；第二组臣药茵陈和茯苓加强君药，化湿祛邪，使热从小便而解；第三组臣药黄芪和黄精，益卫固表、补中益气、利水消肿。

现代药理研究表明：黄芪有增强免疫作用，能使小鼠血液中白细胞及多核细胞数量增加；黄芪还具有广谱抗病毒作用；黄精具有补气养阴、健脾、润肺、益肾之功效；黄精还具有抗病原微生物作用。黄芪、黄精的功能还在于当君药重在祛邪时，可避免对机体正气的伤害，发挥其益气强精、顾护正气之功效。六味臣药合用，辅助君药清热解毒、益气化湿。

中医认为，人体是一个统一整体，五脏六腑之间存在着五行相生相克的关系，外邪入侵，出现湿热疫毒壅滞，不仅会影响卫气营血，上焦、中焦、下焦，五脏六腑都会受到影响，正所谓牵一发而动全身。作为中药方剂在祛除病邪这一主要矛盾时，不能忘记病邪对其他脏腑的影响。方中作为佐使药的莪术、三棱、延胡索、制天南星、五倍子、蛇床子六味药的配伍起着协助君药和臣药的作用，既解决病证中的次要矛盾，又起到调和五脏六腑之功能，使君药、臣药更好地完成清热解毒、化湿祛邪的主要功能。方中莪术行气、破血、消积、止痛；三棱破血行气、消积止痛；延胡索活血、利气、止痛，用于胸胁、脘腹疼痛；制天南星燥湿化痰、祛风止痉、消肿散结；五倍子敛肺降火、涩肠止泻；蛇床子温肾助阳、祛风燥湿。

湿热疫邪最易伤阴耗气，热邪伤津，气血瘀滞，湿邪困阻，气机不利。

气为血帅，气滞则血瘀。三棱、莪术、延胡索三药具有活血化瘀散结之功效，针对湿热疫毒壅滞致患者胸闷气短之症施药，瘀血得去，血行则气行，气行则湿热疫毒之邪气得化，能助君药、臣药清热燥湿解毒；制天南星辛苦微温、燥湿化痰，用于黄痰咳嗽；五倍子敛肺降火止咳；蛇床子温肾壮阳、燥湿。肾为命门是一身阳气先天之根本，湿邪最易伤阳，用蛇床子温肾壮阳，填补命门真气，先天肾阳得补，则脾肺健旺，阳气生化有源。制天南星、五倍子、蛇床子三药合用，温阳燥湿化痰、敛肺止咳；六药共同佐助君药、臣药更好发挥清热解毒，化湿祛邪之功，使脾肺健而乏力、胸闷倦怠、头身困重、口淡无味、不欲饮食等阳气不足、湿邪困阻症状得以消除。

综合全方以清热解毒、化湿祛邪、扶正固本、调和五脏为主，达到抑制湿热疫毒目的；十四味药，君臣佐使，排列有序，取长补短，扬长避短，祛邪兼扶正，清利行滞而不伤耗阳气，寒凉清泻而不冰伏邪气，共奏邪去正安之功。对湿热疫毒壅滞之证的患者，可充分发挥天然中药复方的治疗优势。

四、乾坤宁片的药效及安全性研究

（一）临床前药效学研究

乾坤宁片进行了体外抗病毒试验，体内、体外抗菌试验，抗炎、镇痛、解热试验，对免疫功能影响试验等，乾坤宁片抗病毒作用如下。

1.对流感病毒有体外抑制作用

乾坤宁片对流感病毒甲 1 型等 8 种呼吸道病毒的体外抑制试验显示，对流感病毒甲 1 型、甲 3 型、腺病毒 3、7、11 型、呼吸道合胞病毒、单纯疱疹病毒、柯萨奇 B 组病毒混合株均有不同程度的抗病毒作用，最小有效浓度为 62.5~275mg/ml，治疗指数为 1~4。

2.对新型冠状病毒（SARS-CoV-2）有体外抑制作用

中国医学科学院实验动物研究所对乾坤宁片体外抑制 SARS-CoV-2

进行了研究，结果表明：乾坤宁片的 CC_{50}（对细胞半数毒性浓度）为 177.83μg/ml，EC_{50}（抑制病毒半数有效浓度）为 89.13μg/ml，选择指数 SI 为 1.995。

3. 乾坤宁片有抑制禽流感病毒作用

乾坤宁片对禽流感病毒作用试验，不同浓度的乾坤宁药液分别与禽流感病毒作用不同时间（10、30、60、120 分钟），作用后接种于 10 日龄 SPF 鸡胚，观察 5 天鸡胚存活情况，阳性对照药为达菲。实验结果表明：乾坤宁片体外杀灭禽流感病毒效果较好。

4. 对禽流感病毒攻击的鸡有保护作用

乾坤宁片以不同剂量给 4~6 周龄鸡预防用药后，给予流感病毒攻击。实验结果表明：乾坤宁片能有效降低禽流感病毒攻击引起的死亡。

此外，通过药效学实验发现：乾坤宁片对常见呼吸道致病菌在体外有显著抗菌活性，对金黄色葡萄球菌感染小鼠有保护作用；同时乾坤宁片还有显著的解热、抗炎、镇痛及增强免疫功能作用。

（二）临床前安全性评价

1. 急性毒性试验结果

单次灌胃后，乾坤宁对小鼠 LD50 为 99.5g 原药 /（kg·bw），95% 可信限区间 92.3~106.7g 原药 /（kg·bw）。给药后 3 小时发现小鼠皮毛蓬松、少动，24 小时后开始出现死亡，解剖死亡动物发现胃内充盈药液，个别动物为黄色液体，其余未见异常。

2. 反复给药毒性试验结果

（1）大鼠反复给药毒性试验结果：按 6、12、36g 原药材 /（kg·bw）每天剂量连续灌胃给药 3 个月。肝肾功能、心电图未见明显改变；除肾脏外各器官组织形态学未见明显特异性损害。高剂量组表现的毒性反应为食欲降低、体重增长缓慢甚至下降；部分脏器如肝、脾、肾、睾丸有所增大；组织形态学观察到 8/18（2 只动物死亡）只大鼠肾小管上皮细胞浆嗜伊红、灶性肾小管上皮轻度浊肿。中剂量组毒性反应较轻，表现为脾、肾指数增大，8/20 只大鼠肾脏发生与高剂量组相同的病理学改变。低剂量组未见任何毒性反应。

（2）犬反复给药毒性试验结果：按 2.4、6.6、10.8g 原药材 /（kg·bw）每天剂量连续灌胃给药 6 个月，除高剂量组有轻微的短期便稀溏、厌食、体重增长缓慢外，未见其他明显不良反应。停药观察 1 个月，无延迟毒性反应。提示乾坤宁片临床用量每天 0.6g 原生药 /（kg·bw）是安全的。

五、乾坤宁片的临床研究

（一）乾坤宁片用于治疗新冠病毒感染

用于治疗新冠病毒感染轻症型患者近 500 例，其降温速度快、临床证候（如干咳、乏力、肌肉酸痛、胸闷、气短）等明显减轻，平均核酸转阴时间为 3 天，未出现重症转变病例，均未发现明确的不良反应。

（二）乾坤宁片防治非典型肺炎的临床研究

①乾坤宁片治疗非典型肺炎，有迅速退热、改善全身中毒症状和呼吸道症状、加快肺部炎症吸收、阻止病情进一步加重的显著作用。②乾坤宁片对非典型肺炎患者有增强机体免疫功能，抑制和清除病毒作用。③乾坤宁片具有预防非典型肺炎病毒感染的特殊功效。④乾坤宁片临床应用无明显不良反应。

（三）乾坤宁片治疗甲型 H1N1 流感的临床研究

乾坤宁组和达菲合用乾坤宁组治疗后 8 个主要症状持续时间之和的中位天数显著短于对症治疗组。甲型 H1N1 流感病毒核酸转阴情况：乾坤宁 + 达菲组治疗后流感病毒核酸转阴最快，其次为乾坤宁组，但组间差异无统计学意义；两组转阴速度均显著快于对症治疗组。

唐贤俊　西南科技大学

35 佑安 4 号方治疗新冠病毒感染恢复期气阴两虚证

新冠病毒感染属于中医"瘟疫""戾气""湿毒疫"范畴，其发病特点是一气一病，症状相似，发病急骤，传染性强，易于流行。中医药防治新冠病毒感染以扶正祛邪为原则，在抑制病毒复制的同时，又可增强机体免疫力，实现机体的自我稳态，能有效减轻患者临床症状，缩短住院时间及恢复期，尤其在疾病后期大多患者出现气阴两虚的证候表现。

一、中医病因及发病机制

湿毒疫疠之气自口鼻而入，侵犯人体后外寒束表、卫阳郁闭而出现恶寒、发热、全身疼痛等症状，若入里化热，又或机体里热内存、湿从热化，壅闭于肺而出现咽干咽痛、胸中烦闷甚至高热、喘憋等重症状态。在疾病恢复期如进一步入内化燥则会耗气、伤阴，进而出现乏力、神疲倦怠、口干、自汗盗汗、心悸等临床表现。

二、新冠病毒感染的辨证论治

人是一个有机的整体，并与自然环境、社会环境相统一，当患者具有流行病学史，满足病原学或血清学证据，且符合新冠感染的临床表现：发热和（或）干咳、乏力、味觉、嗅觉减退或丧失、鼻塞、流涕、咽痛、结膜炎、肌痛、腹泻等症状，甚至出现呼吸困难，则可诊断为新冠病毒感染。同理，"视其外应，以知其内脏，则知所病矣"，即诊断上整体分析。

无论是辨证抑或论治，都会因为人群特征、流行季节、流行地区不同而各异。新冠病毒感染患者具有不同的年龄、性别、体质等人群特征，如儿童发病容易、传变迅速，治疗时须考虑到其脏腑娇嫩，而有基础疾病和老年患者往往更容易出现重症和危重症。新冠病毒感染一年四季皆可流行，而疾病特点可因流行季节的不同而有所差异，春风热、夏暑湿、秋燥、冬寒，根据时令节律特点，夏季新冠病毒感染多夹暑湿，治疗上注意清暑化湿，佐用芳香化浊或淡渗利湿之品；燥多在秋，注意滋养濡润，慎用苦燥。除了因人、时制宜外，还有因地制宜，不同地区，由于地势高低、气候条件及生活习惯各异，人的生理活动和病变特点也不尽相同，治疗用药应根据当地环境及生活习惯而有所变化，《素问·五常政大论》曾言，"西北之气，寒而散之，东南之气，收而温之，所谓同病异治也。"

■ 三、临床特征分析

有报道 46 名新冠病毒感染住院患者的临床特征动态分析中，将患者病程划分为：起病早期（0~3 天），症状相对较少，但已表现出特征性舌质红或黯红、苔黄腻或白腻的特点；进展期（4~14 天），半数以上患者出现发热（89.13%）、咳嗽咳痰（71.40%）、口干口渴（68.60%）、乏力（60%）、咽干或咽痛（57.10%）、纳呆（54.30%），重症患者舌腻而干或少苔；恢复期（15 天以上），多数患者症状明显缓解，咳嗽咳痰（72.20%）、口干口渴（66.70%）、汗出（50%）仍较突出，舌苔由厚转薄，苔腻的程度有所改善、苔色由黄逐渐转白，舌象改变较为缓慢。所以恢复期患者的症状如何进一步改善至关重要，疾病进展过程中耗气伤阴导致患者后期气阴两虚，主要表现为：咳嗽咳痰、口干口渴、汗出、纳呆、气短乏力；舌质红少津或舌嫩红，苔黄或稍腻脉细或虚无力。

■ 四、佑安 4 号方

根据新冠病毒感染患者恢复期阶段的症状，佑安 4 号方主要针对恢复期辨证为气阴两虚的患者，适应证为气阴两虚证，见咳嗽咳痰、口干口渴、汗出、纳呆、气短乏力、舌质红少津或舌嫩红，苔黄或稍腻脉细或虚无力。对此，治疗上则益气养阴，健脾消导。其处方组成包括：沙参15g、麦冬

15g、生黄芪 15g、山药 15g、神曲 10g。服法：每日 1 剂，水煎 400ml，分 2 次服用，早晚各 1 次。

此方是由沙参麦冬汤合黄芪山药汤加减而成。清代吴鞠通《温病条辨》中的沙参麦冬汤能清养肺胃、润燥止渴。方剂组成为沙参、麦冬、玉竹、天花粉、扁豆、甘草、桑叶；名医印会河教授的糖尿病医案中记载了黄芪山药汤，其功效是益气养阴、清热生津，由黄芪、生地黄、山药、麦冬、天冬、沙参、玄参、地骨皮、五味子、丹皮、苍术、知母、石膏组成。

新冠病毒感染患者在恢复期除了表现为气阴两虚，亦有肺脾气虚的临床症状，故佑安 4 号方以此气阴双补之方，根据新冠病毒感染特点，加神曲消导积滞，宣通气机，恐其湿热再聚。部分患者出院时仍有气阴两虚、湿热稽留之象，应用本方可促进病愈。

▌ 五、临床研究报告

有报道，治疗后好转出院的 96 名患者中，部分患者使用佑安 4 号方治疗，但部分恢复期患者仍有肺部炎症，辨证为余邪未尽，治疗时选用恢复期 3 号方，方剂组成为：丹参 15g、炒薏米 30g、党参 15g、沙参 15g、桃仁 6g、瓜蒌 20g、厚朴 10g、芦根 30g、败酱草 30g、生麦芽 30g，症见气短，胸闷，咳嗽，痰少，舌红或黯，苔稍腻。此临床研究中，中医组根据中医证型给予中药治疗，统一水煎，每次 150ml，每日 2 次口服。

临床研究报告结果显示：中医组与对照组相比较，新冠病毒感染患者恢复期出院后的咳嗽、咳痰、乏力、咽干、口渴等症状改善更明显，患者肺部炎症吸收情况良好，故中药干预可能在促进症状和肺部炎症的改善方面发挥作用。此外，随访发现使用 3 号方干预患者后期的气阴两虚证患者比例逐渐增加，准确辨证后可及时使用 4 号方，进一步改善患者临床症状。

▌ 六、中医药全病程参与救治新冠病毒感染患者

首先，未病先防方面，不同人群如患有基础疾病及老年人更应该提高机体抗邪能力，顺应自然、调摄饮食、形体锻炼、养性调神，避其邪气，

或者药物预防病邪侵害；其次既病防变，对于新冠病毒感染患者及时诊断、并积极治疗，控制病情进展，防止病变延及其他脏腑，出现病情加重甚至危重症；再者，中医药有助于防止新冠病毒感染患者病情反复。

不仅在预防方面，中医药更是全病程参与救治新冠病毒感染患者，对轻型、普通型患者辨证论治；中西医结合治疗重型、危重型患者；在疾病后期，患者常因耗气伤阴表现为气阴两虚证候，佑安4号方能有效缩短恢复期，以促进病情痊愈。

李秀惠　首都医科大学附属北京佑安医院

36

苏黄止咳方治疗新冠"风咳"之心得体会

新冠病毒感染后咳嗽属于外感咳嗽，外感咳嗽以六淫为主，以风为先导"，乃"风为六气之首"。新冠病毒感染后，尤其在恢复期，临床常见的咳嗽特点为：咳嗽突然发作，多见阵咳、顿咳甚至呛咳，有时是一种难以抑制的刺激性、挛急性咳嗽；并常伴咽与气管部位痒感，痒即引发咳嗽不断，有时会有过敏因素，冷风、异味、油烟、污浊空气易于诱发，有时会有气道高敏或气道高反应性，多无痰或少痰，这些特点符合中医风邪关于"善行数变""风为百病之长""其性轻扬""风盛则挛急"及"风邪为患可致瘙痒"的论述。中日友好医院晁恩祥国医大师将符合这种特点的咳嗽称之为"风咳"。《素问·太阴阳明论篇》曰："伤于风者上先受之"。《杂病源流犀烛·感冒源流》曰："风邪袭人，不论何处感受，必内归于肺"。由此说明，本病的发生、发展与风邪密切相关。风咳的病机是：风邪犯肺、肺气失宣、气道挛急。

一、苏黄止咳方治疗"风咳"临证经验

对于"风咳"患者，选择"疏风宣肺"的苏黄止咳方效果较好，对咳嗽、咽痒、气急等症状均疗效显著。苏黄止咳方的组成是炙麻黄、紫苏叶、地龙、蜜枇杷叶、炒紫苏子、蝉蜕、前胡、炒牛蒡子、五味子。功能是疏风宣肺、止咳利咽。

苏黄止咳方凝聚了晁老毕生的学术和临床经验。晁老用这个方造福了成千上万的咳嗽患者。在新冠肆虐期间，88周岁高龄的晁老依然在第一线给普通老百姓治病。初诊为刺激性咳嗽的患者，运用苏黄止咳方加减疗效确实立竿见影。

晁老团队在二十余年的临床观察与研究中发现，对于"风咳"患者应用风药宣肺缓急，临床运用疏风宣肺的苏黄止咳方疗效显著，对咳嗽、咽痒、气急等症状及气道高反应状态造成的咳嗽气急有明显的改善作用。从组方来看，苏黄止咳方符合历代医家治疗咳嗽的观点：《临证指南医案》中指出"若因风者，辛平解之，因于寒者，辛温散之"；《证因脉治》一书中也曾提示因"风邪伤肺"，"治宜疏风宣肺止咳，用药多有荆芥、防风、苏叶、苏子、五味子等均为疏散风邪及舒缓气道之品"。

二、苏黄止咳方治疗新冠"风咳"临证经验

笔者在门诊接诊了数百例的新冠病毒感染后的咳嗽患者，患者常见的症状是：咽痒咳嗽，或呛咳阵作，气急、遇冷空气、异味等因素突发或加重，干咳无痰或少痰。如果是典型的风咳，无其他明显兼症者，就用苏黄止咳方原方即可。标准体重患者的中药剂量可以参考以下剂量：炙麻黄 8g、紫苏叶 10g（后下）、地龙 10g、蜜枇杷叶 15g、炒紫苏子 12g、蝉蜕 10g、前胡 12g、炒牛蒡子 15g、五味子 10g。苏黄止咳方多年前已研制上市，所以很多医院有苏黄止咳胶囊这个中成药，如果患者不想煎汤药，给予口服苏黄止咳胶囊疗效也是不错的。但如果兼有其他症状，最好选用以苏黄止咳方为基础方加减后的汤药。根据数百例的临床观察，大多数患者服用两三天就能起效，服用 1 周后，有效率超过 90%，显效率在 50% 以上，中医证候评价，患者的咳嗽次数、咳嗽程度、咽痒、咳痰等症状明显好转。

苏黄止咳方治疗新冠风咳在临床上如何加减运用？新冠感染除了咽痒咳嗽等刺激性咳嗽，临床上常见的症状还有乏力、心悸、失眠等。

乏力的患者表现为：全身没劲，两腿走路发软，气短，爬个楼梯跑几步就喘，这类患者选用苏黄止咳方＋生脉饮＋牛膝。如果患者兼有自汗，舌质淡脉细，气虚明显，不容易上火，加用玉屏风散（黄芪 15~30g＋白术 15~30g＋防风 10g）。

用麻黄要谨慎，因为麻黄尤其是生麻黄本身会导致心慌和失眠，如果患者有心慌和失眠的症状，运用苏黄止咳方确实要慎用麻黄。患者以风咳为主症，兼有心悸或失眠时可用炙麻黄，炙麻黄量一般不超过 9g；如果咳

嗽不厉害，心悸和失眠明显的患者炙麻黄需减量。如果患者主症是风咳，兼有心悸，就选用苏黄止咳方 + 生脉饮，如果伴胸闷气短，再酌加红景天 6~18g、丹参 30g；兼有失眠，就选用苏黄止咳方 + 丹参 30g、炒枣仁 30g、麦冬 15~30g、茯神 30g。

三、典型案例

尤某，女，74 岁，2023 年 01 月 09 日首诊。主诉"肺癌术后 2 年，咽痒咳嗽 1 周"。现病史：患者于 2 年前曾行肺癌手术，术后曾行放化疗，1 周前感染新型冠状病毒后出现咽痒咳嗽，呈阵发性，抗炎后体温已降至正常，咳痰减少，咳嗽缓解不明显，刻下咳嗽剧烈，咽痒明显，对冷热空气均敏感，遇刺激性气味立即诱发，说话咽口水也要咳嗽，咯吐白黏痰，伴神疲乏力，偶有心悸，脘痞腹胀，口干，纳食可，便溏，入睡困难，易醒。舌质黯红，边有齿痕，苔黄腻，脉弦滑。胸部 CT 平扫显示"右肺中叶有斑片影，术区支气管残段可见少许结节影及索条影，左肺下叶可见小斑片状密度增高影"。该病例辨病为：肺积（刀圭后）、风咳。辨证为：脾肺气虚、风邪犯肺、肺气失宣。治则：宣肺止咳、健脾益气。

处方：蜜麻黄 8g，炒紫苏子 10g，紫苏叶 6g（后下），蜜枇杷叶 15g，前胡 12g，炒牛蒡子 10g，浙贝母 30g，地龙 20g，蝉蜕 10g，黄芩 10g，人参片 10g，麸炒白术 30g，木香 9g，砂仁 6g（后下），盐车前子 30g，全蝎 6g，白花蛇舌草 30g，人参片 10g（另煎），茯神 30g，炙甘草 6g。

7 剂，水煎服，每日二服。

二诊：七剂中药后，患者咳嗽明显好转，阵发性咳嗽次数显著减少且不剧，乏力气短减轻，脘痞略有缓解，但仍有腹胀感，胁肋部偶有隐隐胀痛感，眠可，心烦焦虑情绪好转，大便较前转实。考虑患者影像学提示肺部存在感染迹象，且患者仍有咳嗽，咳少量黏痰，故前方加减：去麻黄、加醋莪术 9g，郁金 15g，大腹皮 15g。

7 剂，水煎服，每日二服。

三诊：患者咽痒咳嗽明显减少，一天中仅干咳几声，基本恢复到新冠前状态，患者近日因生气后感咽中如物堵，眠欠佳，进食后略有饱胀感，大便略溏，两腿走路沉重感。复查肺 CT 显示：肺部斑片影明显缩小。考虑患者风咳向愈，诊治回到患者宿病上来，以肺癌为病，结合患者刻下症，辨证论治，调方如下：

柴胡 9g，炒白芍 9g，枳壳 12g，炒白术 30g，法半夏 9g，姜厚朴 9g，人参 10g，黄连 9g，吴茱萸 3g，阿胶 10g，远志 12g，郁金 15g，焦神曲 30g，浮小麦 30g，全虫 6g，白花蛇舌草 30g，炙甘草 6g。共 14 剂，水煎服，每日二服。

【按语】该患者宿有肺癌之患，术后因刀圭耗伤肺气，放化疗亦伤阴耗气，患者肺癌术后每逢秋冬季常发作刺激性咳嗽，此次新冠感染后咽痒咳嗽加重。急则治标、缓则治本，根据该患者刻下主证咳嗽特点，当属"风咳"。《诸病源候论》中"风咳"列为诸咳之首，其病机也是风邪为患，咳嗽突然，善行数变，咳时来之匆匆，咳后也可骤止，但反复阵咳及咽中痒感，痒似虫行，又无法抑制，加之过敏因素等，反映了该病的风邪特点，因而认为该病以风邪犯肺、肺气失宣、气道挛急为其主证。该病病因虽多以风邪为患，新冠病毒常伴痰湿，故患者伴有白黏痰或黄痰，黏稠不易咯出。此患者肺癌又复得新冠，病情复杂，患者咽痒咳嗽，偶呛咳，言语则咳嗽甚，对此类患者首诊抓住降气利咽止咳为本，应用炙麻黄、苏叶宣肺理气，苏子、炙枇杷叶降逆肺气，蝉蜕、地龙疏风解痉缓急，前胡、牛蒡子疏风宣肺利咽，五味子润肺止咳，并兼制辛燥药，黄芩、浙贝清热化痰，人参、炒白术、茯神、炙甘草（四君子）健脾益气、化痰安神，辅以木香、砂仁化湿开胃，车前子清下焦湿热以实大便，白花蛇舌草清肺解毒，全虫解毒散结以兼顾本病（肺癌）。一诊后患者风咳明显好转，腹胀胃脘不适相对突出；二诊随证变方，考虑炙麻黄对睡眠和心律会有影响，老年患者不宜常用，故停用炙麻黄，加用和胃理气的郁金、大腹皮等；三诊患者新冠咳嗽基本向愈。治疗以治肺癌及刻下症为主，体现了标本论治的临床变换运用。

潘国凤　首都医科大学附属北京世纪坛医院

37 中药处方——血必净注射液

血必净注射液由红花、赤芍、川芎、丹参、当归等中药材提取物，主要成分包括羟基红花黄色素 A、山柰酚、丹参酮Ⅱa、芦丁、没食子酸、木犀草素、洋川芎内酯Ⅰ、迷迭香酸、槲皮素、芍药苷、丹参素、绿原酸、阿魏酸、原儿茶醛等（曾有体外研究鉴定出血必净有 162 个化学成分，建议以羟基红花黄色素 A、芍药苷、芍药内酯苷、苯甲酰芍药苷等成分作为血必净注射液的质量标志物）。血必净注射液被国家药监部门批准，可用于新型冠状病毒感染重型、危重型的全身炎症反应综合征或（和）多脏器功能障碍综合征。而且，被连续纳入国家《新型冠状病毒感染诊疗方案（试行第四版至第十版）》。

一、药理试验

（1）体外鲎试剂定性法研究显示：具有体外拮抗内毒素的作用。

（2）治疗内毒素小鼠模型：可降低注射内毒素小鼠的死亡率。

（3）治疗内毒素休克大鼠模型：有抑制大鼠内毒素性休克的趋势，可改善对动脉血压的下降。

（4）治疗内毒素导致的生命器官损伤大鼠：可降低器官损伤大鼠血清 GOT、CPK、LDH、MDA 水平，提高其肝脏 SOD 活性。

（5）治疗内毒素致 DIC 大鼠：能改善 DIC 大鼠的凝血功能异常，提高血小板数及纤维蛋白原含量，增加血小板聚集率，缩短 TT 及 PT，降低血浆 TXB2。

（6）治疗内毒素攻击引发的血清 TNF-α 水平升高小鼠：可降低内毒素攻击小鼠引发的血清 TNF-α 水平升高，具有 TNF-α 拮抗作用。

（7）治疗二硝基氟苯诱发迟发型变态反应：对二硝基氟苯诱发迟发型变态反应无明显影响。

（8）对小鼠体液免疫功能的影响：可提高致敏小鼠血清中抗羊红细胞抗体的水平，显示具有增强体液免疫功能的作用。

（9）对正常小鼠单核－吞噬细胞系统（RES）吞噬功能的影响：有激活、增强小鼠单核－吞噬细胞系统吞噬功能的作用，可提高正常小鼠廓清指数 K 值和吞噬指数值。

二、临床试验

罗太敏等纳入 9 篇文献进行"血必净治疗新型冠状病毒感染有效性和安全性的 Meta 分析"［中药药理与临床，2022；38（5）：136-141］，其中 RCT 5 篇、队列或病例对照研究 4 篇，包含 457 例患者，血必净组 230 例，对照组 227 例。结果显示，血必净组总有效率高于常规治疗组（OR=2.55，95%CI =1.06~6.10，$P < 0.05$）；血必净组 28 天死亡率低于常规治疗组（OR= 0.30，95%CI=0.12~0.74，$P < 0.01$）；血必净组核酸转阴率与常规治疗组相比，差异无统计学意义（OR=0.89，95%CI=0.35~2.27，$P > 0.05$）；血必净组肺部 CT 恢复率高于常规治疗组（OR=4.52，95%CI=1.29~15.84，$P < 0.05$）；治疗后血必净组 CRP 水平低于常规治疗组（MD=-11.12，95%CI=-21.60~-0.63，$P < 0.05$）；血必净组 WBC 水平与常规治疗组相比，差异无统计学意义（MD= 0.21，95%CI =-0.08~0.49，$P > 0.05$）；治疗后血必净组较常规治疗组 LYM 水平显著升高（MD = 0.23，95%CI=0.11~0.36，$P < 0.01$）；与常规治疗组比较，在重型／危重型 COVID-19（MD=-9.40，95%CI=-13.22~-5.58，$P < 0.01$）及 COVID-19 其他型（MD=-5.53，95%CI=-6.62~ -4.45，$P < 0.01$）的患者中血必净组 ESR 显著降低；血必净组 ADR/ ADE 与常规治疗组相比，差异无统计学意义（OR=1.05，95%CI=0.57~1.94，$P > 0.05$）。因此，血必净在提高 COVID-19 患者的总有效率、降低 28 天死亡率、提高肺部 CT 恢复率、改善部分炎性指标等方面有一定的优势，但临床在选用本品时，还需结合患者病情合理使用。

本研究分析结果有一定的参考价值，但存在以下局限性：①本研究纳入文章数量有限、文献质量参差不齐，且多为单中心、小样本量的研究，来自不同医院的病例可能存在一定的异质性。②本研究纳入患者为普通型、轻型、重型和危重型的患者，由于疾病严重程度不同，各研究观察时间不一致等，研究结果可能存在一定偏移。

从前期临床报道看，血必净注射液具有以下效应。

（1）抑制炎症反应：能显著抑制患者血清中 TNF-α、IL-1、IL-6、IL-8 等促炎因子的分泌，而促进抗炎因子如 IL-10 释放。临床试验证明，血必净注射液联合常规西医手段治疗全身炎症反应综合征，能降低 C- 反应蛋白及降钙素原水平，抑制高迁移率组蛋白 1（HMCB1），表现出良好的抗炎疗效。

（2）改善凝血功能：可通过抑制脓毒症患者血小板活化因子 CD62P、CD63 表达，降低血小板活化水平。可通过调节 D - 二聚体和纤维蛋白原，改善脓毒症患者的凝血功能。可抑制内皮源性一氧化氮合成酶脱耦联，从而减轻脓毒症血管内皮细胞氧化应激。

（3）保护器官功能：在常规抗感染治疗的基础上联用血必净可显著降低重症社区获得性肺炎患者的病死率，提高肺炎严重指数风险评级改善率，缩短机械通气时间和 ICU 住院时间。《柳叶刀》的一项含 710 例重症肺炎患者的队列研究揭示，血必净在降低多器官功能障碍发生率方面，累计 Z 值超过传统界值、TSA 界值和期望信息值，达到所需的病例数，表明其确切的器官保护疗效。

（4）联合用药情况：联合乌司他丁注射液治疗脓毒症合并急性肺损伤的患者可显著缓解其肺损伤，且疗效呈剂量依赖性。联合胸腺肽 α_1 用于脓毒症合并重症肺炎患者，可提高治疗有效率和细菌清除率，减轻炎症，改善血气指标，且不良反应少，应用安全可靠。与生长抑素联合用于重症急性胰腺炎，可缩短胃肠功能恢复、腹痛缓解及呼吸机撤离时间，改善肠黏膜功能。

（5）安全性评估：不良反应以呼吸系统和皮肤损伤最为常见，表现为胸闷、呼吸困难、瘙痒、皮疹等，且多发生于用药后 30 分钟内。血必净的不良反应发生率与性别、年龄、原患疾病及用法用量有关。

三、处方来源

血必净注射液的前身为"神农 33 号注射液"，来自清代王清任《医林改错·卷上》知名古方"血府逐瘀汤"。1970 年代，我国危重病急救医学的学科奠基人王今达教授借鉴中医学理论，提出了治疗危重病的"三证三法"中医治则（即清热解毒法治疗毒热证、活血化瘀法治疗血瘀证、扶正固本法治疗急性虚证）。在这个前提下，他将血府逐瘀汤优化组合，创制了"神农 33 号注射液"（由凉血活血药物赤芍、丹参、桃仁、当归、红花、川芎等组成，含生药 75mg/ml），发现其对感染诱发的全身炎症反应综合征和多器官功能障碍综合征有较好疗效（每天 200~400ml 静脉滴注，疗程 7 天）。

随后，王今达教授开发出国家中药二类新药"血必净"，于 2004 年通过国家有关部门审批，取得了新药证书、注册批件；2007 年，血必净注射液荣获中华医学科技奖和中国中西医结合学会科学技术奖。

2019 年 6 月 3 日，血必净注射液治疗重症肺炎的研究论文在国际危重症医学领域顶级期刊《重症医学》（CCM）杂志发表，标志该成果通过了国际同行专家的严格审核。

2020 年初，钟南山院士牵头联合近 60 家新型肺炎定点收治医院参加的"血必净注射液治疗新型冠状病毒感染的肺炎疗效的前瞻性对照研究"，评价它对新型肺炎合并的急性呼吸窘迫综合征、出凝血功能障碍、脓毒性休克、多器官功能障碍综合征等危及患者生命的严重并发症有显著的阻断与改善作用。

1 篇发表在《中国医院药学杂志》上的论文显示，2020 年血必净相关英文文献发表量激增，达到了 62 篇，是前 1 年的 5 倍还多，多数文献集中于探讨血必净注射液对新冠感染的治疗作用，反映其良好前景。

四、小结

从中医理论看，血必净注射液是来自《医林改错》的两种治疗重症感染的凉血活血针剂之一，来自《医林改错·卷下》的"解毒活血汤"。据针剂研制者李健颐的专著《鼠疫治疗全书》（1935 年 5 月初版）记载："经过若干次试验，幸得告成，命名为二一解毒注射液。"临床上，该注射液分为静脉注射、肌内注射两种方法，"能治鼠疫、斑疹、麻痘、猩红热、脑膜炎、狂犬病、霍乱、瘟毒等症，用法简单，奏效灵敏，又无不良反应，与西药注射无相轩轾"。

为什么"凉血活血"方药对全身炎症反应综合征具有较好疗效？一项国家自然科学基金项目"利用假病毒技术筛选抗 H5N1 禽流感病毒活性的有效治法及其动物保护作用"中，研究了不同治法中药对攻毒（虎流感病毒）小鼠的体内保护作用。在测定毒株半数致死量（LD_{50}）后，对实验 BALB/C 小鼠进行攻毒，在病毒感染第 2 天起，每天上、下午分别灌服一次中药，共 6 天，观测小鼠死亡率变化，结果发现凉血组中药对小鼠具有 55.6% 的保护率，其他各组（益气、解毒、通腑）均无效。

结合国家传染病重大专项"慢加急性肝衰竭中医药治疗方案研究"，提示凉血活血法是早期治疗的主要策略，可能与阻断炎症因子风暴有关，该方案已经纳入该病推荐意见（图 37-1）。

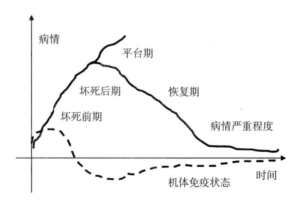

图 37-1　HBV 相关慢加急性肝衰竭疾病过程中炎症反应程度与机体免疫功能相互关系

聂广　深圳市第三人民医院

38

题目38

新冠病毒特异性 T 细胞多靶点免疫多肽制剂对新冠病毒感染的预防与治疗

▌ 一、引言

据 WHO 数据显示，全球新冠病毒感染确诊病例已超过 7.67 亿，其中死亡病例超过 694 万。2023 年以来，新冠病毒 XBB 系列变异株已成为全球新冠病毒流行的绝对优势毒株。针对 XBB 系列变异株，全球大部分人群在接种疫苗后出现突破性感染病例或首次感染非 XBB 毒株痊愈后再感染 XBB 毒株的情况，新冠病毒感染后遗症（长新冠）问题越来越受到重视，但目前尚缺乏有效的药物可以治疗长新冠相关的临床综合征。

新冠病毒感染后临床表现为：无症状型、轻型、中型、重型及危重型。在重型和危重型患者中，$CD4^+T$ 淋巴细胞、$CD8^+T$ 淋巴细胞活化障碍及外周血淋巴细胞数量减少是疾病进展的重要特征。老年人及伴有严重基础疾病患者感染新冠病毒后的重症发生率及病死率均显著高于一般人群。目前已批准的抗病毒药物主要通过靶向抑制病毒复制发挥作用，但当病程进入到重症阶段，目前的抗病毒药物尚未显示有显著的临床效果。免疫疗法中特异性 T 细胞免疫具有对病毒的清除作用，特异性 T 细胞免疫在清除病毒和降低重症死亡中起到关键作用，且针对新冠病毒多种蛋白的保守区域及各类变异株均有明显、广谱的治疗效果。另有研究表明，局部组织驻留的记忆型 T 细胞，可以充分限制病毒复制，控制或预防感染，甚至可以完全阻止感染，且预先存在的免疫 T 细胞可以导致新冠病毒感染的顿挫。因此，特异性 T 细胞免疫疗法可以成为预防和治疗各型新冠病毒感染的重要手段。

WHO 把新冠后遗症称为 "COVID–19 长期症状"，其定义是指一些人在感染新冠病毒之后出现的长期症状。这些症状可能自最初发病起就持续存在，也可能在治愈后出现，症状可能会随着时间的推移而出现、消失或复发。长新冠最常见临床症状包括：疲劳、呼吸困难及认知功能障碍（例如意识模糊、健忘、精神不集中或头脑不清晰），还有一些患者自述有多种不同症状，还需要进一步甄别。有研究表明，T 细胞数量与疾病的严重程度呈负相关；外周血 T 细胞的枯竭与疾病严重程度、病毒 RNA 阳性相关；另外，患有长新冠症状的人群 T 细胞数量较低。总之，目前对于长新冠问题，越来越引起全球的关注，但尚缺乏有效的药物治疗方法，而恢复激活 T 细胞免疫功能或将成为解决长新冠临床综合征有效可行的重要途径。

二、新冠病毒特异性 T 细胞多靶点免疫多肽制剂

Ii-key 新型多肽疫苗技术，是 2020 年 WHO 首批推荐用于新冠疫苗开发的技术路径之一，该技术能直接、快速、定向激活 CD4$^+$T 细胞，产生特异性细胞免疫应答，可应用于多种治疗型疫苗的开发。该技术已在肿瘤疫苗和传染病疫苗创新研发领域取得多项突破。在肿瘤方向，GP2 乳腺癌治疗性疫苗在美国的乳腺癌 Ⅱ 期临床试验结果显示：5 年生存率 100%，并获得有条件上市使用批准；AE37 乳腺癌治疗性疫苗针对三阴性乳腺癌已在美国完成 Ⅱb 期临床试验；前列腺癌、膀胱癌已完成 Ⅱa 期临床试验；黑色素瘤疫苗已在美国完成了 Ⅰ 期临床试验。在传染病方向，HPV、RSV、EBV、幽门螺杆菌疫苗已开展临床前研究，初步研究数据显示具有极高的潜在临床价值，目前正在开展相关临床试验。HPV 的 T 细胞多肽阴道喷剂已获得美国 FDA 备案注册。

依托 Ii-key 新型多肽疫苗技术，利用先进的生物信息学算法和 IEDB 等数据库，针对新冠病毒不同蛋白的 T 细胞表位和 B 细胞表位进行预测、分析和筛选。选取的 T 细胞表位主要针对新冠病毒不同基因型 / 变异株的氨基酸序列高度保守区，且覆盖全球人群和中东亚人群最高频的 HLA-Ⅰ 和 Ⅱ 类表位，不仅能够应对新冠病毒的变异，广泛适用多种人种，而且具有良好的安全性。在此基础上，还成功研发出新冠病毒特异性 T 细胞及 B 细胞多靶点免疫多肽制剂。该多肽制剂可通过黏膜（鼻喷剂）和皮下（注

射剂）两种途径接种，进入人体后能够快速激活 CD4$^+$T 细胞免疫反应，其中 CD4$^+$TFH 细胞能够介导 B 细胞免疫，促进特异性抗体和记忆型 B 细胞产生；CD4$^+$Th1 细胞分泌产生 IFN-γ 和其他细胞因子，作用于被病毒感染的细胞，可增强细胞内部和局部组织的抗病毒效果，并募集其他效应细胞；CD4$^+$T 细胞能够持续活化刺激产生大量的 CD8$^+$T 细胞，直接接触识别和杀灭被病毒感染的细胞，并促进记忆型 T 细胞的产生，介导产生持久、稳定、特异的细胞免疫和体液免疫应答。多肽制剂中的 T 细胞表位肽，针对新冠病毒的所有型别及其衍生的子代分支的多个重要靶点高度保守，对抗变异效果极强；在 CD4$^+$T 细胞的协助下，能够为机体构建起有效而持久的 T 细胞与 B 细胞双重免疫保护。此外，特异性 CD4$^+$T 细胞的活化还能有效抑制 TGF-β 信号通路、克服病毒感染免疫治疗过程中出现的免疫耐受问题、改善肺纤维化及血氧饱和度低的问题；TGF-β 在肺纤维化过程中发挥关键作用，可以诱导肺泡上皮细胞发生上皮间质转化（EMT），并激活成纤维细胞，加速肺纤维化进程。基于该科学原理设计的新冠病毒特异性 T 细胞多靶点免疫多肽制剂能够有效抑制肺纤维化进程，对于新冠病毒感染重症和危重症患者的"白肺"状况有较好的逆转或缓解作用。此外，该多肽制剂还能有效治疗患者淋巴细胞减少症，迅速恢复细胞和体液免疫功能，对长新冠综合征也有很好的治疗作用。

基于该技术原理，依托该新型多肽技术平台开发的新冠病毒特异性多靶点免疫多肽制剂新冠鼻喷阻断剂（COVID-away nasal spray）已获得美国 FDA 备案注册，同时在我国也已完成消字号备案。新冠鼻喷阻断剂可有效预防新冠感染，阻断新冠病毒复制和再感染。新冠病毒感染者使用后，可防止病情加重，帮助患者减轻临床症状，加速患者恢复。新冠鼻喷阻断剂可快速引发鼻黏膜免疫和细胞免疫保护性反应，依从性强，使用便捷，有望成为应对新冠病毒持续传播和病毒变异后免疫逃逸的有力工具。

三、临床研究数据

深圳市第三人民医院和内蒙古自治区综合疾病预防控制中心分别开展了两项临床研究，对新冠鼻喷阻断剂的安全性和有效性进行了评估。两项研究分别纳入了 121 例受试者（医护人员及家属）和 49 例受试者（≥ 18 岁健康人群），研究结果显示：使用新冠鼻喷阻断剂组后 14 天，从未感染新冠病毒的受试者，无一例发生感染，保护效果至少可持续 3 个月。研究期间所有受试者均未观察到明显不良反应发生。提示新冠鼻喷阻断剂能够有效阻断新冠病毒感染，且安全性和耐受性良好。进一步对受试者给予新冠鼻喷阻断剂后 14 天的外周血单核细胞（PBMCs）进行流式细胞分析，结果显示：新冠鼻喷阻断剂可诱导出有效的特异性 T 细胞免疫反应，充分活化 CD4$^+$T 细胞和 CD8$^+$T 细胞功能，提示新冠鼻喷阻断剂对激活人体 T 细胞免疫有效，并可促进记忆型 T 细胞产生。

中国中医科学院广安门医院给予超过 600 名健康人群使用新冠鼻喷阻断剂治疗，志愿者年龄为 1 ~ 90 岁，核酸 / 抗原检测结果均为阴性。统计结果显示：25 岁以下人群，使用新冠鼻喷阻断剂 3 个月内均未出现新冠病毒感染，免疫保护率 100%；年龄在 25 岁以上人群 14 日和 3 个月随访期内均未发生新冠病毒感染，免疫保护率 100%。所有使用者均未观察到明显不良反应。

在以上多项临床研究中发现，新冠鼻喷阻断剂可以治疗由于新冠病毒感染引起的咽喉肿痛，能够快速消减症状，缩短痊愈时间。

许文波　中国疾病预防控制中心病毒病预防控制所
刘馨雁　中国中医科学院广安门医院
李　宁　首都医科大学附属北京佑安医院
卢洪洲　深圳市第三人民医院
宋　洋　中国疾病预防控制中心病毒病预防控制所
田晓灵　内蒙古自治区综合疾病预防控制中心
王　峰　优峰（北京）生物科技有限公司
王少博　优峰（北京）生物科技有限公司

39 新冠病毒感染门急诊临床观察病历建议方案

新冠病毒感染门急诊临床观察病历，是新冠病毒感染患者病情演变的文字描述，是患者就医诊疗活动的真实记录。建立规范的新冠病毒感染门急诊观察病历，能够更好地为病历记载提供帮助，使病例数据更加准确、完整、规范，为提高医疗质量及科研基础数据提供有力保障。

病历是医疗、教学、科研的重要基础资料，是临床诊疗活动的唯一具有法律效力的记录，更是医疗质量和医疗水平的体现。新冠病毒感染临床观察病历是医生在接诊新冠病毒感染患者时，将问诊、查体、辅助检查、诊断、治疗等医疗活动获得的相关资料，进行归纳、分析、整理形成的医疗活动记录。它客观地记录了患者的病情变化、诊疗经过、治疗效果及最终转归等相关信息。

如何建立规范、可操作性强、信息采集全面、科学、准确的门急诊病历，一直是临床医生追求的目标。现行的门急诊病历大多数是自由文本编辑输入方式，受门诊诊疗时间限制，全面、详细地记录存在一定困难，常存在信息不全甚至重要信息丢失的现象，导致必要的疾病信息无法被提取，这种情况通常在后期的病案质控或进行科研数据统计分析时体现得尤为突出。表格式病历虽然可以缩短门急诊医生对门急诊病历的书写时间，但常常无法反映出患者个体的病情演变特点，无法满足疾病描述准确的需求。如果能够建立新冠病毒感染的门急诊单病种病历，以规范化的语句词条点选式录入、再结合以自由文本的录入方式，在一定程度上可以缓解上述问题，值得进一步探索。希望大家可以集思广益，结合临床经验，使新冠病毒感染的门急诊观察病历更加规范、科学。

新冠病毒感染临床观察病历包括：基本信息、病历记录、监测表单等。

一、新冠病毒感染临床观察病历基本信息

基本信息至少应包括：姓名、性别、年龄、出生年月日、民族、婚姻状况、职业、工作单位、住址、药物过敏史等。

二、病历记录

主要包括：主诉、现病史、既往史、流行病学史、个人史、家族史、体格检查、辅助检查、诊断、治疗建议、随访及健康教育等信息。

三、在病历记录的过程中，应规范使用医学术语

应表述准确，语句通顺，标点正确，内容须真实可靠、客观、完整。阳性的症状和体征、重要的阴性症状及体征书写不得遗漏，书写中体现疾病的鉴别诊断。不得用症状、手术名称代替临床疾病诊断。其他高危因素等，孕妇、产妇，吸烟、饮酒，是否感染过新冠病毒及其感染情况等也应该有所体现。

四、针对新冠病毒感染的特殊性，与其他疾病在病历记录上会有所不同

如流行病学史、疫苗接种等情况在传染性疾病中需要详细记录。建立新冠病毒感染单病种病历，会更利于特殊病种信息的规范采集。若能够做成结构化电子病历、建立起规范的语句词条数据库，采用点选、下拉式菜单等录入最好；但以这种结构化的电子病历形式，需要庞大的后台数据库，需要人力和物力的投入，短期内难以实现。实际工作中，如果以表格的形式，根据疾病特点设计并给出规范的语句、点选录入，结合自由文本的输入，既能使病历信息规范、全面、准确，又能在一定程度上节省时间，更容易实施，新冠病毒感染门急诊临床观察病例将采用这一方式。

1. 主诉

主诉指患者本次就诊的主要症状（或体征）及持续时间。主诉要求文字精练、抓住重点、突出第一诊断相关描述。如有两个以上的主要症状，应按合理的顺序列出。主诉一般不使用专业术语，避免用诊断名称和化验结果代替症状。无症状的患者（定期复诊患者或定期治疗患者）可写诊断。

2. 现病史

在门急诊病历记录中，现病史的规范书写是难点，现病史既要准确体现不同个体疾病的发生、发展及演变过程、还需要包括既往检查、诊断、治疗及转归等情况。

现病史需要自此次患病出现第一症状开始至就诊为止的一段时间，按时间先后顺序询问并记录，包括发病情况，主要症状特点及其发展变化情况，伴随症状，发病后诊疗经过、结果，睡眠、饮食等一般情况的变化以及与鉴别诊断相关的阳性或阴性检查资料等。

（1）发病情况：发病时的环境及具体时间，发病急缓，发病原因或诱因，同时应特别注意患者的心理状况和病前精神因素。

（2）主要症状：需要体现主要症状的部位、性质、持续时间及程度。

我们根据新冠病毒感染的临床表现特点，建立了新冠病毒感染常见的症状监测表单。表单内容除常见的新冠病毒感染十大症状外，增加了一些出现频率较高的其他症状语句。在实际工作中，该症状表单也可以通过临床病例的不断积累和总结，进一步补充和完善，使临床症状的采集信息更加全面和规范。比如部分人不但出现发热、乏力、咳嗽、咳痰，还会出现畏寒、关节痛、腰痛、排气增加等，所有症状均采用规范语句词条的形式给出，供医生点选录入，既节省时间又为后续的病例分析及科学研究等建立了规范的基础病历数据库，有利于数据信息的抓取和统计分析。

不同的人，新冠病毒感染后其临床表现存在一定的差异，相同的症状出现的早晚、持续时长各有不同。有些是首发出现的症状，有些是伴随疾病的进展相继出现的，有必要进行区别记载。

（3）病情的发展与演变：发病后病情呈持续性还是间歇性发作，是进行性加重还是如故、逐渐好转、缓解或消失以及其加重或缓解的因素，均需要有所体现。

症状的持续时间及演变，可以采用不同的表格形式记录，按时间顺序点选录入，可以给出具体的描述要求。病情的评价中对于每一症状的演变，可以按照一定的时间进行评价，时间间隔根据疾病特点可以采取每日、隔日等方式进行评价。为更加准确地了解疾病的发生、发展状态，对于严重的临床表现，可以给出特殊记录表单。

（4）伴随症状：描述伴随症状与主要症状之间的相互关系。包括伴随症状出现的时间、特点及演变过程。

（5）诊疗过程：发病后治疗的主要经过、所做的检查及其检查结果、疾病诊断名称，用药的名称、剂量、用法、时间及时长、药效反应及经治医疗机构和科室的名称等。对患者提供的药名、诊断和手术名等称需加引号（""）以示区别。

患者自行采取的措施情况：包括是否自行服药，服药的种类情况如退热药、中药、抗病毒药物等，服药时间及服药时长，是否吸氧、氧源情况及血氧监测情况等要有所体现。

（6）一般情况：发病后的精神状态、饮食、睡眠、大小便等变化，对有鉴别诊断的阴性表现也应列出。

3. 流行病学史

流行病学史包括类似疾病的接触史、本病的预防接种史、与传染病发病有关的环境和流行因素、是否旅居某些传染病的流行地区、有无输血或其他血制品史等。近 2 周内是否有新冠病毒感染疫区或疫点出行史、旅行史或居住史，近 2 周内是否有新冠病毒感染病例接触史，近 2 周内是否有典型症状或不典型症状病例接触史等都要有所描述。

新冠疫苗接种情况，可能会关系到新冠病毒感染的发生发展及演变、关系病情的轻重以及对新冠疫苗注射的临床观察研究等，所以有必要进行详细的记录建立相关数据库。还应该设计添加与呼吸系统疾病相关的疫苗接种情况，如流感疫苗、肺炎链球菌疫苗等。为减少临床医生在接诊患者时的病历书写工作量，将疫苗接种情况设计成表格形式，并以不同的字母组合形式代替相关内容直接填入，相关内容包括疫苗名称、接种时间、疫苗种类、生产厂家等信息。对于不明疫苗接种的情况也要有所体现。

4. 既往史

既往史指患者过去的健康状况及疾病情况，尤其与现在疾病有密切关系的既往史。既往史按时间的先后顺序记录，包括疾病史、传染病史（传染病流行时期应详细描述流行病学史）、预防接种史、手术外伤史、药物过敏史等。

（1）既往基础疾病史是病历记录中另一个重要的部分。应按照不同系统给出标准语句，供医生点选录入。目前仍在治疗中的疾病应记录详细。

既往基础病史至少包括肺部疾病史、心血管疾病史、代谢性疾病史、慢性肾脏疾病、慢性肝脏疾病、恶性肿瘤情况等。基础疾病的病情状况有可能会对新冠病毒感染的发展及转归产生一定的相互影响，所以基础病控制是否稳定等要有所体现。基础疾病的患病时间长短，一定程度上也有可能与该疾病的严重程度、并发症发生的风险等相关，也应该有所体现。

（2）是否有长期服药史，服用的具体药物名称、剂量、服用时长、治疗效果或不良反应等也需有所体现。

（3）免疫功能情况对新冠病毒感染可能存在一定的影响，需要特殊记录。如 HIV 感染，是否长期使用激素，是否使用免疫抑制剂，使用时间、剂量等都需要记录。也许一定程度可以协助预判疾病的严重风险。

5. 个人史

个人史主要记录烟酒嗜好及用量等。

6. 家族史

父母、兄弟、姐妹健康状况，有无与患者类似疾病，有无家族遗传倾向的疾病（如家族中有肿瘤、高血压、糖尿病、精神障碍及遗传性疾病等）要详细询问记录。

7. 体格检查

体格检查强调客观、实事求是，详细、准确不漏项。体格检查要按照视、触、叩、听顺序进行书写，要与主诉、现病史及入院初步诊断相吻合。新冠相关体征以监测表的形式展现更利于记录。

8. 检验检测

重要的检验、检查指标建议用表格形式填写，更加简单、清晰，也利于后期的统计利用。

需要详细记录新冠病毒检测情况，核酸检测、抗原抗体、基因测序，以及检测结果是阴性、阳性、不清楚等。核酸的采集是否标准，会影响检测结果，也应适当地进行考量，如自采、医院采集等。样本采集方式如咽拭子、口咽拭子、鼻咽拭子等也应有所体现。数据的抓取，采用选择的形式更易于实施。

9. 诊断和治疗情况

根据临床表现经过综合分析，给出初步诊断，当诊断有多项时，应主次分明。经过综合分析给出具体的治疗及检查安排以及随诊安排和健康指导建议。

希望通过新冠病毒感染门急诊临床观察病历的建立，能进一步促进病历资料的完善，让病历信息的采集更加快捷、规范、准确，为后续的科研、教学等活动提供有力的数据支撑，为医疗质量的提高提供保障。

单晶　首都医科大学附属北京佑安医院

鸣谢

- 上海潓美医疗科技有限公司

- 北京康福仁惠健康管理有限公司

- 四川恩威制药有限公司

- 优峰（北京）生物科技有限公司

- 河北数字经济联合会

- 中国康养医学协同创新联合体